필라테스의

당신의 운동을 완벽하게 해 줄 해부학과 생리학

과학

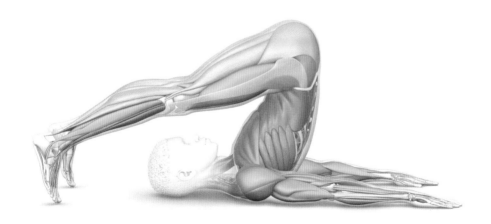

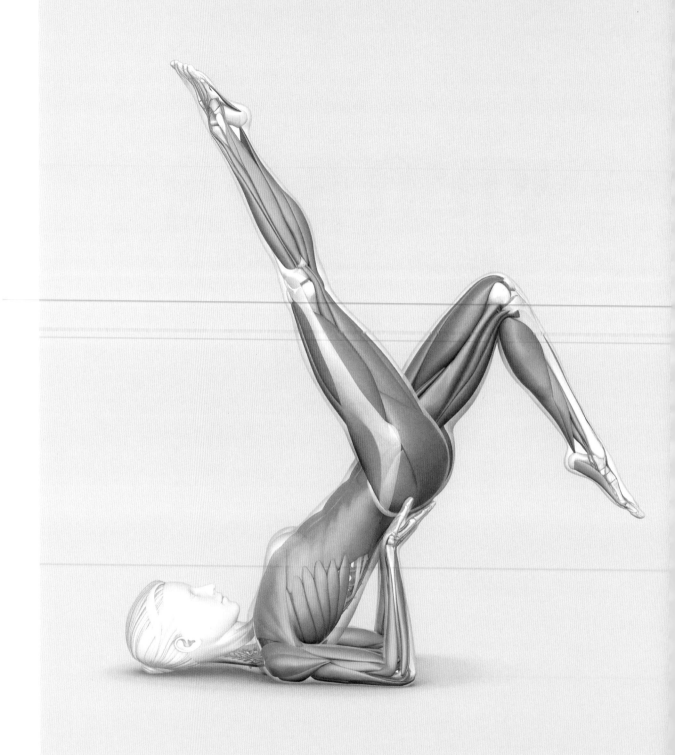

필라테스의 과학

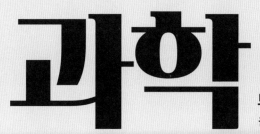
당신의 운동을 완벽하게 해 줄 해부학과 생리학

트레이시 워드

권기호 옮김

SCIENCE *of* PILATES

사이언스
SCIENCE
BOOKS 북스

차례

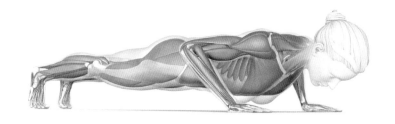

머리말

그 역사가 **20세기 초까지 거슬러 올라가는** 필라테스는 지금껏 꾸준히 확장되어 온 하나의 피트니스 트렌드로서, 세계적으로 유명한 운동법이 되었다. 처음에는 신체 운동으로 개발되었지만, 언제나 전체론적 접근법에 근간을 두었다. 자세 교정부터 중심근육(코어근육) 강화, 통증 완화, 집중력 향상까지 필라테스의 이점은 무궁무진하며, 과거 어느 때보다 오늘날 필요한 운동이나

최근에는 사고 방식의 지속적인 변화가 일어나 운동을 바라보는 방식과 몸에 필요한 것을 판단하는 방식이 바뀌었다. 점점더 많은 사람들이 신체 건강뿐만 아니라 즐거움도 얻고 타인과 마음도 통하는(마음 챙김 관계(mindfulness connection), 판단 없이 집중하는 관계) 운동법을 찾고 있다.

필라테스는 온몸을 움직여 강하고 군살 없는 근육을 만들어주며 다양한 운동 강도로 유연하게 조절해 개인별 체력 수준과 능력에 맞출 수 있다. 필라테스는 운동법이 매우 다양해 포용성과 자율성이 클뿐더러, 삶의 많은 문제를 해결하는 데 긍정적인 영향을 미치기 때문에 그 인기가 꾸준히 높아지고 있다.

나는 대학 시절에 정규 체육 시간을 보충할 운동 수업을 찾다 필라테스를 처음 접하게 되었다. 당시에는 몰랐지만 필라테스는 내 몸에 꼭 필요한 운동이었다. 장시간 앉아 공부하느라 생긴 근육통과 스포츠 부상이 필라테스 수업을 듣고 나서부터 모두 해결되었다. 최근에는 두 번의 순조로운 임신과 출산이 필라테스를 꾸준히 한 덕분인 듯해 필라테스에서 완전히 새로운 의미를 발견했다. 출산은 예측할 수 없으니 그저 운이 좋았을 수도

있지만, 필라테스 호흡과 마음가짐(mindset)만으로도 분만에 큰 힘을 얻었다.

요즘은 신체 건강을 위해서뿐만 아니라 마음과 몸의 연결에서 오는 정신적 명징함을 위해서도 필라테스를 규칙적으로 하고 있다. 물리 치료사로서 임상에서 필라테스를 광범하게 활용하고 있으며, 운동 선수와 산모부터 급성 허리통증(요통)이나 과다가동성(hypermobility) 환자까지 모든 이들이 필라테스 효과를 경험하는 것을 날마다 보고 있다.

왜 이 책을 읽어야 하는가?

나는 대학 강의, 학원 수업, 클리닉 진료, 온라인 플랫폼 등 내가 일하는 모든 곳에서 온갖 세세한 질문들을 받아 이 책을 쓰게 되었다. 필라테스에 대한 열정과 임상 경험과 과학을 전공한 이력을 한데 엮을 수 있는 우연한 기회가 찾아오기도 했다. 이 책은 이해하기 쉬운 안내서로서, 여러분이 필라테스를 시작하고 익히고 능숙해지는 데 도움이 되고, 조건에 맞게 동작을 조정할 수 있도록 해 줄 것이며, 각자가 스스로의 판단에 따라 동작을 선택할 수 있도록 도와줄 것이다. 유용한 팁과 정보로 가득한 이 책은 내가 필라테스를 배울 때 읽고 싶었던 책이기도 하니 여러분 각자의 필라테스를 개선하는 데 도움이 되기를 바란다. 신뢰할 수 있는 과학적 근거를 바탕으로 그려진 상세한 단계별 일러스트가 실려 있어 필라테스를 처음 하는 사람이든 이미 필라테스에 흠뻑 빠진 사람이든 필라테스를 가르치는 사람이든 누구나

필라테스는 건강, 체력, 마음가짐을 개선할 수 있는 전신 근력 운동이자 가동성 운동이며, 누구나 할 수 있다.

운동법을 쉽게 익힐 수 있다. 학문과 실용을 참신하게 엮은 이 책은 각자의 필라테스를 완전히 새로운 수준으로 끌어올리는 것을 목표로 한다.

필라테스가 실제로 내 삶을 더 낫게 변화시켰기에, 여러분에게도 그러하기를 바란다.

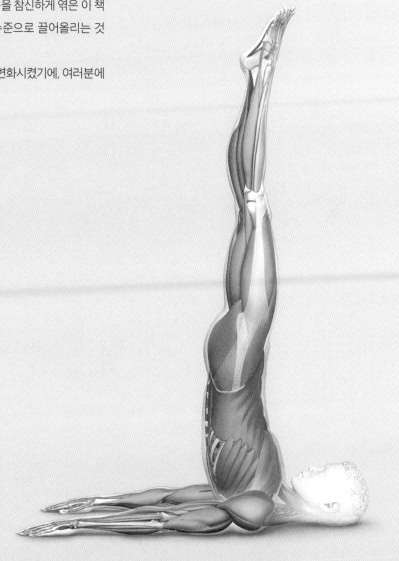

트레이시 워드

필라테스 강사, 교육자, 물리 치료사

www.freshlycentered.com

필라테스의 **역사와 원리**

필라테스라는 개념은 제1차 세계 대전 중에 독일 출신인 조지프 필라테스(Joseph Hubertus Pilates, 1883~1967년)가 만들어 냈다. 원래 보디빌더이자 체육가였던 그는 영국 맨 섬의 포로 수용소에 수감되어 있던 중 몸과 마음을 최대한 단련할 수 있는 혁신적인 운동법을 창안했다. 이 독특한 운동법은 처음에 '컨트롤로지(Contrology, 조절학)'라고 불렸지만 나중에 필라테스로 알려지게 되었다.

필라테스의 유래

1883년에 독일 서부에서 태어난 조지프 필라테스는 어릴 때 천식, 구루병, 류머티즘 열병 같은 질병을 앓아 몸의 병을 치유하고 몸을 튼튼하게 만들고자 건강과 체력을 기르려는 의지를 불태웠다. 요가, 무술, 명상, 체조, 호신술, 스키를 수련한 그는 1912년 영국으로 건너가 체조 공연가, 권투 선수, 호신술 훈련가로 일했다.

제1차 세계 대전 당시 영국에서 '적국민' 이었던 조지프 필라테스는 포로 수용소에 수감돼 병원에서 간호병으로 일했다. 병상에 있는 환자들의 상태를 보고 경악한 그는 환자들의 빠른 회복을 위한 운동법을 고안했다. 전쟁이 끝난 후 독일로 돌아간 그는 자신의 운동법이 무용계에서 인기를 얻자 1926년 미국으로 이민을 떠났다. 미국행 선상에서 동갑내기 독일인 안나 클라라 조이너(Anna Klara Zeuner)를 만난 그는 함께 뉴욕에서 필라테스 강습소를 열었다. 그곳에서 뉴욕 발레단의 무용수들이 부상 치료와 재활을 위해 필라테스를 수련하자, 그의 명성이 자자해져 미국 각지에 강습소가 문을 열었고 그의 독특한 운동법이 널리 알려지게 되었다.

운동법의 이론과 발달
조지프 필라테스는 자기 훈련과 자기 관리, 건강한 라이프스타일에 대한 신념이 선구적이었으며, 그의 운동법은 루틴(routine)과 유연성, 중심근육(코어근육)

근력 등의 원리에 근간을 두었다. 그는 정신을 제어하면서 온몸의 체력을 발달시키면 병을 낫게 할 수 있고, 몸과 마음의 균형을 잡을 수 있고, 자신감을 키울 수 있다고 믿었다. 필라테스는 전체론적 접근법이 깊이 내재되어 있다.

원래 필라테스 운동법은 매트에서 하는 바닥 운동용으로 개발되었다. 하지만 병원에서 일할 때 조지프 필라테스는 침대에서 스프링을 이용하는 방법을 연구해 신체 단련을 위한 저항과 점진적 과부하를 활용할 수 있었다. 뉴욕에서 그의 운동법에 대한 수요가 증가하자 나중에 그는 캐딜락(Cadillac), 리포머(Reformer), 운다 체어(Wunda Chair), 아크 배럴(Arc Barrel) 같은 운동 기구를 만들었다. 이러한 기구를 사용함으로써 매트 없이도 더 나은 움직임과 근력, 유연성을 기를 수 있었다. 그는 1967년에 세상을 떠났지만, 그의 운동법은 그에게 필라테스 교수법을 배운 제자들을 통해 전승되어 계속 확산되고 있다.

> " "
>
> 컨트롤로지는 자세를 교정하고, 신체 활력을 회복하며, 정신에 활기를 불어넣어 신체를 발달시킨다.
> — 조지프 필라테스

필라테스의 원리

필라테스 동작들은 엄격한 호흡(breathing) 패턴을 기반으로 하며, 호흡은 필라테스의 독창적이고
기본적인 원리이다. 필라테스의 고유한 테크닉에 해당하는 나머지 5가지 원리, 즉 집중(doncentration),
중심잡이(centering), 흐름(flow), 정밀(precision), 조절(control)을 서로 통합함으로써 몸과 마음을
연결하고 필라테스 프로그램의 진정한 효과를 이끌어 낸다. 다음의 원리들은 매트를 벗어난 일상
생활에도 적용할 수 있다.

중심잡이
필라테스 수련을 하면서
중심근육(코어근육)을 사용하는 것과,
몸과 마음의 중심을 잡는 것,
둘 모두를 의미한다.

집중
동작을 하는 방법과 동작을 할
때의 느낌을 비롯해, 각 움직임의
세부 사항에 구체적인 주의를
기울이는 것을 말한다. 연습을 통해
신체 인식과 마음 챙김을 향상하면
무의식적으로 동작을 할 수
있다는 원리이다.

호흡
호흡 패턴은 움직임을 보완해야
하며, 최적의 신체적, 정신적 효과를
위해 최대한 가쪽호흡(36쪽 참고)을
하는 것이 좋다.

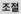

흐름
필라테스 동작은 우아하고
편안하게 해야 하고 한 동작에서
다음 동작으로 부드럽게 넘어가야
한다. 한 동작에 이용되는 에너지가
온몸에 흘러야 한다.

정밀
동작 중에 각 신체 부위의
작동 여부, 위치, 정렬을
비롯한 하나하나의 모든
움직임을 의식적으로
인식하는 것을 말한다.

조절
각각의 동작은 특정 근육의
움직임과 호흡으로 제어된다.
이것은 곧 정신을 제어하는 것과,
마음 챙김을 이용해 움직임을
이끄는 것을 의미한다.

필라테스 연구의 **발전**

필라테스의 원래 목적은 제1차 세계 대전 중 포로 수용소 병원에서의 환자 **재활**이었다. 필라테스 운동법은 나중에 상류층을 위해 개발되었고 무용계의 영향을 받았다. 20세기 초에는 마음을 좀 더 고려한 운동법의 필요성이 대두되었고, 필라테스 운동법은 재활을 목적으로 하는 동작의 필요성과 연구 결과에 맞춰 개량되었다.

필라테스의 진화

과거에 필라테스는 중심근육(코어근육)을 강화하고 대근육(겉근육)을 활성화해 다양한 움직임을 제대로 하는 데 필요한 체력과 지지력을 갖추는 것에 중점을 두었다.

이것은 다리는 움직이지만 척주는 몸을 지지하기 위해 움직여서는 안 되는 시저스(78쪽 참고)나 컨트롤 밸런스(156쪽 참고) 같은 동작에서 명확히 알 수 있다. 많은 필라테스 동작들은 긴 다리 지렛대, 최대 가동 범위 자세, 큰 척주 움직임을 행하려면 근육과 관절의 유연성이 상당히 높은 수준이어야 했다. 이러한 신체적 요건에 맞추자면 몸을 정확한 자세로 제어하기 위한 신체 인식 감각 또한 뛰어나야 했다.

개량 동작

현대의 개량 동작들은 중심근육 부위의 소근육(속근육) 계통을 먼저 단련해 척주의 안정성을 확보한 후 대근육 활성화로 나아가는 데 중점을 둔다. 일부 동작에 유연성이 필요할 수는 있지만, 이 개량 동작들은 낮은 수준의 동작을 실시하다가 향상됨에 따라 점진적으로 더 어려운 동작을 할 수 있도록 일련의 진도 과정으로 처방되는 경우가 많다. 이러한 운동법은 조지프

필라테스가 고안한 원래의 운동법보다 일반인에게 더 안전한 것으로 여겨진다. 또한 거기에는 다양한 응용 동작이 도입됨으로써 수련자가 자신의 운동 능력 수준에 맞는 동작을 할 수 있게 되었을 뿐만 아니라, 자신의 움직임이나 특정한 기능적 필요와 관련 있는 동작을 선택할 수 있게 되었다. 그래서 유연성 향상과 균형감 개선부터 허리통증(요통) 같은 질병의 치료까지 다양한 수요를 충족할 수 있게 되었다.

필라테스 운동법

전통적 방법	현대적 방법
조지프 필라테스가 가르친 **동작**을 그가 가르친 세트(set) 순서대로 하는 것에 **기초한다.**	전통적 동작에 새로운 응용 동작을 추가해 현대화한 **운동법**이다.
각 동작은 순서대로 이전 동작을 기반으로 한다.	**정해진 세트 순서가 없고** 필요에 따라 선택한다.
각 동작에 대하여 **엄격한 반복 횟수**를 처방한다.	구체적 필요에 따라 **반복 횟수를 선택**한다.
중력이 중심근육 연결 활성화에 도움이 되는 **누운 자세에서 시작**해 수직적인 자세로 진행한다.	중력이 중심근육 연결을 도와주는 **누운 자세에서 대개 시작**하지만 다양한 자세로 진행할 수 있다.
등을 평평하게 하므로 **골반**이 대체로 뒤로 기운다.	**골반**을 중립으로 한다.
팔다리를 펴서 움직이므로 **지렛대 길이**가 길다.	시작할 때 다리를 굽혀서 **지렛대 길이**가 짧은 경우가 많다.

필라테스 테크닉의 **발전**

필라테스 테크닉은 네 가지 주요 영역에서 발전해 왔으며, 연구를 통해
동작 자체보다는 실행 방법에 변화가 생겼다.

평평한 척주 대 중립 척주

전통적으로 척주가 매트에 평평하게 놓이는
자세를 임프린팅(imprinting)이라고 한다.
평평한 척주 자세는 충격을 흡수하는
특성이 없으며 중립 척주 자세로 운동하는
것보다 기능이 떨어지는 것으로 밝혀졌다.
또한 중립 척주 자세는 골반을 앞이나 뒤로
기울인 자세에 비해 중심근육을 집중적으로
활성화해 최적의 결과를 얻을 수 있다.

최대 배 근육 수축 대 최소 배 근육 수축

배꼽에서 척주까지 배 부위의 대근육을
최대로 활성화하는 것이 과거에는 배
근육 활성화의 기본이었다. 그런데 이것은
과다활동(overactivity, 과활성)과 조기
피로를 유발할 수 있다. 반면 낮은 수준의
활성화는 배가로근(복횡근)만 우선적으로
긴장시킴으로써 척주를 안정시키면서
움직임을 제어할 수 있다.

굽힌 목 대 중립 목

목을 굽힌 자세로 유지하면 목뼈 근육에
불필요한 스트레스를 주고 윗몸(상체)의
다른 부위에도 긴장을 유발할 수 있다.
목을 중립으로 하면 이러한 스트레스를
최소화하고 목을 바르게 정렬해 보다
편안하고 유익하고 자연스러운 자세를 취할
수 있다.

특정 호흡 지시 대 다양한 호흡 패턴

조지프 필라테스는 자신이 고안한 동작에
맞춘 특정 호흡을 지시했다. 요즘의
필라테스 동작들에서는 근육을 긴장시킬 때
날숨(호기)을 쉰다. 그러면 중심근육 가운데
배가로근(복횡근)을 더 효과적으로 활성화할
수 있다.

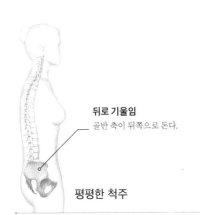

뒤로 기울임
골반 축이 뒤쪽으로 돈다.

평평한 척주

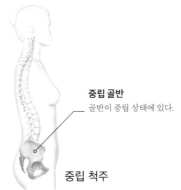

중립 골반
골반이 중립 상태에 있다.

중립 척주

처방의 **발달**

필라테스 운동 처방은 조지프 필라테스의 가르침에 따른 원래 기준과 오랜 세월에 걸쳐 변경된
방식 사이에 몇몇 뚜렷한 차이점이 존재한다. 여기서 몇 가지 주요 차이점을 비교해 본다.

엄격한 순서 대 동작 선택

전통적 방법에는 34가지
동작의 엄격한 순서가
있다. 현대적 방법에서는
기본적으로 한 가지 형태의
동작 지시가 모든 사람에게
적합할 수 없다는 관점에 따라
개인별 사유나 임상적 근거에
맞는 동작을 선택한다.

단일 수준 대 다양한 수준

원래의 필라테스 동작은
각각이 독립된 단일 동작으로
고안되었지만, 현대의
필라테스 학원에서는 대체로
모든 사람에게 효과가 있도록
각 동작을 다양한 수준으로
실시하거나 응용 동작을 함께
가르치고 있다.

세트 반복 횟수 대 운동량

전통적 방법에는 운동량이
엄격하게 정해져 있어서,
수강생들은 자신이 처방받은
운동량보다 더 많이 하거나
덜 하면 안 된다고 배웠다.
반면 현대적 방법에서는
동작의 원리, 개인별 운동
능력, 피로도를 기반으로
운동량을 정한다.

탄동 스트레칭 대 중립 제어

원래의 필라테스 동작 중
다수에는 펄스(pulse)가
포함된 탄동 스트레칭
요소가 있었다. 현대의 응용
동작에서는 대체로 이러한
요소를 제거하고, 가동 범위를
늘린 동작에 대한 중립 제어에
초점을 맞춘다.

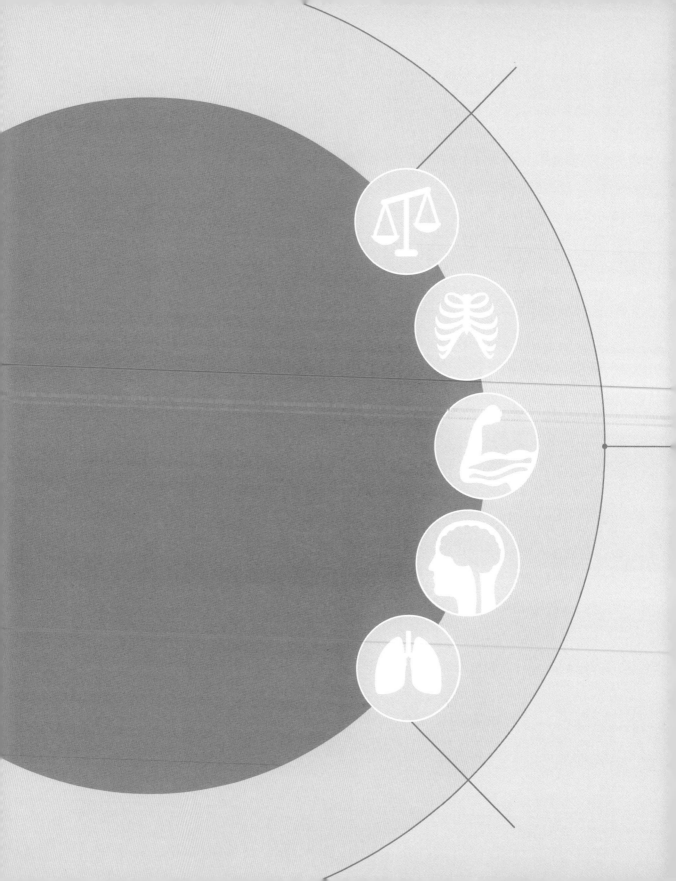

필라테스의 생리학

필라테스에서는 강하고 군살 없는 근육과 효율적인 '움직임 시스템'을 만들려면 **중심근육(코어근육)으로 움직이라고 가르친다.** 근육뼈대계통의 작동 방식, 자세와 호흡의 영향, 그리고 그것들이 통증과 심리적 안녕에 미치는 영향을 해부학과 생리학으로 이해하고 나면 필라테스에 대한 생각이 달라질 것이다. 이러한 지식을 활용하면 필라테스 테크닉과 동작 선택을 자신에게 맞게 최적화해 운동 의욕을 불러일으킬 수 있다.

근육 해부학

근육계통은 자세를 지지하고 몸을 움직일 수 있게 한다. 뼈대근육은 양쪽 끝이 힘줄로 뼈에 붙어 있으며, 뼈를 잡아당겨 움직임을 만들어 낸다.

뼈대근육(골격근)

근육은 단독으로 작동하는 경우가 거의 없다. 주된 운동 근육을 작용근(주동근)이라고 하며, 여러 개의 보조 근육이 관여할 수 있다. 대항근(길항근)은 반대 방향으로 작용해 움직임을 늦추고 관절을 안정시키는 근육이다. 필라테스를 하면 물렁조직(연부조직)을 연결해 힘을 전달하는 시스템인 근육 슬링(muscle sling)을 통해 몸을 단련할 수 있다(18쪽 참고).

확대해서 보면 서로 나란히 달리는 근육원섬유(근원섬유)가 보인다.

팔꿉관절(주관절) 굽힘근
위팔두갈래근(상완이두근)
위팔근(상완근)(깊이 있음)
위팔노근(상완요근)

근육단백질(근단백질)의 배열이 뚜렷한 줄무늬로 나타난다.

뼈대근육섬유(골격근섬유)
뼈대근육섬유는 나란히 다발로 배열된 수천 개의 근육원섬유로 이루어져 있다. 여기에는 근육 수축을 일으키는 수축성 단백질이 들어 있다.

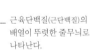

가슴 근육
큰가슴근(대흉근)
작은가슴근(소흉근)

갈비사이근(늑간근)

위팔근(상완근)

배 근육
배곧은근(복직근)
배바깥빗근(외복사근)
배속빗근(내복사근)
(깊이 있어 보이지 않음)
배가로근(복횡근)

엉덩관절(고관절) 굽힘근
엉덩허리근(장요근)
(엉덩근(장골근)
큰허리근(대요근)
넙다리곧은근
(넙다리네갈래근
(대퇴사두근) 참고)
넙다리빗근(봉공근)
모음근(내전근)
(아래 참고)

모음근(내전근)
긴모음근(장내전근)
짧은모음근(단내전근)
큰모음근(대내전근)
두덩근(치골근)
두덩정강근(박근)

넙다리네갈래근(대퇴사두근)
넙다리곧은근(대퇴직근)
안쪽넓은근(내측광근)
가쪽넓은근(외측광근)
중간넓은근(중간광근)
(깊이 있어 보이지 않음)

발목관절(족관절) 등쪽굽힘근(배측
앞정강근(전경골근)
긴발가락폄근(장지신근)
긴엄지폄근(장모지신근)

얕은 근육   깊은 근육

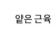

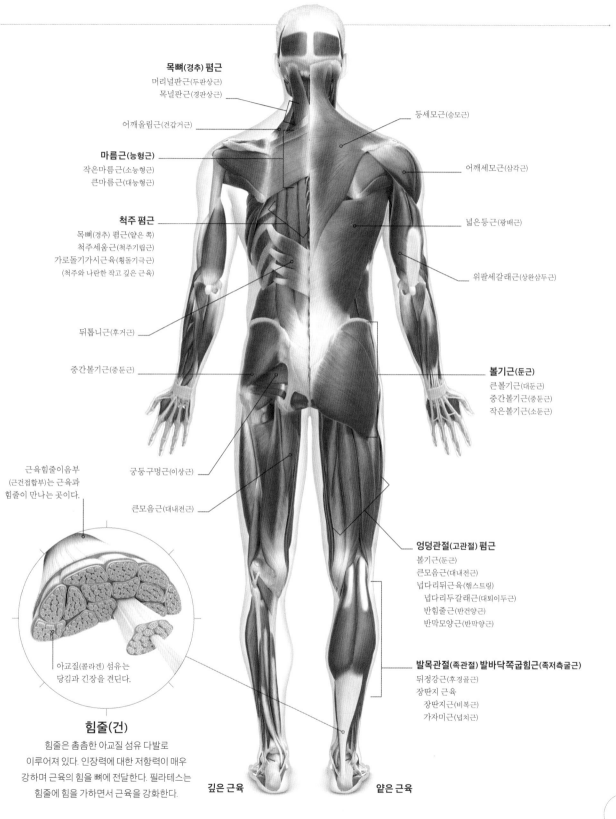

목뼈(경추) 폄근
머리널판근(두판상근)
목널판근(경판상근)

어깨올림근(견갑거근)

마름(능형근)
작은마름근(소능형근)
큰마름근(대능형근)

척주 폄근
목뼈(경추) 폄근(얕은 쪽)
척주세움근(척주기립근)
가로돌기가시근육(횡돌기극근)
(척주와 나란한 작고 깊은 근육)

뒤톱니근(후거근)

중간볼기근(중둔근)

등세모근(승모근)

어깨세모근(삼각근)

넓은등근(광배근)

위팔세갈래근(상완삼두근)

볼기근(둔근)
큰볼기근(대둔근)
중간볼기근(중둔근)
작은볼기근(소둔근)

근육힘줄이음부
(근건접합부)는 근육과
힘줄이 만나는 곳이다.

궁둥구멍근(이상근)

큰모음근(대내전근)

엉덩관절(고관절) 폄근
볼기근(둔근)
큰모음근(대내전근)
넙다리뒤근육(햄스트링)
넙다리두갈래근(대퇴이두근)
반힘줄근(반건양근)
반막모양근(반막양근)

발목관절(족관절) 발바닥쪽굽힘근(족저측굴근)
뒤정강근(후경골근)
장딴지 근육
장딴지근(비복근)
가자미근(넙치근)

아교질(콜라겐) 섬유는
당김과 긴장을 견딘다.

힘줄(건)
힘줄은 촘촘한 아교질 섬유 다발로
이루어져 있다. 인장력에 대한 저항력이 매우
강하며 근육의 힘을 뼈에 전달한다. 필라테스는
힘줄에 힘을 가하면서 근육을 강화한다.

깊은 근육   **얕은 근육**

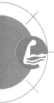

소근육과 대근육의 이해

우리 몸은 근육의 활성화와 수축을 통해 움직임과 지지력을 만들어 낸다.
인체에는 이러한 힘을 효율적으로 분산할 수 있게 하는 2개의 서로 다른 근육계통이
있다. 그 둘은 위치에 따라, 그리고 여타 다양한 특성에 따라 분류된다.

2개의 근육계통

소근육 계통과 대근육 계통의 협응은 필라테스 운동법의 핵심이다. 두 계통은
다음과 같이 구분된다. 필라테스에서 중심근육(코어근육) 가운데 소근육은
속근육(inner core)이고, 대근육은 겉근육(outer core)이며, 팔다리(사지) 근육은
움직임 시스템(movement system)으로 함께 작동한다.

소근육

소근육은 관절과 가까운 곳에 위치하며
척주에 직접 부착되어 있다. 소근육은
관절 강성을 높여서 척주에 가해지는 압박,
층밀리기힘(전단력), 회전력을 제한한다.
또한 배안(복강) 압력을 높여서 움직임 중에
척추뼈 사이의 안정성과 지지력을 만들어
낸다. 소근육에는 배가로근, 뭇갈래근,
골반바닥 근육, 가로막이 있다.

대근육

대근육은 소근육보다 얕은(피부와 가까운)
곳에 있으며, 골반에서 척주까지 이어져
있다. 주로 움직임을 위한 역할을 하며, 팔과
다리 사이의 부하 전달이 이 중심근육을
통해 이루어진다. 또한 움직임 중에
중심근육 부위를 안정시키면서 신장성
수축을 제어한다. 대근육은 허리네모근,
큰허리근, 배바깥빗근과 배속빗근,
배곧은근, 중간볼기근은 물론이고 큰모음근,
긴모음근과 짧은모음근, 두덩정강근,
두덩근을 비롯한 엉덩관절 모음근(내전근)
전체로 구성되어 있다.

움직임 시스템

최상의 운동 능력을 발휘하기 위해서는
소근육 계통과 대근육 계통의 활성화와
더불어 움직임 시스템(movement system)이
필요하다. 움직임 시스템은 척주나 골반을
팔이나 다리와 연결하는 근육으로 구성되어
있다. 움직임 시스템은 빠르게 힘을 생성해서
훨씬 더 큰 움직임을 만들어 내는 역할을
한다. 움직임 시스템은 단축성 수축력을
만들어 내고 신장성 감속 제어를 한다.
움직임 시스템 근육에는 넓은등근(광배근),
엉덩관절 굽힘근, 넙다리뒤근육(햄스트링),
넙다리네갈래근(대퇴사두근)이 있다. 이 모든
근육의 상호 연관성은 근육 슬링을 통해
이해할 수 있다(18쪽 참고).

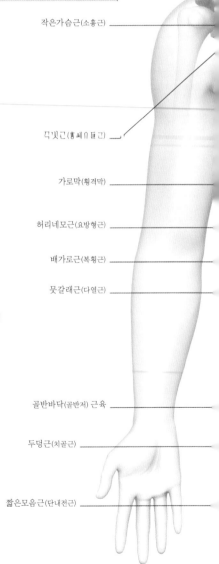

작은가슴근(소흉근)

큰원근(대원근)

가로막(횡격막)

허리네모근(요방형근)

배가로근(복횡근)

뭇갈래근(다열근)

골반바닥(골반저) 근육

두덩근(치골근)

짧은모음근(단내전근)

소근육 대 대근육

소근육은 깊은 위치,
작은 크기, 척주 근접성을
보여 주기 위해 상세하게
그려져 있다. 대근육은
얕은 층에 큼직한
형태로 보인다.

근육 특성	소근육(속근육)	대근육(겉근육)
표면 근접성	깊다.	얕다.
근육 길이	짧다.	길다.
관절 근접성	가깝다.	멀다.
작용하는 관절 수	1개 이상	2개 이상
근육섬유 종류	제1형(긴장성)	제2형(위상성)
근육섬유 방향	방추형	널힘줄형
근육 수축 속도	지근(수축 속도 느림, 느린 연축)	속근(수축 속도 빠름, 빠른 연축)
기능	지구력	폭발적 단기 근력

갈비사이근(늑간근)

배곧은근(복직근)

배바깥빗근(외복사근)

배속빗근(내복사근)

중간볼기근(중둔근)

작은볼기근(소둔근)

큰허리근(대요근)

긴모음근(장내전근)

두덩정강근(박근)

기능별 단련 순서

우리 몸은 소근육으로 안쪽부터 작동시키고,
이어서 대근육으로 바깥쪽까지 작동시키고,
끝으로 움직임 시스템과 통합해 전체를
작동시키는 순서로 단련해야 한다.
소근육은 배의 대근육과 독립적으로 제어되며,
피드포워드 제어(feedforward control)
기능을 지니고 있어 팔다리를 움직이기 전에
이 중심근육이 먼저 활성화된다. 그래서
중심근육을 먼저 단련해 척주 안정성을 높이면
나중에 부하가 늘어나더라도 지탱할 수 있다.
대근육은 이 특별한 척주 안정화 기능이 없어서
나중에 작동된다. 마지막 단련 순서에서는 힘을
생성하는 근육을 강화함으로써 힘을 빠르게
최대로 만들어 낼 수 있게 된다.

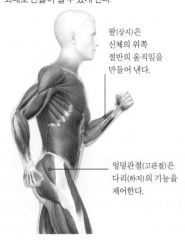

팔(상지)은
신체의 위쪽
절반의 움직임을
만들어 낸다.

엉덩관절(고관절)은
다리(하지)의 기능을
제어한다.

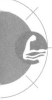

근육 슬링의 **이해**

근육은 부착된 뼈에 **힘을 전달**하고 관절 운동으로 움직임을 만들어 낸다.
근육 슬링은 근막(결합조직)으로 근육과 인대(뼈와 뼈를 연결하는 조직)를 연결해 신체의
한 부위에서 다른 부위로 힘을 전달한다. 근육 슬링은 움직임 중에 안정성과 지지력을 높이고,
수축하는 근육에서 생기는 힘을 다른 부위로 전달한다.

근육 슬링의 종류

근육 슬링 사이의 힘이 균형을 이루면 최적의 정렬이 이루어진다. 근육조직에 약한 구성
요소가 있으면 슬링의 장력이 변한다. 그러면 슬링을 통한 힘 전달이 변하고, 불균형이 일어나
부정정렬이나 기능 장애가 발생할 수 있다.

앞빗슬링(전사슬링)

앞빗슬링은 골반을 안정시키고 골반
앞부분의 두덩결합(치골결합) 관절이 닫혀
있도록 힘을 가한다. 또한 걷기에서 선(디딘)
다리 위의 몸을 안정시키고 몸이 앞으로
움직일 때 골반의 회전을 제어한다. 걷기에서
달리기로 신체 속도가 증가하면 이 슬링의
역할도 커지므로 스포츠에서 가속, 감속,
회전에 중요한 역할을 한다.

이 슬링에 기능 장애가 발생하면 골반
전체에 전단력이 증가해 배 근육이나 샅굴
부위(서혜부) 근육에 부상이 생길 수 있다.

뒤빗슬링(후사슬링)

뒤빗슬링은 골반을 뒤에서 안정시키고
엉치엉덩관절(천장관절)이 닫혀 있도록 힘을
가한다. 걷기 동작 중 추진기(propulsive
phase)에 기능을 발휘한다. 큰볼기근은
다리를 앞으로 옮기는 역할을 하며,
이것은 달릴 때 더욱 두드러지는 과정이다.
넓은등근은 다리를 앞으로 내밀고 반대쪽
팔을 뒤로 당기는 동작의 협응을 보조해

달리기 동작이 원활하게 이루어지게 한다.

이 슬링에 속하는 근육이 약해지면
넙다리뒤근육(햄스트링)에 과도한 부하가
걸려 근육 과도긴장이 일어날 수 있다.
아울러 골반 뒷부분의 안정성이 약해지면
전단력에 의한 엉치엉덩관절 통증이
생길 수 있다.

깊은세로슬링(심부종슬링)

깊은세로슬링은 뭇갈래근(다열근)을
활성화해 척추와 골반의 안정성을
유지한다. 또한 척주세움근(척주기립근)과
넙다리두갈래근(대퇴이두근) 같은 얕은
근육을 이용해 척추와 엉덩관절(고관절)을
펴는 움직임을 만들어 낸다. 주로 몸을
똑바로 세우는 기능과 자세에 관여하며, 몸을
앞으로 굽혔다가 다시 똑바로 세울 때 몸통을
지탱하기도 한다.

이 슬링이 약해지면 허리뼈(요추)와
골반의 안정성이나 근육 지지력이 떨어져서
허리통증(요통)이 나타날 수 있다. 예를 들면
몸을 앞으로 굽혔다가 다시 똑바로 세우기

힘들거나, 몸을 앞으로 깊이 숙이려고 할 때
통증이 생길 수 있다.

가쪽슬링(외측슬링)

가쪽슬링은 몸을 앞뒤로 수직으로 나누는
이마면(전두면, 관상면)에서의 움직임을
가능하게 한다. 걷기, 계단 오르기, 런지
스타일의 움직임 같은 한쪽다리 활동을 할
때 골반을 수평으로 유지한다. 이 슬링에
기능 장애가 발생하면 트렌델렌부르크
징후(Trendelenburg sign, 오른쪽 그림 참고)
양성, 발 엎침(회내), 안쪽휜무릎(내반슬)이
나타날 수 있다. 이 슬링을 단련하는
필라테스 동작에는 클램, 사이드 킥, 레그
리프트 앤드 로어가 있다.

앞빗슬링(전사슬링)

이 슬링에 속하는 배속빗근(내복사근),
배바깥빗근(외복사근),
반대쪽 긴모음근(장내전근)이
모음근배근육근막(내전근복근막)으로
연결되어 있다.

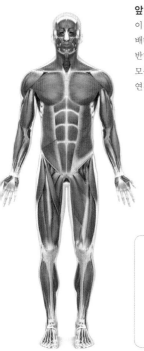

필라테스 동작:

- 원 레그 스트레칭(60쪽)
- 시저스(78쪽)
- 롤 업(122쪽)
- 티저(136쪽)

뒤빗슬링(후사슬링)

이 슬링에 속하는 넓은등근(광배근),
반대쪽 큰볼기근(대둔근)이
등허리근막(요배근막)으로
연결되어 있다.

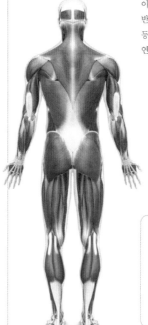

필라테스 동작:

- 원 레그 킥(74쪽)
- 숄더 브리지(84쪽)
- 스위밍(88쪽)
- 로킹(152쪽)

깊은세로슬링(심부종슬링)

이 슬링에 속하는
척주세움근(척주기립근), 뭇갈래근,
엉치결절인대(천결절인대),
넙다리두갈래근(대퇴이두근)이
등허리근막(흉요근막)으로
연결되어 있다.

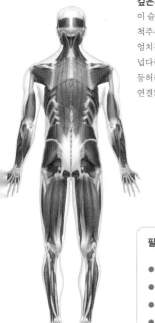

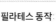

필라테스 동작:

- 스완 다이브(70쪽)
- 원 레그 킥(74쪽)
- 숄더 브리지(84쪽)
- 로킹(152쪽)

가쪽슬링(외측슬링)

이 슬링에 속하는 근육에는 중간볼기근(중둔근),
작은볼기근(소둔근), 넙다리근막긴장근(대퇴근막장근),
반대쪽 모음근(내전근)이 있다.

골반의 왼쪽이
아래로 내려간다.

오른쪽 볼기근(둔근)의
약화로 오른쪽이 위로
끌려 올라간다.

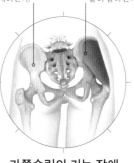

가쪽슬링의 기능 장애

엉덩관절 벌림근(외전근) 가운데 주로
중간볼기근과 작은볼기근이 약해지면 몸무게를
지탱하지 않는 다리 쪽으로 골반이 기울어
몸이 같은 쪽으로 기울어지게 된다. 이것을
트렌델렌부르크 징후라고 한다.

근육의 작동 원리

근육은 다양한 방식으로 수축해서 움직임을 원활히 하고 제어한다. 근육이
수축하는 방식은 근육의 수축력과 근육에 작용하는 외력의 수준에 따라 다르다.

근육의 구조

뼈대근육(골격근)은 근육세포, 혈액세포(혈구),
신경섬유의 복잡한 구조로 이루어져 있다. 근육섬유
다발을 근육다발이라고 한다. 각각의 근육섬유 안에는
근육원섬유가 있고, 그 속에는 근육 수축을 일으키는
수축성 단백질 근육잔섬유가 들어 있다.

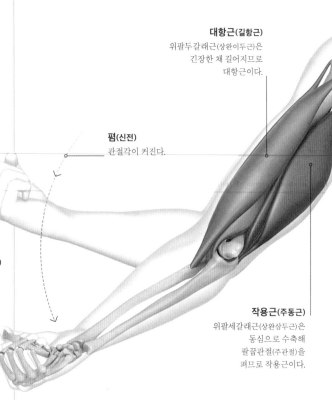

대항근(길항근)
위팔두갈래근(상완이두근)은
긴장한 채 길어지므로
대항근이다.

폄(신전)
관절각이 커진다.

작용근(주동근)
위팔세갈래근(상완삼두근)은
동심으로 수축해
팔꿉관절(주관절)을
펴므로 작용근이다.

근육다발(근속)
근육세포(=근육섬유) 다발

근육세포(근세포)
근육섬유
(근섬유)라고도
부른다.

근육원섬유
미세한 수축성
단백질

Z선(Z원반)
근육원섬유마디
(근절)의 양끝에
있다.

M선(M띠)
근육원섬유마디(근절)의
중앙에 있다.

가는근육잔섬유
액틴 단백질로
되어 있다.

굵은근육잔섬유
미오신(마이오신)
단백질로 되어 있다.

신장성(편심) 수축

신장성 수축은 근육이 긴장한 채 길어질 때 일어난다. 그림에서
위팔두갈래근은 편심으로 작동해 팔을 펴는 움직임을 제어한다.
필라테스의 숄더 브리지 동작에서 다리를 수직으로 펼 때(84쪽 참고)
볼기근(둔근)에서 신장성 수축이 일어난다.

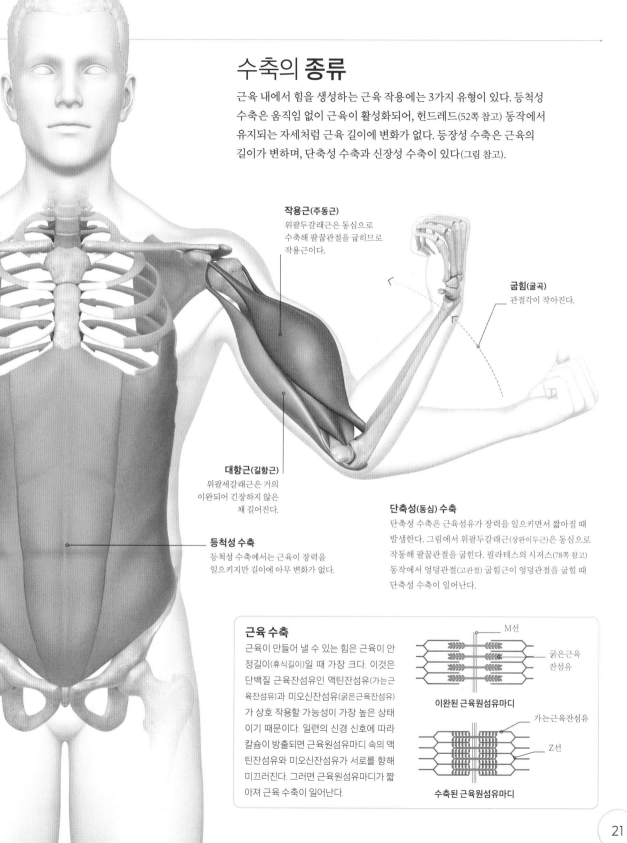

수축의 종류

근육 내에서 힘을 생성하는 근육 작용에는 3가지 유형이 있다. 등척성 수축은 움직임 없이 근육이 활성화되어, 헌드레드(52쪽 참고) 동작에서 유지되는 자세처럼 근육 길이에 변화가 없다. 등장성 수축은 근육의 길이가 변하며, 단축성 수축과 신장성 수축이 있다(그림 참고).

작용근(주동근)
위팔두갈래근은 동심으로 수축해 팔꿉관절을 굽히므로 작용근이다.

굽힘(굴곡)
관절각이 작아진다.

대항근(길항근)
위팔세갈래근은 거의 이완되어 긴장하지 않은 채 길어진다.

등척성 수축
등척성 수축에서는 근육이 장력을 일으키지만 길이에 아무 변화가 없다.

단축성(동심) 수축
단축성 수축은 근육섬유가 장력을 일으키면서 짧아질 때 발생한다. 그림에서 위팔두갈래근(상완이두근)은 동심으로 작동해 팔꿉관절을 굽힌다. 필라테스의 시저스(78쪽 참고) 동작에서 엉덩관절(고관절) 굽힘근이 엉덩관절을 굽힐 때 단축성 수축이 일어난다.

근육 수축

근육이 만들어 낼 수 있는 힘은 근육이 안정길이(휴식길이)일 때 가장 크다. 이것은 단백질 근육잔섬유인 액틴잔섬유(가는근육잔섬유)과 미오신잔섬유(굵은근육잔섬유)가 상호 작용할 가능성이 가장 높은 상태이기 때문이다. 일련의 신경 신호에 따라 칼슘이 방출되면 근육원섬유마디 속의 액틴잔섬유와 미오신잔섬유가 서로를 향해 미끄러진다. 그러면 근육원섬유마디가 짧아저 근육 수축이 일어난다.

M선

굵은근육잔섬유

이완된 근육원섬유마디

가는근육잔섬유

Z선

수축된 근육원섬유마디

뼈대계통

몸에서 가장 중요한 이 얼개는 뼈와 연골로
구성되어 있으며 인대로 서로 연결되어 있다.
몸의 구조를 이루고 몸을 보호하며, 뼈를
지렛대로 삼아 움직일 수 있게 한다.

뼈

뼈는 아교질(콜라겐)로 이루어진 단단한
결합조직이면서 살아 있는 기관이다. 뼈는
뼈 강도와 신체 기능에 필요한 칼슘을 저장하며,
그 안의 뼈속질(골수)은 새로운 혈액세포를
끊임없이 만들어 낸다. 뼈는 관절에서 서로
연결되고 인대로 지지된다. 필라테스
동작들은 몸무게를 지탱하는 자세로
하므로 뼈 건강에 도움이 될 수 있다.

> **"**
>
> 호르몬, 영양, 신체 활동은
> 모두 뼈의 성장과 발달에
> 영향을 미친다.

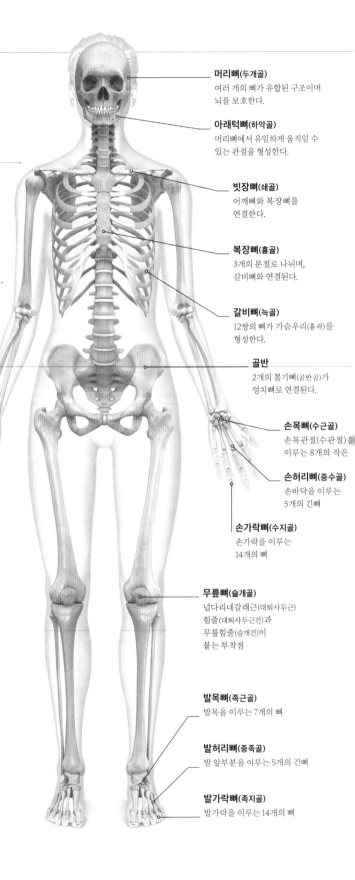

머리뼈(두개골)
여러 개의 뼈가 유합된 구조이며
뇌를 보호한다.

아래턱뼈(하악골)
머리뼈에서 유일하게 움직일 수
있는 관절을 형성한다.

빗장뼈(쇄골)
어깨뼈와 복장뼈를
연결한다.

복장뼈(흉골)
3개의 분절로 나뉘며,
갈비뼈와 연결된다.

갈비뼈(늑골)
12쌍의 뼈가 가슴우리(흉곽)를
형성한다.

골반
2개의 볼기뼈(골반골)가
엉치뼈로 연결된다.

손목뼈(수근골)
손목관절(수근관절)을
이루는 8개의 작은

손허리뼈(중수골)
손바닥을 이루는
5개의 긴뼈

손가락뼈(수지골)
손가락을 이루는
14개의 뼈

무릎뼈(슬개골)
넙다리네갈래근(대퇴사두근)
힘줄(대퇴사두근건)과
무릎힘줄(슬개건)이
붙는 부착점

발목뼈(족근골)
발목을 이루는 7개의 뼈

발허리뼈(중족골)
발 앞부분을 이루는 5개의 긴뼈

발가락뼈(족지골)
발가락을 이루는 14개의 뼈

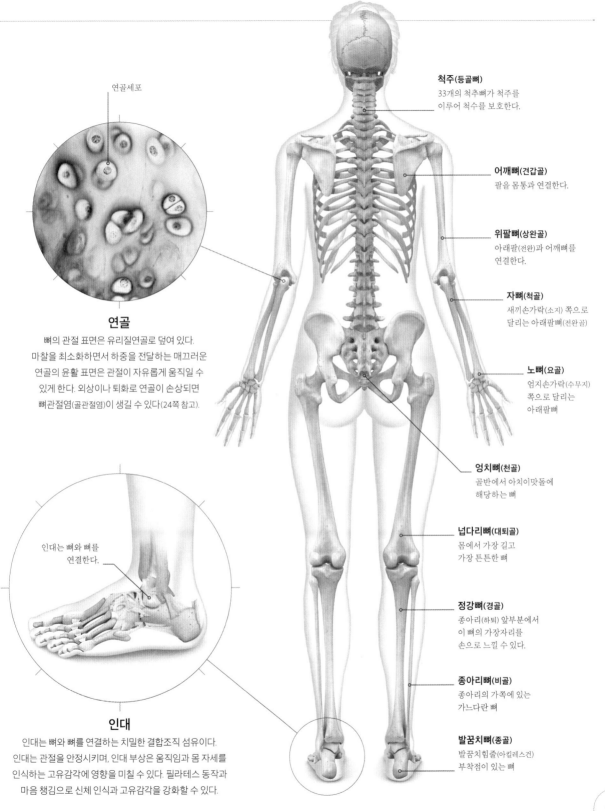

연골세포

연골

뼈의 관절 표면은 유리질연골로 덮여 있다.
마찰을 최소화하면서 하중을 전달하는 매끄러운
연골의 윤활 표면은 관절이 자유롭게 움직일 수
있게 한다. 외상이나 퇴화로 연골이 손상되면
뼈관절염(골관절염)이 생길 수 있다(24쪽 참고).

인대는 뼈와 뼈를
연결한다.

인대

인대는 뼈와 뼈를 연결하는 치밀한 결합조직 섬유이다.
인대는 관절을 안정시키며, 인대 부상은 움직임과 몸 자세를
인식하는 고유감각에 영향을 미칠 수 있다. 필라테스 동작과
마음 챙김으로 신체 인식과 고유감각을 강화할 수 있다.

척주(등골뼈)
33개의 척추뼈가 척주를
이루어 척수를 보호한다.

어깨뼈(견갑골)
팔을 몸통과 연결한다.

위팔뼈(상완골)
아래팔(전완)과 어깨뼈를
연결한다.

자뼈(척골)
새끼손가락(소지) 쪽으로
달리는 아래팔뼈(전완골)

노뼈(요골)
엄지손가락(수무지)
쪽으로 달리는
아래팔뼈

엉치뼈(천골)
골반에서 아치이맛돌에
해당하는 뼈

넙다리뼈(대퇴골)
몸에서 가장 길고
가장 튼튼한 뼈

정강뼈(경골)
종아리(하퇴) 앞부분에서
이 뼈의 가장자리를
손으로 느낄 수 있다.

종아리뼈(비골)
종아리의 가쪽에 있는
가느다란 뼈

발꿈치뼈(종골)
발꿈치힘줄(아킬레스건)
부착점이 있는 뼈

뼈와 관절

뼈와 관절은 몸을 지탱하는 얼개, 움직임을 일으키는 지렛대 시스템, 체력의
기본 **구조를 이룬다.** 뼈는 물리적 부하(역학적 스트레스)에 적응하는, 고도로 특화된
살아 있는 조직이다. 필라테스를 규칙적으로 하면 뼈와 관절의 건강을 유지할 수 있다.

뼈의 성장

뼈형성(골화)은 뼈가 형성되는 과정이다. 새로운 뼈는 뼈모세포
(골모세포)에 의해 만들어지고 오래된 뼈는 뼈파괴세포(파골세포)에
의해 제거되어 뼈의 두께가 유지된다. 뼈를 감싸는 결합조직은 뼈를
질기고 탄력 있게 만들며 무기염은 뼈를 단단하게 한다. 칼슘은 뼈
강도를 유지하는 데 중요한 무기질 중 하나이다.

　뼈대계통 발달을 위해 뼈모세포 생성이 증가하면서 어린 시절 내내
뼈 성장이 빠르게 진행된다. 뼈대 성숙은 16~18세에 정점에 이르지만
뼈밀도(골밀도)는 20~30세까지 계속 높아질 수 있다. 대략 35세부터
뼈밀도가 감소하지만 근력 운동을 규칙적으로 하면 뼈밀도를 최대한
높이고 유지할 수 있다.

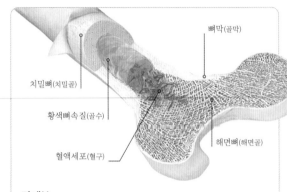

뼈막(골막)

치밀뼈(치밀골)

황색뼈속질(골수)

혈액세포(혈구)

해면뼈(해면골)

뼈 내부
바깥층은 뼈막에 해당한다. 치밀뼈는 뼈막 밑에 있으며 안쪽의
해면뼈를 감싼다. 내부 구조에는 물리적 부하를 견딜 수 있게
뼈잔기둥(골소주)이 벌집 모양으로 배열되어 있다.

관절염

관절연골의 퇴행을 의미하는 뼈관절염(골관
절염)은 가장 흔한 관절 질환이다. 관절 표면
이 손상되고 윤활 기능이 떨어져 통증을 유
발한다. 8주간 필라테스를 실시한 결과, 뼈
관절염 환자의 통증이 감소하고 전반적인 기
능이 개선됐다.

병의 진행 경과

관절연골은 닳아서 퇴화하거나 외상으로 손상될
수 있다. 연골이 닳으면 관절안이 좁아지고
윤활막에 염증이 생겨 통증이 발생할 수 있다.
뼈에 뼈증식이 일어나고 뼈낭종이 생길 수 있다.

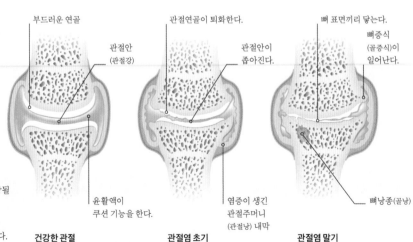

부드러운 연골

관절안
(관절강)

윤활액이
쿠션 기능을 한다.

건강한 관절

관절연골이 퇴화한다.

관절안이
좁아진다.

염증이 생긴
관절주머니
(관절낭) 내막

관절염 초기

뼈 표면끼리 닿는다.

뼈증식
(골증식)이
일어난다.

뼈낭종(골낭)

관절염 말기

관절

뼈는 관절에서 연결되고 관절은 뼈를 서로 이어 움직임을 만들어 낸다. 관절에는 가동성이 낮은 것부터 순서대로 3종류, 즉 섬유관절, 연골관절, 윤활관절이 있다. 윤활관절은 가동성이 가장 높아 필라테스 동작에서 주로 이용하는 관절이다.

관절의 구조와 움직임

윤활관절은 자유롭게 움직일 수 있지만, 그것을 지지하는 근육과 인대, 둘러싸고 있는 섬유질 관절주머니에 의해 움직임이 제한된다. 경첩관절(접번관절)은 팔꿈관절이나 무릎관절처럼 굽힘과 폄만 가능하다. 절구관절(구상관절)은 다양한 방향으로 움직일 수 있으며, 어깨관절이나 엉덩관절처럼 움직임이 큰 관절에서 볼 수 있다.

관절 움직임의 종류

굽힘(굴곡)	관절각이 작아진다.
폄(신전)	관절각이 커진다.
벌림(외전)	팔다리(사지)가 몸통에서 멀어진다.
모음(내전)	팔다리가 몸통과 가까워진다.
가쪽돌림(외회전)	팔다리가 몸에서 멀어지는 쪽으로 회전한다.
안쪽돌림(내회전)	팔다리가 몸통을 향해 안쪽으로 회전한다.
축돌림(축회전)	척주가 축을 중심으로 회전한다.
발바닥쪽굽힘 (족저측굴곡)	발이 몸통에서 먼 쪽으로 굽는다.
등쪽굽힘(배측굴곡)	발이 몸통을 향해 굽는다.

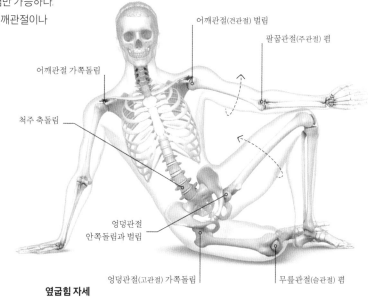

어깨관절(견관절) 벌림
팔꿈관절(주관절) 폄
어깨관절 가쪽돌림
척주 축돌림
엉덩관절 안쪽돌림과 벌림
엉덩관절(고관절) 가쪽돌림
무릎관절(슬관절) 폄

옆굽힘 자세

관절 내부

관절안은 윤활막으로 둘러싸여 있다. 윤활막은 관절에 가해지는 압력에 반응해 관절안에 윤활액을 분비한다. 관절에 더 많은 활동과 부하가 가해지면 윤활액의 점도가 높아져 관절 보호를 돕는다. 서거나 무릎 꿇고 엎드려 부하를 가하는 필라테스 자세는 윤활 기능을 향상할 수 있다.

윤활관절

윤활관절은 팔다리 관절의 전형적인 형태다. 이 관절에 들어 있는 윤활액은 관절연골에 영양을 공급하고 윤활 기능을 제공해 마찰 없이 관절을 움직일 수 있도록 한다.

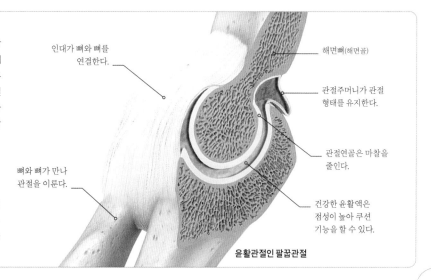

인대가 뼈와 뼈를 연결한다.
해면뼈(해면골)
관절주머니가 관절 형태를 유지한다.
관절연골은 마찰을 줄인다.
뼈와 뼈가 만나 관절을 이룬다.
건강한 윤활액은 점성이 높아 쿠션 기능을 할 수 있다.

윤활관절인 팔꿈관절

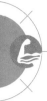

중심근육

중심근육은 몸통을 지지하는 입체적 단위를 형성하는 **4개의 근육군으로 이루어져 있다.** 이 근육군들이 서로 협응해 몸통을 움직이고 윗몸(상체)과 아랫몸(하체)을 연결한다. 또한 호흡과 배설을 제어한다.

안정성의 중요함

중심근육 부위의 안정성이 높으면 척추 분절을 부상 없이 움직일 수 있다. 반대로 안정성이 낮으면 몸을 굽히거나 팔을 뻗는 것과 같은 간단한 움직임을 하는 데에도 척주 근육에 과도긴장이 일어날 수 있다.

호흡: 골반바닥 근육과 가로막

골반바닥 근육과 가로막은 함께 작동해 가슴우리의 자연스러운 생물 역학적 활동이 일어나게 하고 중심근육의 수축을 방해하는 저항을 줄인다. 만약 중심근육을 수축시킬 때 들숨을 쉬면 배안(복강)이 공기로 가득 차 움직임을 만들어 내기가 어려워진다. 필라테스 동작들은 보다 자연스러운 호흡 패턴을 갖게 함으로써 가슴우리를 확장해 허파 깊숙이 들숨을 쉬게 하고 가슴우리를 이완시켜 날숨을 쉬게 한다.

날숨을 쉬면 골반바닥 근육과 가로막이 수축해 위로 올라가고 들숨을 쉬면 이완해서 아래로 내려간다. 필라테스를 하면 골반바닥 근육을 제어하는 방법과, 호흡에 맞춰 배 근육과 협응시키는 방법을 익혀 중심근육 부위의 효율을 높일 수 있다.

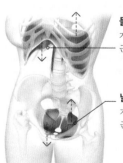

들숨(흡기)
가로막과 골반바닥
근육이 내려간다.

날숨(호기)
가로막과 골반바닥
근육이 올라간다.

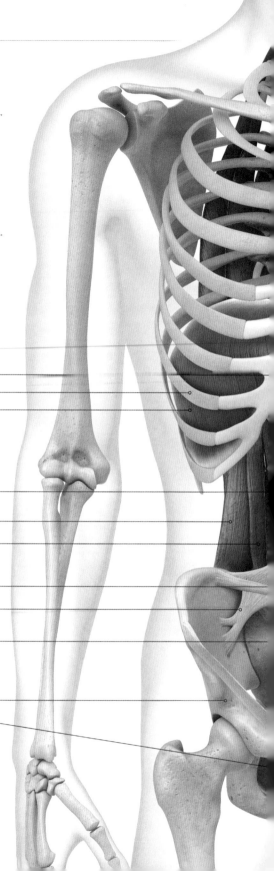

갈비사이연골(늑간연골)

가슴우리(흉곽)

가로막(횡격막)
들숨을 쉬면 가로막이
수축하고 날숨을 쉬면 이완한다.

뭇갈래근(다열근)
이 등 근육은 척주를
국소적으로 안정시킨다.

허리네모근(요방형근)

척주 폄근
척주를 움직여서 펴는 긴 근육

척주

엉덩허리인대(장요인대)

앞세로인대(전종인대)
척주를 안정시키고 앞쪽으로
움직이는 것을 막는다.

골반

골반바닥(골반저) 근육
방광, 장, 자궁을
지지하는 근육군

앞-옆에서 본 모습

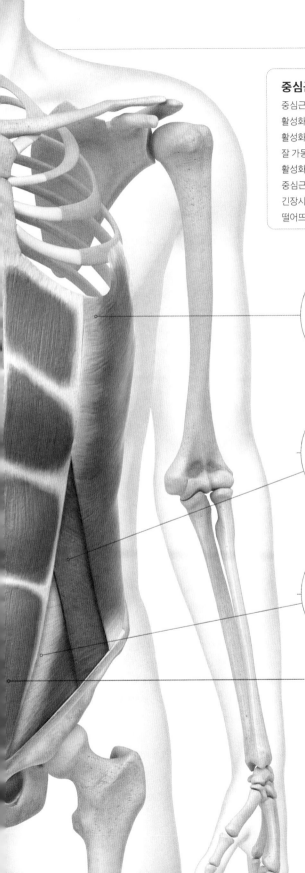

중심근육(코어근육) 활성화

중심근육이 효율적으로 수축하고 척주에 최상의 안정성을 제공하는 데 필요한 이상적인 활성화는 30퍼센트이다. 중심근육을 수축시킬 때 날숨을 쉬면, 느리고 일정한 속도로 활성화되고 지구력 발휘에 알맞은 지근(수축 속도가 느린 근육섬유)인 제1형 근육섬유가 더 잘 가동된다. 30퍼센트 이상 활성화하면 힘을 빠르게 생성할 수 있는 제2형 근육섬유가 활성화되지만, 이 근육섬유는 빠르게 피로해지며 오랫동안 지구력을 제공하지 못한다. 중심근육을 단련할 때는 숨을 참거나 배 근육에 힘을 주고 있거나 엉덩이를 강하게 긴장시키지 않도록 주의해야 한다. 이러한 보상 기전은 중심근육 활성화의 효율을 크게 떨어뜨린다.

배바깥빗근(외복사근)

가장 크고 가장 얕은 배 근육이며 몸통의 양옆과 앞부분을 덮는 근육섬유로 이루어져 있고 배 앞쪽에서 배곧은근집(복직근초)과 결합한다. 양옆이 함께 수축하면 몸통이 굽는다. 양옆 중 한쪽이 수축하면 같은 쪽에 가쪽굽힘이, 반대쪽에 돌림(회전)이 일어난다.

배속빗근(내복사근)

이 넓은 근육은 배바깥빗근 아래에(깊이) 있으며 근육섬유가 배바깥빗근의 근육섬유와 직각을 이룬다. 이 근육은 배바깥빗근과 함께 몸통의 굽힘(굴곡)을 일으키며, 한쪽이 수축하면 같은 쪽에 굽힘과 돌림이 일어난다.

배가로근(복횡근)

이 가장 깊은 중심근육은 몸통을 감싸고 있으며 근육섬유가 가로로 달린다. 움직임 전에 활성화되어 척주를 안정시키며 호흡 패턴의 영향을 받을 수 있다. 움직임을 일으키면서 날숨을 쉬는 이유는, 그래야 이 근육이 가장 잘 활성화되어 관절, 척추사이원반(추간판), 근육 등을 지지할 수 있기 때문이다.

배곧은근(복직근)

이 세로 방향 배 근육은 길고 넓은 근육이 3개의 힘줄 교차점으로 나뉘어져 있다. 배곧은근은 그 한가운데에서 백선과 결합한다.

중심근육의 층

중심근육은 여러 층으로 이루어져 있다. 몸통을 안정시키는 근육들은 몸통 깊숙이 위치하고, 움직임을 일으키는 근육들은 얕은 쪽에 있다.

중립 척주의 해부학

곧추선 자세는 척주의 놀라운 해부학적 특성 덕분에 **가능하다.** 우리는 척주굽이(척주만곡)와, 척주와 골반의 관계를 이용해 몸을 움직인다. 개인별 편차가 있긴 하지만, 척주의 치우침(편위)은 척주와 그것이 작동하는 방식에 중대한 영향을 미친다.

척주의 역할

척주는 곧추선 자세를 지지하고 척주의 움직임을 일으키고 척수와 여타 신경 구조물을 보호한다. 척주의 각 분절은 척주 자세에 저마다 고유한 영향을 미친다.

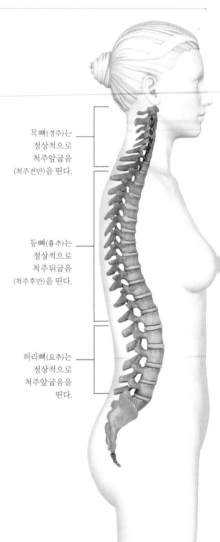

목뼈(경추)는 정상적으로 척주앞굽음 (척주전만)을 띤다.

등뼈(흉추)는 정상적으로 척주뒤굽음 (척주후만)을 띤다.

허리뼈(요추)는 정상적으로 척주앞굽음을 띤다.

척주는 24개의 척추뼈로 이루어져 있다. 목뼈 7개, 등뼈 12개, 허리뼈 5개. 허리뼈 밑에 있는 삼각형 뼈인 엉치뼈(천골)를 구성하는 융합된 척추뼈 5개도 있고, 꼬리뼈(미추)를 이루는 융합된 척추뼈 4개도 있다. 두꺼운 타원형의 척추뼈몸통(척추체)은 척추뼈 앞부분에 위치하며 몸무게를 지탱하고 충격을 흡수한다. 척추뼈 뒷부분에는 가운데에 가시돌기(극돌기), 양옆에 가로돌기(횡돌기)가 있으며, 근육과 인대가 부착한다.

척주의 S자 굽이(만곡)는 척주 전체에 힘을 전달하고 분산하며, 척수와 척추사이원반(추간판)을 보호한다. 척주는 척추사이원반 덕분에 굽힘, 비틀림, 돌림 같은 움직임이 작게나마 가능하다. 척주가 일직선이라면 힘이 척추사이원반을 통해 곧바로 전달되고 아무 움직임도 일어날 수 없을 것이다. 목뼈는 척주에서 가동성이 가장 높은 부위이고 시선을 제어하는 데 주된 기능을 한다. 목은 또한 머리를 안정시키고 머리의 무게를 지탱한다. 목에 문제가 생기면 머리와 목을 지지하느라

위 등세모근(승모근)과 어깨 근육을 과도사용하게 된다.

등뼈는 척주 가운데 가동성이 가장 낮은 부위이며, 가슴우리(흉곽)와 함께 심장과 허파를 보호한다. 등굽이(흉추만곡)는 팔이음뼈(어깨이음구조)뿐만 아니라 목뼈와 허리뼈의 가동성에도 영향을 미친다. 그러므로 서서 하거나 가동성을 요하는 필라테스 동작에서는 등뼈가 중요한 역할을 한다.

허리뼈는 가장 큰 척추뼈이며, 정상적인 척주앞굽음 구조와 더불어 척주를 압축력(compressive force)으로부터 보호한다. 허리굽이(요추만곡)의 치우침은 배 근육과 볼기근(둔근)의 영향을 받을 수 있으며 허리통증(요통)을 유발할 수 있다.

중립이 왜 중요한가?

척추와 골반을 중립 자세로 하면 척추와 척주굽이의 기능이 최적화된다. 그러면 관절과 물렁조직(연부조직)에 최소한의 부하를 가하면서 몸무게를 고르게 분산하는 방식으로 몸이 정렬된다. 골반의 자세는 허리뼈, 등뼈, 목뼈에 영향을 미쳐서 연쇄 효과를 일으킨다.

척주와 골반의 중립 자세는 신체 기능과 관련 있어서 우리가 걷고 움직이는 방식에 영향을 미친다. 평평한 등 자세로 필라테스 운동을 하면 충격 흡수가 되지 않기 때문에, 허리뼈와 엉치뼈가 중립 자세에서 벗어나 해당 부위에 불편감이나 과도긴장을 일으킬 위험이 있다.

중심근육 가운데 주로 배가로근(복횡근)이 척추의 국소적 지지와 안정화에 중대한 역할을 한다. 이 근육의 최적 활성화는 골반이 앞이나 뒤로 기울어질 때보다 중립일 때 일어난다.

골반기울임(골반경사)은 골반 주변 근육으로 제어된다. 중립 골반을 유지하면 다음 근육들의 균형을 잡을 수 있다. 앞방향경사는 배 근육, 볼기근(둔근), 넙다리뒤근육(햄스트링)이 약해지면

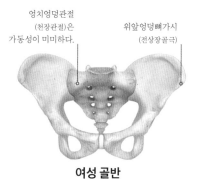

여성 골반

엉치엉덩관절
(천장관절)은
가동성이 미미하다.

위앞엉덩뼈가시
(전상장골극)

일어나고 몸이 앞으로 기울어 몸무게 중심이 이동한다. 뒤방향경사는 구부정하게 앉는 나쁜 자세 습관이나 규칙적인 운동의 부족 때문에 일어날 수 있다. 배 근육과 넙다리뒤근육의 결림과 함께 나타난다.

중립 골반과 골반경사

중립 골반은 골반과 척추가 모두 정확하게 정렬된 이상적인 자세이다. 실제로는 개인마다 차이가 있으므로, 중립 골반은 골반의 앞방향경사와 뒤방향경사 사이의 일정 영역으로 생각해야 한다.

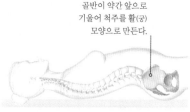

골반이 약간 앞으로 기울어 척주를 활(궁) 모양으로 만든다.

앞방향경사(전방경사)
골반이 앞쪽으로 기울어 허리뼈의 척주앞굽음이 심해질 때 일어나며, 척주가 매트에서 멀어지며 활 모양을 띤다.

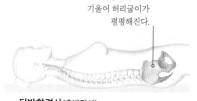

골반이 뒤로 기울어 허리굽이가 평평해진다.

뒤방향경사(후방경사)
골반이 뒤로 기울어 척주가 바닥 쪽으로 평평해질 때 일어나며, 허리굽이가 사라진다.

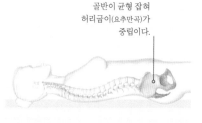

골반이 균형 잡혀 허리굽이(요추만곡)가 중립이다.

중립 척주
골반이 앞이나 뒤로 기울어지지 않은 상태이다. 볼기뼈 앞쪽의 위앞엉덩뼈가시가 수평을 이룬 '이상적인' 자세이다.

척주와의 관계

중립 골반과 가슴우리

골반 앞방향경사는 허리뼈앞굽음증(요추전만증)을 심화해 배 부위가 앞쪽으로 늘어나게 함으로써, 배 근육이 길어지고 가슴우리 아래쪽이 올라간다. 그러면 중립 자세에서 벗어나는 스트레칭을 하는 동안 중심근육이 제대로 긴장되지 못해 배 근육이 중심근육과 따로 놀게 된다. 가로막(횡격막) 또한 가슴우리 안에 있고 중심근육군의 일부이므로, 가슴우리의 치우침은 가로막의 기능에 영향을 미치고 척주와 몸통의 전반적인 안정성에도 악영향을 미친다. 각각의 필라테스 동작은 골반을 중립으로 하고 가슴우리를 이완시켜

축소한 자세로 시작해야 한다. 중심근육을 강화하면 이러한 관계를 유지할 수 있고, 운동 중 척주의 안정성을 담보할 수 있다.

가슴우리와 팔이음뼈

어깨뼈(견갑골)는 다리(하지)와 중심근육 부위에서 팔(상지)로 에너지를 전달하는 중심점이며, 빗장뼈(쇄골)와 위팔뼈(상완골)를 연결한다. 또한 팔이음뼈(어깨이음구조. 어깨뼈와 빗장뼈)의 모든 움직임을 일으킨다. 어깨뼈를 안정시키는 근육에는 위아래 등세모근(승모근)과 앞톱니근(전거근)이 있다.

자세의 **이해**

자세란 특정 시점에 취하는 **몸의 위치와 정렬을 의미한다.** 우리는 24시간 동안 몸을 수없이 다양한 자세로 바꾸며, 각 자세의 미묘한 변화에 따라 관절의 위치와 근육 활동이 바뀐다. 움직일 때 이상적인 자세에서 벗어나는 것은 정상이지만 유념해야 할 중요한 점들이 있다.

자세가 **정말 중요할까?**

우리는 자세에 대해 거의 생각하지 않는다. 그것은 저절로 이루어지는 무의식적인 활동이고 자신의 몸을 제어하는 방식일 뿐이다. 또한 중력과 환경에 대한 반응이고, 정적이거나 동적일 수 있다.

정적 자세는 가만히 있을 때 취하는 자세다. 동적 자세는 움직임을 통해 몸을 제어하는 방식이다. 자세는 근육 수축으로 유지되고 취해지며, 신경계통이 관절, 인대, 근육, 눈, 귀를 비롯한 다양한 부위에서 오는 입력 신호에 반응함으로써 제어된다.

목뼈(경추) 윗부분의 관절은 자세를 취하는 데 특히 중요하다. 그 부위에는 자세 정보를 받아들이는 수용체가 많을뿐더러 머리와 목의 위치가 바뀌면 그 외 신체 부위의 자세에 영향을 미치기 때문이다.

중력에 저항하거나 균형을 잡으려면, 그리고 정적 필라테스나 동적 필라테스 동작으로 자세를 바꾸는 것과 같은 고도의 기능을 수련하려면 적절한 자세를 취할 수 있어야 한다. 어떤 사람들은 아무 어려움 없이 자세를 취할 수 있지만, 어떤 사람들은 근육이 결리거나 관절이 뻣뻣해지거나 시간이 지남에 따라 근육이 약해질 수 있다. 몸이 이러한 것들에 적응하다 보면 기능 장애가 생길 수 있다.

나쁜 자세란 무엇인가

나쁜 자세는 불안정하며, 근육과 관절에 과도한 부하를 가해 몸의 수고를 늘린다.

일시적인 자세라면 문제가 되지 않을 수 있다. 하지만 오랫동안 나쁜 자세를 취하게 되며 물렁조직(연부조직)이나 관절의 기능 장애, 움직임 제한, 또는 그런 부위의 통증이 발생할 수 있다.

이상적인 자세

하나의 '정상적인' 자세는 없지만 '이상적인' 자세는 있다. 그것은 몸에 가장 낮은 수준의 부하를 가하고, 특정 용도에 맞춰 몸무게가 관절과 근육에 고르게 분산되도록 몸을 정렬시키는 자세이다. 또한 이상적인 자세는 자연스러운 척주굽이(척주만곡)를 유지해 내부 장기의 기능을 극대화하고 몸이 팔다리의 기능을 효율적으로 지지할 수 있게 한다. 곧추선 자세를 나타낸 오른쪽 그림의 점선에 맞춰 몸을 정렬해 볼 수 있다.

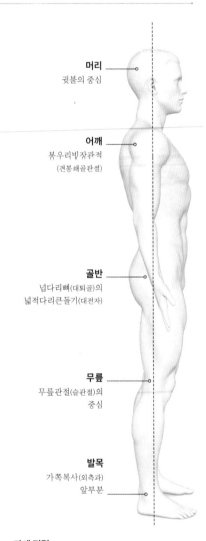

머리
귓불의 중심

어깨
봉우리빗장관절
(견봉쇄골관절)

골반
넙다리뼈(대퇴골)의
넓적다리큰돌기(대전자)

무릎
무릎관절(슬관절)의
중심

발목
가쪽복사(외측과)
앞부분

자세 정렬
그림의 점선은 이상적인 선(직립) 자세의 정렬을 보여 주는 다림줄(연직선)이다. 몸의 오른쪽과 왼쪽이 이 점선에 맞춰 대칭을 이루어야 한다.

자세의 종류

자세는 척주의 적응 형태와 척주굽이에 따라 다양한 종류로 분류된다. 그것은 유전적인 것이거나 어린 시절부터 굳어진 것일 수도 있고, 살면서 오랫동안 지속적으로 몸에 가해진 부하 때문일 수도 있으며, 일하는 자세나 취미 활동 때문일 수도 있다.

굽은등

이 자세에서는 엉덩관절(고관절)이 다림줄 앞으로 이동해 척주앞굽음증(척주전만증)과 골반 뒤방향경사(후방경사)가 심해지고 등뼈(흉추) 척주뒤굽음증(척주후만증)이 나타난다.

배 근육과 엉덩관절 굽힘근이 약하고 큰볼기근(대둔근)과 넙다리뒤근육(햄스트링)이 굳어서 발생하며, 골반이 앞으로 이동해 뒤로 기울어진다. 목뼈(경추) 폄근과 어깨 근육, 척주 폄근이 약해지고, 가슴 근육이 굳어 머리를 앞으로 당긴다.

편평등

허리굽이(요추만곡)가 감소하면서 골반 뒤방향경사가 일어날 때 나타나며, 엉덩관절과 무릎관절이 살짝 굽고 머리가 앞쪽으로 나온다. 엉덩관절 폄근이 굳어 골반이 뒤로 기울고 엉덩관절 굽힘근이 약해진다. 가슴 근육은 굳고 어깨 근육은 약해진다. 하지만 배 근육은 대체로 강하다. 몸을 앞으로 굽히지 않고 바로 서려고 배 근육을 지속적으로 사용하기 때문이다.

척주앞굽음(척주전만)

허리뼈(요추)가 앞쪽으로 굽고 목뼈와 등뼈가 정상 굽이를 이룬다. 배 근육과 볼기근, 넙다리뒤근육이 약해지고 엉덩관절 굽힘근과 척주 폄근이 굳으면 척주앞굽음이 심해질 수 있다.

척주뒤굽음(척주후만)

등뼈가 뒤쪽으로 굽고 허리뼈와 엉치뼈(천추)가 정상 굽이를 이룬다. 목뼈 굽힘근과 어깨 근육이 약해지고 목뼈 폄근과 가슴 근육이 굳으면 척주뒤굽음이 심해질 수 있다. 교정 운동은 깊은 목뼈 굽힘근과 등 윗부분 척주 폄근을 강화하고 가슴 근육을 늘리는 데 초점을 맞추어야 한다.

척주뒤굽음앞굽음(척주후만전만)

과도한 등뼈 뒤굽음과 허리뼈 앞굽음이 함께 나타난다. 하나를 교정하고 균형을 회복하면 다른 하나의 치우침(편위)이 심해질 수 있으므로 둘을 함께 치료해야 한다

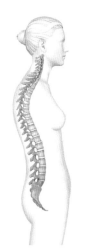 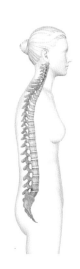 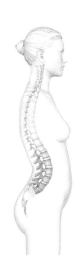 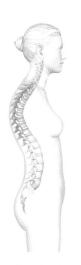

굽은등　　　**편평등**　　　**척주앞굽음**　　　**척주뒤굽음**

앉는 자세가 척주에 미치는 영향

정상(중립) 자세에 가까운 자세로 앉는 것이 가장 좋다. 오랫동안 앉아 있으면 근육 굳음(강직)이 매우 심해져, 앉아 있는 시간이 길어질수록 허리통증(요통)과 관련 있는 구부정한 자세를 취할 가능성이 높아지는 것으로 밝혀졌다. 구부정한 자세가 되지 않으려면 규칙적인 휴식을 취해야 한다.

머리와 목을 앞으로 움직이거나(내밀거나 굽힌 자세) 몸통을 굽힌 자세(구부정한 자세)로 앉으면 관절이 최적으로 정렬되지 않아 관절에 가해지는 부하가 증가한다.

역학적 통증의 **특성**

통증은 다양한 구조에서 생길 수 있으며 국소통일 수도 있고 연관통일 수도 있다. 통증을 겪는 방식은 개인별 상황에 따라 다르고 역학적 변화와 관련 있다. 그러한 변화를 겪어서 나타나는 신체적 반응과 감정적 반응은 개인이 느끼는 통증의 중증도에 영향을 미친다. 필라테스는 통증을 완화하는 데 필요한 역학적, 심리적 도움이 될 수 있다.

통증이란 **무엇인가?**

국제 통증 연구 협회에서는 통증을 "실제 또는 잠재적 조직 손상과 관련 있거나 있어 보이는 불쾌한 감각적, 감정적 경험"이라고 정의한다. 이 정의에서는 개인이 나타내는 신체적 반응과 심리적 반응을 함께 일컬어 통증이라고 한다.

통증 인식은 생물학적 요인, 심리적 요인, 사회적 요인이라는 3가지 주요 요인의 영향을 받는다. 이런 다양한 면들은 통증에 대한 반응이 모든 사람에게 똑같이 인식되지 않는다는 것을 의미한다. 따라서 필라테스 통증 완화 프로그램은 신체적 반응과 심리적 상태의 영향을 모두 고려한 개인별 처방이 필요하다.

감각적 반응과 감정적 반응

통증에 대한 감각적 반응은 통증의 강도와 특성을 의미하며 일반적으로 조직 손상과 관련 있다. 통증에 대한 감정적 반응은 통증 감각에 얼마나 불쾌한지를 나타내며, 방어 기제로 통증에 대응하려는 의지를 드러내기도 한다. 통증의 지속 시간과 다른 많은 요인 때문에 통증에 대한 실제 반응은 두 반응이 뒤섞여 훨씬 복잡하다.

통증에 영향을 미치는 요인

통증 반응은 성별 간에 차이가 있는 것으로 밝혀졌다. 여성은 남성보다 통증에 대해 더

크게 반응하고 더 심한 통증을 호소한다. 나이 듦에 따라 뇌 기능이 떨어지면 몸과 뇌 간의 연결이 부실해진다. 그러면 노인의 통증

문턱값(역치)이 올라갈(통증 반응이 약해질 수) 있다. 불안이나 우울, 괴로움 역시 통증을 더 많이 느끼는 것과 관련 있다.

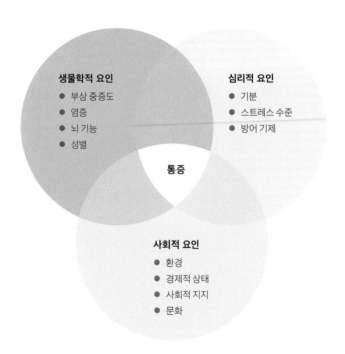

생물학적 요인
- 부상 중증도
- 염증
- 뇌 기능
- 성별

심리적 요인
- 기분
- 스트레스 수준
- 방어 기제

통증

사회적 요인
- 환경
- 경제적 상태
- 사회적 지지
- 문화

통증의 종류

통증은 다면적이어서 2개 이상의 구조에서 나타나는 경우가 많다. 통각성 통증이란 근육이나 관절이나 신경처럼 1개 이상의 조직에 손상이 있을 때 느껴지는 통증이다.

그런 조직의 구조는 모두 통각 신경종말이 많이 분포해 통증을 유발하기 쉽다. 이러한 통증은 외상에 의해 직접적으로, 염증 같은 화학 반응을 통해 간접적으로, 또는 신경이나 근육의 긴장이 야기하는 움직임 제한에 의해 역학적으로 발생할 수 있다.

신경뿌리통증(신경근통)은 신경뿌리 (신경근) 압박과 관련된 통증으로,

피부분절(dermatome)이라는 신경 경로 내 손상 부위에서 먼 연관통을 동반한다. 그래서 좌골신경통 환자가 다리 아래까지 통증을 느끼게 되지만, 통증의 원인은 허리뼈(요추)에서 비롯된다. 통증이 악화하는 것을 막으려면 통증 발생 중의 움직임 패턴과 보상 패턴을 감시하는 것이 중요하다.

> 필라테스는 몸에 유익하고 마음을 진정시키는 효과도 있어서 모든 종류의 통증을 치료하는 데 효과적일 수 있다.

통증이 생기면 어떤 반응이 일어날까?

아픈 감각(통증)은 근육, 힘줄, 인대, 뼈, 근막, 신경 등의 부상 부위에서 통각수용기라는 수용체에 의해 감지된다. 이러한 수용체는 뇌로 신호를 보내 뇌가 신호를 처리하고 반응을 일으키게 한다.

신경 신호는 추가 손상 발생을 막기 위한 방어 기제인 염증, 부기, 강한 통증 같은 과정을 촉발하는 일련의 화학 반응을 일으킨다. 이때 통증이 너무 심하거나 추가 손상에 대한 두려움이 엄습하면 부상 부위를 움직이기가 저어해 몸을 못 가눌 수 있다.

부상이 오래 지속될수록 이를 보상하기 위해 비정상적 움직임 패턴을 취할 가능성이

높아진다. 또한 부상 부위의 통각 신경종말이 점점 더 민감해져 더 적은 신호로도 신경 자극을 뇌로 전달할 수 있기 때문에 뇌가 더 큰 반응을 일으키고 통증 인식이 강화된다.

정상적인 상황에서는 중심근육(코어근육) 이 움직임을 예상해 움직임 전에 미리 활성화됨으로써 필요한 안정성을 갖춘다. 하지만 통증 반응이 일어나면 이 메커니즘이

지연되거나 억제되어 국소 근육 안정화가 일어나지 않는다. 허리통증(요통)이 한 번 발생하면 통증이 느껴진 후 처음 24시간 이내에 뭇갈래근(다열근) 활성화가 억제되어 근육의 크기가 줄어들 수 있다. 필라테스 동작들은 이러한 근육 활성화를 회복시키는 작용을 하며, 낮은 강도로 실시함으로써 통증을 악화시키지 않을 수 있다.

통증으로 인한 근육 억제

물렁조직(연부조직) 손상은 근육의 기능에 악영향을 미칠 수 있다. 근육을 다치면 근육에 기능을 지시하는 신경이 효율적으로 작동하지 않아 근육의 반응 속도와 힘이 감소하는 신경근육 억제가 발생할 수 있다. 이것은 근육의 지지력 감소로 인한 관절 불안정을 야기할 수 있으며, 이것이 다시 통증 반응을 일으키게 된다. 통증-불안정-지속통이라는 악순환이 만들어진다.

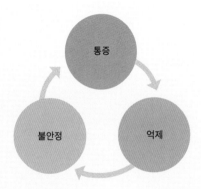

필라테스와 통증 완화

필라테스의 원리는 모든 종류의 통증에 유효하게 적용될 수 있다. 필라테스 동작들은 특정 유형의 통증과 신체 장애를 현저히 개선하고 신체 기능을 향상하는 것으로 밝혀졌다. 또한 허리통증(요통)이나 목통증(경통)을 앓는 사람들에게 긍정적인 심리적 효과를 미치기도 한다.

필라테스는 왜 통증에 도움이 되는가

필라테스에는 개인별 필요에 맞는 다양한 동작이 있다. 필라테스 동작을 주의 깊게 선택하면 안전하고 효과적이라서, 움직임을 원활히 하고 움직임에 대한 두려움을 줄일 수 있다. 통증을 겪는 사람은 그 두려움 때문에 비정상적 움직임 패턴을 보일 수 있다.

통증이 24시간만 지속돼도 중심근육(코어근육) 중 소근육(속근육)인 뭇갈래근(다열근)과 배가로근(복횡근)의 효율이 떨어질 수 있다. 필라테스 운동으로 이러한 근육을 효율적으로 긴장시키면 근육의 지지력을 눈에 띄게 개선할 수 있다. 그리고 나서 대근육(겉근육)을 활성화하면 정상적인 움직임 패턴을 회복할 수 있다.

호흡을 조절하면 근육 활성화를 촉진하고 불안과 감정저 고통을 인회힐 수 있다. 호흡가 움직임을 통합하는 마음 챙김은 마음에 집중해 심리적 관점을 변화시킨다.

펀자비의 안정성 모형

예일 대학교 의과 대학 정형외과 교수 마노하르 펀자비(Manohar Panjabi)는 안정성 모형(Stability Model)을 만들었다. 이 이론은 몸속의 관절(관절계통), 근육(근육계통), 신경(신경계통)이 서로 어떻게 협응해 척주의 움직임을 안정시키고 제어하는지 보여 준다. 한 계통에 장애가 생기면 다른 계통에 영향을 미쳐 전반적인 기능이 저하된다.

관절과 인대는 형태 폐쇄라는 소극적 지지를 한다. 근육은 수축으로 힘 폐쇄(바깥 조임)를 일으켜 관절에 적극적 지지를 한다. 신경은 근육에 보내는 신호를 제어하고 필요한 안정성의 수준을 조정한다. 힘 폐쇄가 약해지면 관절이 불안정해질 수 있으며 과도한 움직임은 통증을 유발할 수 있다. 필라테스는 관절을 안정시키고, 근력을 강화하고, 신경을 활성화해 이러한 요소들을 통합하기 때문에 통증 완화 중재로 적합하다.

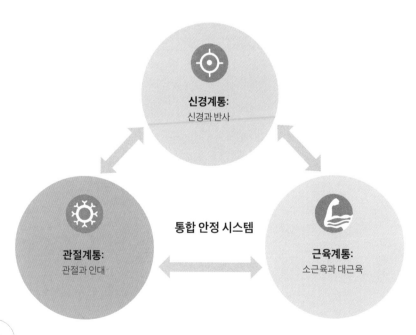

신경계통:
신경과 반사

통합 안정 시스템

관절계통:
관절과 인대

근육계통:
소근육과 대근육

통증에 대한 필라테스 **처방**

통증은 개인마다 다양한 감정적 반응을 일으키며, 통증에 대응하거나 적응하는 능력 또한 천차만별이다. 통증에 맞게 안성맞춤으로 변경할 수 있는 필라테스의 5가지 주요 요소가 있다.

지렛대 길이
팔과 다리를 굽히면 지렛대 길이가 짧아져, 움직이는 몸에 실리는 부하가 줄어든다. 한쪽 팔이나 다리를 펴면 부하가 약간 늘어나며, 그래서 감당할 정도가 되면 다른 쪽 팔이나 다리도 펼 수 있다. 팔다리를 펴고 있는 시간을 조절해서 동작의 난이도를 높이거나 낮출 수도 있다.

팔다리 부하
부하(운동량)는 낮은 수준에서 시작해 증가분을 소화함에 따라 점진적으로 늘려가야 한다. 우선 팔다리를 매트 위에 내려놓은 상태에서 시작해 매트에 닿은 상태를 유지(닫힌 사슬)하면 된다. 여기서 나아가 처음에는 한쪽 팔이나 다리를 매트에서 들어 올리고(열린 사슬), 이후에 더 많이 들어 올려 부하를 늘릴 수 있다. 팔다리를 몸통에서 더 멀리 움직이면 부하가 늘어나고, 자세를 더 오래 유지하거나 중량을 더 늘려도 부하가 증가한다.

큐잉 전략
필라테스 강사는 수강생 각자의 운동 경력과 관련 있는 방식으로 동작을 큐잉(cueing)해야 한다. 최소한의 지시로 부드럽고 안전한 움직임을 큐잉하면 안전감과 신뢰감을 심어 줄 수 있다. 수강생이 잘 움직이기 시작하면 추가 지시를 내려 동작을 진행함으로써 각자의 통증에 대한 신체적, 정서적 반응을 드러내게 할 수 있다.

마음 챙김
마음 챙김(40쪽 참고) 수련은 필라테스 프로그램에 간단히 추가할 수 있고 매우 효과적이다. 동작에 온전히 집중하면 신체 인식과 마음 인식을 높일 수 있으며, 현재 상황을 인정하고 그것을 헤쳐나갈 긍정적인 방법을 찾음으로써 통증에 대한 감정적 반응을 줄일 수 있다.

호흡법
특정 호흡법(36쪽 참고)을 이용하면 통증 감정에서 부드럽게 주의를 돌려 호흡에 마음을 집중할 수 있다. 호흡법이 자극하는 이완 반응은 몸의 긴장을 완화해, 더 편안한 자세를 취하고 통증 지각을 줄이는 데 효과적이다.

안정성 대 가동성

통증의 정확한 원인을 파악하는 것은 어려울 수 있지만, 개인을 전체적으로 파악하면 가장 필요한 것이 무엇인지 알아낼 출발점을 찾을 수 있다. 예를 들면 안정성이 더 필요한가, 아니면 가동성이 더 필요한가?

대체로 사람들은 움직이면 아플 수 있다는 선입견 때문에 움직임을 두려워한다. 그 두려움 때문에 척주가 굳거나(강직) 근육 활성화 동작이 오히려 움직임을 더 제한하는 원인이 될 수도 있다. 이런 사람들에게는 안전한 움직임에 대한 교육과 훈련이 필요하다. 두려움의 장벽을 허물고 정상 기능을 회복하기 위해서는 가동성 운동이 필수적이다.

안정성이 떨어지는 사람은 더 큰 움직임 전에 먼저 안정성을 확보해야 한다. 그러지 않으면 소근육이 단련되지 않아 안정성도 회복되지 않는다.

"

필라테스는 통증 완화를 위한 개인별 동작 처방이 가능하다.

호흡법

"무엇보다 올바른 호흡법을 익혀야 한다." 조지프 필라테스는 호흡이 너무나 중요하다고 말했다. 호흡은 신체적 필라테스 수련과 동기화되어야 할 뿐만 아니라 허파를 발달시키고 심폐계통을 최적화해 피로를 줄여야 한다고 했다. 그는 전신 건강에 대한 호흡의 중요성을 고려해 운동 중에 엄격한 호흡 패턴을 따르라고 조언했으며, 이러한 지침에는 그가 필라테스 전반에 대하여 취한 전체론적 접근법이 담겨 있다.

호흡은 왜 중요한가?

간단히 말해, 살려면 숨을 쉬어야 한다. 호흡은 몸 전체와 뇌까지 산소를 순환시켜 최적의 신체 기능을 유지한다. 호흡이 불완전하면, 이를테면 짧고 빠른 호흡을 많이 차면 뇌로 가는 산소와 혈액의 공급이 줄어 스트레스와 그로 인한 공황 장애가 생길 수 있다. 공황 장애에 빠지면 산소 공급이 더욱 제한되어 뇌 상태와 혈액 순환에 영향을 미치고 호르몬과 감정의 불균형을 초래한다. 싸움 도피 반응(교감신경계통) 호르몬의 분비는 증가하고 진정 작용(부교감신경계통) 호르몬의 분비는 감소한다.

필라테스 호흡법

필라테스 강사는 수강생들이 가슴우리 양옆까지 넓게 가득히 숨을 들이마시는 자연스러운 호흡 패턴을 연습하도록 한다. 이 호흡법을 '가쪽호흡'이라고 하며, 가슴우리와 호흡 근육의 정상적인 기능을 촉진한다.

다른 근육과 마찬가지로 호흡 과정을 주도하는 근육도 몸의 호흡 수요 증가에 대응하려면 운동이 필요하다. 날숨을 쉴 때는 허파를 완전히 비우고 근육과 가슴우리를 이완시켜야 한다. 이런 패턴으로 호흡하면 산소와 이산화탄소의 교환이 효과적으로 이루어지고 근육 긴장이 최소화된다.

효율적인 호흡 생물 역학(호흡 방식)을 따르면 중심근육에 가해지는 부하를 줄일 수 있어서, 부가되는 저항 없이 중심근육을 작동할 수 있다. 중심근육 중 배가로근(복횡근)은, 산소 공급이 잘되고 피로해지지 않으면서 넓게 작동하는 지근(수축 속도가 느린 근육섬유)인 제1형 근육섬유로 구성되어 있다. 중심근육을 수축시키면서 날숨을 쉬면 이러한 제1형 근육섬유를 더 잘 가동할 수 있다. 들숨을

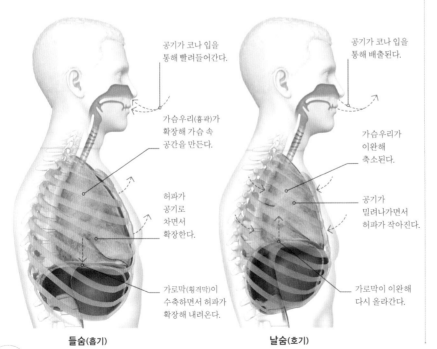

공기가 코나 입을 통해 빨려들어간다.

가슴우리(흉곽)가 확장해 가슴 속 공간을 만든다.

허파가 공기로 차면서 확장한다.

가로막(횡격막)이 수축하면서 허파가 확장해 내려온다.

공기가 코나 입을 통해 배출된다.

가슴우리가 이완해 축소된다.

공기가 밀려나가면서 허파가 작아진다.

가로막이 이완해 다시 올라간다.

들숨(흡기)　　　　　**날숨(호기)**

다양한 호흡법

호흡 패턴은 동작이나 수련의 목적에 맞게 조정할 수 있다. 호흡을 어떻게 바꾸느냐에 따라 같은 동작이라도 다른 효과를 얻을 수 있으므로 매우 다양하게 변화를 줄 수 있다.

근육을 가동하며 날숨 쉬기
자연스러운 호흡 패턴이어서 뇌가 신체 상황을 따라가며 주의를 기울이기가 용이하다. 이 호흡 패턴을 따르면 중심근육을 더 효과적으로 가동할 수 있고 공기로 가득 찬 배안의 저항을 없앰으로써 필라테스 동작을 재개할 수 있다.

패턴 없는 규칙적인 호흡
정해진 호흡 패턴을 없애면 고려해야 할 추가 요소가 사라지므로 필라테스 동작을 단순화할 수 있다. 이 호흡법은 몸놀림(신체 테크닉)을 중요시하는 복잡한 동작을 처음 배우는 사람이나 필라테스 초심자에게 적합하다.

들숨 쉬어 늘이기
최대 가동 범위에서 스트레칭이나 가동성 동작 자세를 유지한 채 들숨을 쉬면 신체 부위를 더 확장해서 스트레칭을 강화할 수 있다. 큐잉과 결합해 더 늘이거나, 돌리거나, 비틀면 최대 효과를 거둘 수 있다.

패턴이나 리듬에 맞춘 호흡
렙(rep) 세트(set) 수에 맞춘 들숨과 날숨 (2세트마다 들숨 2회, 날숨 2회)을 쉬면 동작 난이도가 높아져도 안정된 호흡을 일정하게 유지할 수 있다. 피로로 인한 템포 변화 없이 동작 속도를 일정하게 유지할 수 있다.

쉬면서 중심근육을 긴장시키려고 하면 배안(복강) 압력이 높아져 배 근육에 가해지는 부하가 증가한다. 그러면 빠르게 피로해져 오랫동안 근력을 유지할 수 없는 얇은 배 근육인 제2형 근육섬유를 가동하게 된다.

좋은 호흡 패턴은 허파 근력도 향상할 수 있다. 그 호흡 패턴을 통해 코로 들숨을 쉬는 법을 익히면 콧구멍 속 작은 코털로 인한 호흡 저항을 겪게 된다. 그러면 규칙적인 저항을 극복해야 하는 호흡 근육이 단련되고 강화된다. 훈련하면서 규칙적인 호흡을 해야 하는 운동 선수들은 허파 기능이 개선된 것으로 밝혀졌다.

집중력 향상
호흡의 강약, 호흡의 깊이, 호흡 조절에 주의를 기울여야 한다. 그러면 산만해지는 생각이 사라진다.

느리지만 정밀한 움직임
호흡 패턴을 움직임과 동기화하면 동작을 빠르게 진행하지 않고 느리게 움직이면서 정밀하고 집중력 있게 할 수 있다.

호흡 패턴 안정화
마음에 여유가 없으면 신체 움직임에만 집중하다가 호흡 조절을 잊을 수 있다. 호흡 패턴이 확립되면 호흡중지나 과다호흡(과호흡)을 예방할 수 있다.

몸과 마음의 연결 향상
필라테스 동작에 호흡법을 결합하면 몸과 뇌의 연결이 강화되고, 신체 인식이 향상되며, 이완 반응이 활성화된다.

좋은 호흡법의 이점

가쪽호흡을 위한 연습 동작
똑바로 앉아서 양손 손가락 끝이 서로 가볍게 닿도록 양손을 가슴우리 아랫부분 양쪽에 올린다. 들숨을 깊이 쉬면 가슴우리가 바깥쪽으로 넓어지는 것이 느껴진다. 그러면 서로 닿아 있던 손가락 끝이 떨어져서 벌어진다. 이제 날숨을 내쉬면 가슴우리 양쪽이 다시 안쪽으로 내려가면서 손가락 끝이 모이는 것이 느껴진다. 5~7회 호흡을 반복한다.

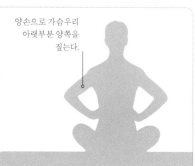

양손으로 가슴우리 아랫부분 양쪽을 짚는다.

장 건강

장 기능은 이제 몸의 전반적인 건강에 매우 중요한 부분으로 알려져 있다. 장 질환은 일상 생활에 심각한 악영향을 미칠 수 있으며, 필라테스 동작으로 어느 정도 유익한 효과를 거둘 수 있다.

소화의 역할

소화는 영양소가 흡수될 수 있도록 음식물을 운반하고 분해하는 과정이자 시스템이다. 노폐물도 제거한다. 입에서 위까지 음식물을 몸속에서 운반하려면 근육의 협응이 필요하며, 장은 곧창자(직장)에서 노폐물을 배설한다. 이 시스템의 결함은 복부기체팽만(고창), 변비, 속쓰림 같은 증상을 유발할 수 있다. 이러한 증상은 대부분 배 부위에서 나타나며, 필라테스는 중심근육(코어근육) 움직임에 초점을 맞추기 때문에 증상 완화에 도움이 될 수 있다.

미주신경의 역할

미주신경(열째 뇌신경)은 몸과 뇌 사이의 전령 역할을 한다. 장과 허파를 포함한 다양한 기관과 연결되어 소화와 호흡을 조절한다. 또한 '휴식 소화 반응'을 자극하는 부교감신경계통을 활성화한다.

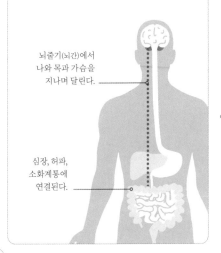

뇌줄기(뇌간)에서 나와 목과 가슴을 지나며 달린다.

심장, 허파, 소화계통에 연결된다.

입
음식물이 들어오는 입구

인두
목구멍이라고도 한다.

이
음식물을 잘게 부수어 삼키기 쉽게 만든다.

침샘
침을 분비해 소화를 시작한다.

후두덮개(후두개)
기관 입구를 막는 연골 피판(flap)

식도
음식물을 내려보내는 근육 관

간
쓸개즙(담즙)을 만들고 영양소와 독소를 처리한다.

위
위산을 분비해서 음식물을 뒤섞어 분해한다.

쓸개(담낭)
쓸개즙(담즙)을 저장하고 분비한다.

작은창자(소장)
영양소를 소화하고 흡수한다.

큰창자(대장)
수분을 흡수하고 이로운 세균을 기른다.

막창자꼬리(충수)
이로운 세균이 들어 있다.

곧창자(직장)
맘대로근육(수의근)으로 이루어진 배설물 저장소

항문
대변이 나가는 출구

소화관

음식물은 입으로 들어와 식도, 위, 소장, 대장으로 운반된다. 노폐물은 항문을 통해 배출된다.

소화를 돕는 필라테스

필라테스 동작의 자세는 의도적으로 고안되었다. 각 동작은 심장과 내장 기관의 과도긴장을 완화하기 위해 곧추선 자세(직립 자세)와 거리가 멀게, 일부는 말 그대로 거꾸로 자세(도립 자세)로 설계되었다.

앞뒤나 좌우로 구르거나, 깊숙이 굽히거나, 돌리는(회전) 동작은 내부 장기를 물리적으로 마사지하는 효과가 있다고 한다. 이런 동작은 위(胃)로 가는 혈류를 늘려 소화를 돕고 연동운동을 촉진할 뿐만 아니라 신경계통을 이완시킬 수 있다(아래 참고). 장 운동이 활발해지면 배변 운동도 조절할 수 있다.

가동성 중심의 동작들은 배안(복강)을 넓혀 공간을 확보함으로써 위장관 증상으로 인한 불편감을 완화한다.

장 건강을 위한 동작

내부 장기를 마사지할 뿐만 아니라 굽히고 돌리고 가동시켜 장 운동을 촉진함으로써 장 건강에 도움이 될 수 있는 필라테스 동작에는 3가지 범주가 있다.

굽힘
스파인 스트레칭
롤 업
롤 오버
롤링 백
실
넥 풀
시저스
바이시클
부메랑

회전
힙 트위스트
스파인 트위스트

소
코르크스크루
크리스 크로스

가동성
펠빅 틸트
코브라
숄더 브리지
스완 다이브
스파인 트위스트
스파인 스트레칭
머메이드
스레드 더 니들

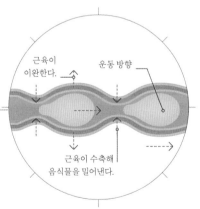

근육이 이완한다.

운동 방향

근육이 수축해 음식물을 밀어낸다.

연동운동

연동운동은 소화관을 따라 음식물을 밀어내는 일련의 제대로근육(불수의근) 수축이다. 미주신경을 통한 이완 반응에 의해 자극되며, 필라테스 같은 신체 운동으로 이 과정을 촉진할 수 있다.

소화를 돕는 필라테스 호흡법

규칙적인 호흡 패턴은 허파의 기체 교환과 이산화탄소 배출을 최적화한다. 이것은 혈류를 개선하고 세포에 영양을 공급하며 졸음증(기면)을 예방할 수 있다. 과잉 공기를 제거하면 복부기체팽만(고창)도 줄일 수 있다. 호흡을 조절하면 신경계통을 이완시킬 수 있다. 장은 미주신경의 지배를 받기 때문에 호흡 조절로 소화관의 이완을 촉진할 수 있다.

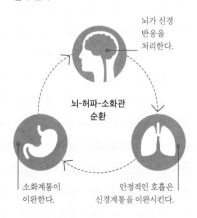

뇌가 신경 반응을 처리한다.

뇌-허파-소화관 순환

소화계통이 이완한다.

안정적인 호흡은 신경계통을 이완시킨다.

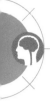

스트레스와 불안 해소를 위한
필라테스와 마음 챙김

"필라테스는 몸과 마음과 정신의 완벽한 조화이다." 라고 조지프 필라테스는 말했다.
필라테스는 처음부터 단순한 신체 운동이 아니었다. 연구에 따르면 필라테스는 우울증,
불안, 피로, 스트레스 해소에 도움이 될 수 있다.

일상의 스트레스

스트레스란 적절히 대처하거나
극복하기 어렵다고 느끼는 문제에 대한
생물학적, 심리적 반응이다. 모든 사람은
스트레스에 다르게 반응하며, 그것은
작은 스트레스인지, 큰 스트레스인지,
아니면 작은 스트레스가 많이 쌓여 생기는
만성적인 스트레스인지에 따라 다르다.

작은 스트레스는 마감 시간 맞추기 같은
일상의 과제에 빠르게 대처하는 데 도움이
되므로 대체로 정상적이고 긍정적인 작용을
한다. 하지만 스트레스가 큰 일에 규칙적으로
노출되거나 스트레스가 굉장히 큰 어떤
사건을 겪으면 그로 인한 악영향을 받아 정신
건강 불균형이나 만성 통증, 또는 심장병이나
뇌졸중 같은 심각한 건강 문제가 생길 수
있다.
　몸의 전반적인 스트레스 반응을
최소화하려면 높아진 스트레스에 대한 신체
징후를 인식하고 심리 반응을 관리할 수
있는 대처 메커니즘을 익히는 것이 중요하다.
필라테스는 여러 가지 면에서 효과적인
스트레스 해소 방법이다.

스트레스 반응

스트레스는 자연스러운 호르몬 균형을 깨뜨리고 몸 안에서 2가지 화학적 반응
경로를 작동시킨다. 이것은 정상적인 생리적 반응으로, 스트레스가 줄면 원래대로
돌아간다. 그러나 만성적인 스트레스에 노출되면 장기 스트레스 반응이 일어난다.

코르티솔

뇌의 시상하부가 뇌하수체를 자극해
일련의 신호가 부신겉질(부신피질)에
전달되면 스트레스 호르몬인
코르티솔(cortisol)이 만들어진다.
코르티솔은 혈당이 안정적으로
공급되도록 해 몸이 스트레스 사건에
대처할 수 있게 한다. 또한 간에 저장된
포도당을 방출해 에너지가 공급되게
한다. 코르티솔 수치가 높아지면 림프구의
형성과 순환이 억제되고 감염에 대응하는

새로운 항체의 생성도 제한되므로
면역계통이 억제될 수 있다. 그래서
스트레스를 받으면 기력이 떨어지는
느낌이 들 수 있다.

아드레날린

시상하부는 부신속질(부신수질)을 자극해
아드레날린(adrenaline, 에피네프린)을
생성하고, '싸움 도피 반응'을 일으켜
심박수, 혈압, 땀남(발한)을 증가시킨다.

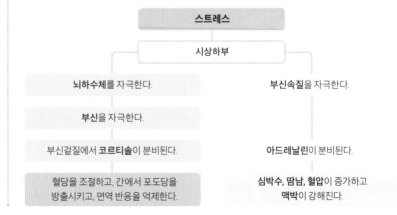

스트레스 반응에 도움이 될 수 있는 필라테스

필라테스는 포괄적이고 전체론적인 요소를 통해 스트레스 해소에 유익한 영향을 미칠 수 있다. 이것은 동작, 호흡법, 마음 챙김, 루틴 실행으로 가능하다.

필라테스 동작

신체 활동을 하면, 기분을 좋게 해 주는 호르몬인 엔도르핀(endorphin)의 분비가 10분 안에 촉진되고, 활동 후에는 해마(감정 처리 중추)의 뇌 혈류가 증가해 '자연적 고양감(natural high)'이 느껴진다. 필라테스 동작은 대개 약간 느린 속도로 진행되고 호흡 조절과 신체 인식이 함께 이루어지며 시원한 느낌이 들게 하는 가동성 향상 동작이 많기 때문에 운동한 보람이 훨씬 더 크게 느껴질 수 있다.

호흡법

필라테스 프로그램으로 운동을 지속하면 가급적 최소한의 에너지를 사용해 체계적이고 효율적인 방식으로 움직이는 법을 터득할 수 있다. 점점 힘든 동작을 하게 되면 호흡 속도가 빨라지므로, 호흡 패턴을 이용해 호흡 속도를 조절하고 안정을 유지하는 법을 익힐 수 있다. 호흡을 조절하면 신체 기능을 제어하는 자율신경계통이 이완되며, 들숨(흡기)보다 날숨(호기)을 더 길게 쉬면 이 효과가 더욱 강화된다.

마음 챙김

필라테스 루틴을 이용하면 호흡과 움직임 조절에 주의를 집중할 수 있다. 그러면 마음이 여유로워져 바로 현 순간의 신체 인식을 향상할 수 있다. 이 과정을 통해 마음을 비우고 스트레스 수준을 최소화할 수 있다.

필라테스 루틴

규칙적인 필라테스 수련은 2가지 측면에서 루틴으로 실시하는 것이 좋다. 하나는 각자의 동작들을 규칙적으로 완수할 수 있기 때문이고, 다른 하나는 모든 신체 부위에 걸쳐 근력을 강화하고 가동성을 높이는 동작들을 순서대로 연속으로 실시할 수 있기 때문이다. 규칙성을 지닌 루틴은 몸이 익숙해지는 '안전한' 면이 있어서 뇌의 긴장을 풀어 준다. 그래서 불확실성을 없애고 몸을 이완시켜 익숙한 과정에 빠져들게 한다.

필라테스가 혈압에 미치는 영향

스트레스는 혈압 상승(고혈압)의 주요 원인이며 심장혈관 질환의 위험을 높일 수 있다. 60분짜리 필라테스 프로그램을 1회 실시하면 수업 후 60분 내에 평균 혈압을 5~8수은주밀리미터(mmHg)가량 낮출 수 있다. 이렇게 빠른 반응은 유산소 운동과 동일한 혈압 감소 효과이다. 이 근거로 볼 때, 필라테스는 특히 고혈압에 대한 유산소 운동 지침을 따를 수 없거나 유산소 운동으로 혈압을 낮추지 못한 사람들에게 혈압을 떨어뜨리는 적합한 운동법이 될 수 있다.

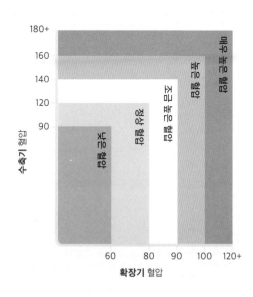

마음 챙김

현 순간을 판단하지 않고 인식하면서 자신이 경험하는 감정과 생각과 신체 감각을 받아들이는 것이다. 필라테스는 움직임과 호흡과 생각을 서로 연결해 몸과 마음이 함께 작동하도록 하기 때문에 마음 챙김 수련이 가능하다. 필라테스 프로그램에서는 동작 순서와 호흡 패턴을 통해 신체 인식을 훈련하고 모든 순간을 의식하도록 가르치므로 멈추고, 관찰하고, 그에 따라 반응하는 법을 배울 수 있다. 자동으로 반응하는 것이 아니라 의식적으로 반응하는 법을 터득할 수 있어 매트를 벗어난 상황에도 적용할 수 있다. 이렇게 신체 인식과 주의력이 향상되면 몸에 휴식을 명령하는 미주신경을 자극해 신경계통을 조절하는 데 도움이 된다. 마음 챙김 수련은 부교감신경계통을 활성화해 항염증 반응을 일으키고 코르티솔 수치를 내리며 혈압을 낮춘다.

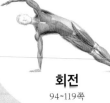

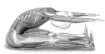

필라테스
동작

"신체 건강은 행복의 첫째 조건이다." 몸을 움직이고, 단련하고, 가동성을 높이면 모두가 훨씬 더 행복해질 수 있다고 굳게 믿었던 조지프 필라테스는 그렇게 말했다. 이 장에서는 원래의 필라테스 동작을 자세하게 설명하며, 각 동작을 최대한 정밀하게 수련하는 방법을 알려 준다. 필라테스를 운동 능력에 상관없이 누구나 쉽게 할 수 있도록 단순화하거나 간혹 난이도를 높인 다양한 응용 동작과 팁도 함께 보여 준다.

필라테스에 대하여

현대의 수요 증가와 연구의 발전으로 전 세계에 수많은 다양한 필라테스 학원이 문을 열었다.
학원마다 나름대로의 방식으로 필라테스 동작을 가르치지만 기본 원리는 모두 동일하다.

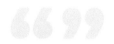

필라테스는 중심근육의 안정성과 근력, 체력, 유연성 향상에 중점을 두며 수련자의 정신 건강에도 긍정적 영향을 미친다.

필라테스의 목표

조지프 필라테스는 자신의 운동법을 모든 사람이 이용할 수 있어야 한다고 생각해, 제자들이 각자의 강습소를 열어 자신의 가르침을 이어갈 수 있도록 지원했다. 2000년에는 상표권 소송의 판결에 따라 '필라테스'가 일반 용어가 되면서 누구나 필라테스를 가르칠 수 있게 되었다. 비록 여전히 인증받은 필라테스 교육이 선호되긴 하지만, 그 판결로 필라테스 운동법에 창의성과 혁신이 꽃피게 되었다.

필라테스 운동법은 강건한 몸을 목표로 설계되고 개발되었다. 피로할 정도로 반복 횟수를 늘리기보다 난이도를 높여가는 일련의 동작으로 구성되었다. 과거 어느 때보다 오늘날 사람들은 다양한 체력 수준, 운동 능력, 건강 문제에 맞는 개인별 접근법을 원하고 있다. 사람들은 대체로 더 많이 앉아 있고, 더 심해진 스트레스에 취약하며, 이 두 가지는 몸과 마음의 건강에 영향을 미칠 수 있다. 신체 자세는 아이를 안거나 특정 형태로 앉는 나쁜 습관 같은 일상 생활 속 요인의 영향을 받을 수 있다.

필라테스 운동법은 발전을 거듭해 이러한 각각의 요구를 충족시키면서도 필라테스의 효과를 모두가 경험할 수 있도록 하고 있다. 필라테스 교육에서는 근력 강화, 스트레칭, 가동성, 그리고 다양한 자세에서의 회전 요소 등과 관련된 핵심 운동법을 변함없이 가르치고 있으며, 마음 챙김과 호흡법도 함께 익히도록 하고 있다. 각양각색의 필라테스 수업들을 고전 필라테스, 매트 필라테스, 현대 필라테스로 분류할 수 있다.

고전 필라테스는 조지프 필라테스가 개발한 원래의 매트 운동과 대형 기구 활용 운동을 그대로 유지하면서 그의 가르침을 엄격하게 따른다.

매트 필라테스는 원래의 매트 운동을 바탕으로 하지만 사람들에게 맞게 바꾼 응용 동작도 가르치며, 작은 기구를 사용하기도 한다.

현대 필라테스는 고전 필라테스와 매트 필라테스에 피트니스, 요가, 재활 운동법 등의 요소가 결합된다. 이것은 엄격한 형식에서 많이 벗어나며, 개인이나 특정 집단에 딱 들어맞게 구성된다.

이 모든 운동법들이 여전히 조지프 필라테스가 설정한 동일한 목표를 달성하는 데 중점을 두고 있다.

모든 사람을 위한 필라테스

이 책에서는 주로 고전 필라테스 동작과 운동법을 소개하는데, 그것은 응용
동작들이 어디에서 비롯됐는지 아는 것이 중요하기 때문이다. 고전 동작은
필라테스가 만들어졌을 때와 마찬가지로 오늘날에도 똑같이 유용하다.

아울러 현대의 다양한 응용 동작들을 선별해
소개함으로써 요즘 필라테스의 폭을 보여
주고, 체력 수준이나 연령에 상관없이 누구나
필라테스를 할 수 있도록 했다. 그 응용
동작들을 기능에 따라 안정성, 회전, 근력,
가동성으로 분류했다.

필라테스의 개념을 이해하고, 몸의
가동성을 높이고, 몸의 자세를 개선하기 위한

간단한 자세 중심의 동작들을 배우면서 이
책의 여정을 시작하려고 한다.

여러분은 필라테스 개념으로 이루고 싶은
바를 정해서 자신에게 가장 적합한 운동법을
따르면 된다. 각자의 신체 움직임이나
호흡법이나 테크닉에 맞춰 운동법을
변경해야 하는 경우 자신의 조건에만 유효한
해법이 있다는 점도 기억해야 한다.

호흡법
원래의 호흡법은 조지프
필라테스가 개발했을 때와
마찬가지로 지금도 여전히 유효하며
현장에서 가르치고 있다. 일부 학원에서는
수강생이 필라테스에 적응하기 쉽도록, 또는
과학적 연구 결과의 변화에 맞게 호흡
패턴을 수정하기도 한다. 경우에
따라서는 동작에 더 집중할 수 있도록
특정 호흡법을 생략하라고
권하기도 한다.

동작 이름
필라테스 동작들의 원래 이름이
여전히 인식하기 쉽긴 하지만, 일부
학원에서는 동작 이름을 완전히
바꾸거나 동작에 더 많은 단계를
추가해 새로운 이름을 붙이기도 한다.
동작 이름은 그것이 무슨 동작인지
인식하기 쉬워야 한다.

테크닉
필라테스 운동법은 조지프
필라테스의 직계 제자들을 통해 전수되고
그 과정에서 변경되었으며 과학적 연구
결과도 반영되었다. 그래서 필라테스를
가르치는 사람에 따라 테크닉이 다를 수
있다. 호흡법이나 움직임, 속도, 또는 고전
필라테스와의 유사성에 더 중점을 둘 수
있다. 이러한 테크닉의 변화 덕분에
융통성 있게 수련할 수 있다.

새로운 동작
요즘 가르치고 있는 필라테스
운동법 중에는 새로운 동작들이 매우
많다. 그 동작들은 대부분 복잡한 기존
동작을 단순화하거나, 다양한 부상 또는
질병에 맞추기 위해 고안되었다.
서거나 의자에 앉는 다양한 자세로
필라테스 원리를 배울 수 있는 새로운
동작들도 추가되었다.

소형 기구

소형 필라테스 기구를 이용하면 다양한
방식으로 매트 동작을 향상할 수 있으며,
리포머 같은 학원용 대형 기구를 사용할
수 없을 때 매우 유용하다. 이러한 기구는
접근성과 휴대성이 좋고 다양한 부가 동작이
가능하기 때문에 인기가 높다. 또한 하나의
동작을 온전히 해내는 데 도움이 필요하거나,
매트 동작을 넘어서는 도전을 해야 하는
경우에도 소형 기구가 활용된다.

- **짐볼**은 균형 문제를 해결하기 위한 불안정한 지지대로
  이용된다. 또한 움직임을 원활하게 할 수도 있다.

- **저항 밴드**는 근력 향상을 위해 점진적인 과부하를 가할
  수 있고, 필요에 따라 추가적인 지지대가 될 수도 있다.

- **저항 고리(저항 링)**는 대근육(겉근육)의 긴장을
  촉진한다.

- **폼 롤러(foam roller)**는 균형을 잡는 데 도움이 되며
  어깨뼈(견갑골), 허리뼈(요추), 골반 부위의 섬세한
  움직임을 제어하는 데 용이하다.

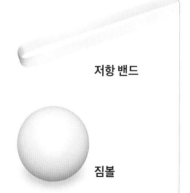

저항 밴드

짐볼

간단한 자세 동작

필라테스의 기초를 익힐 수 있는 이 동작들은 준비 운동이나 정리
운동뿐만 아니라 부드러운 가동성 운동으로도 적합하다. 짧은 연속
동작으로 함께 실시할 수도 있으며, 쉽고 일관성 있는 루틴으로 매일
반복하면 된다.

구분

⬤ 1차 목표 근육

◯ 2차 목표 근육

캣 카우
고양이 자세와 소 자세 CAT COW

기분 전환이 되는 이 척주 가동성 동작은 몸통 앞뒤에 공간
을 만들어 그 공간으로 호흡하도록 함으로써 몸을 따뜻하
게 하고 이완시킨다. 배 근육을 긴장시키므로 어느 필라테
스 프로그램이든 시작이나 마지막에 하기에 적합하다.

준비 단계
무릎 꿇고 엎드린 자세로 시작한다. 어깨관절이 손목관절(수관절)
위에, 엉덩관절이 무릎관절 위에 오도록 한다. 척주는 길게 늘여
중립으로 한다. 중심근육을 긴장시킨다.

1단계
꼬리뼈를 뒤로 내리고 골반을 뒤쪽으로 기울이면서 날숨(호기)을
쉰다. 머리와 턱을 가슴 쪽으로 당기고 척주는 천장 방향 위쪽으로
굽이지게 한다. 척주가 위와 아래로 똑같이 굽이지게 해야 한다.

2단계
이제 꼬리뼈와 복장뼈(흉골)를 동시에 위로 올리면서 들숨(흡기)을
쉰다. 척주를 아래쪽으로 굽이지게 하면서 배 근육의 긴장을
유지한다. 고양이 자세와 소 자세를 연속 동작으로 4~6회 반복한다.

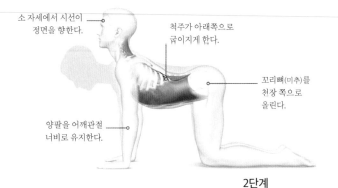

척주를 천장
방향 위쪽으로
굽이지게 한다.

매트를 내려다보며
시작한다.

머리를 가슴
쪽으로 당긴다.

양팔을 어깨관절(견관절)
너비로 벌린다.

엉덩관절(고관절)이
무릎관절(슬관절)
위에 위치한다.

준비 단계/1단계

소 자세에서 시선이
정면을 향한다.

척주가 아래쪽으로
굽이지게 한다.

양팔을 어깨관절
너비로 유지한다.

꼬리뼈(미추)를
천장 쪽으로
올린다.

2단계

덤 웨이터
쟁반 들기 자세 DUMB WAITER

가슴을 펴면서 어깨뼈(견갑골) 제어 훈련을 한다. 곧추선 자세를
취하면 몸 자세를 개선하는 데 도움이 된다. 일상에서 쉽게 하
려면 의자에 똑바로 앉아서 할 수도 있다.

준비 단계
양다리를 엉덩관절 너비로 벌린 채 곧추서서 시작한다. 척주를 중립으로 하고
양팔은 옆으로 내린다. 팔꿈치관절을 90도로 굽히고 손바닥이 위쪽을 향하게
한다. 중심근육을 긴장시키고 시작 전 들숨을 쉬고 척주를 길게 늘인다.

1단계
날숨을 쉬면서 양쪽 아래팔(전완)을 몸에서 먼 쪽으로 벌린다. 척주 중립을
유지하면서 가슴우리를 축소한다. 양쪽 어깨뼈를 뒤로 강하게 당겨서는 안
되며, 부드럽게 미끄러지듯 움직여야 한다. 아래팔을 원래 위치로 돌린 다음,
동작을 6~8회 반복한다.

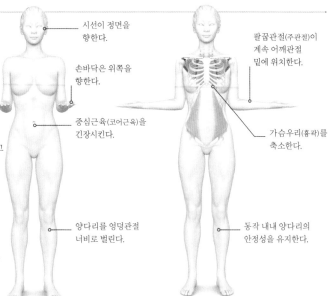

시선이 정면을
향한다.

손바닥은 위쪽을
향한다.

중심근육(코어근육)을
긴장시킨다.

양다리를 엉덩관절
너비로 벌린다.

팔꿈치관절(주관절)이
계속 어깨관절
밑에 위치한다.

가슴우리(흉곽)를
축소한다.

동작 내내 양다리의
안정성을 유지한다.

오버헤드 암 서클

팔 들어 머리 위로 원 그리기 OVER HEAD ARM CIRCLES

어깨관절과 등 윗부분을 가동해서 어깨뼈와 등뼈의 안정성을 높인다. 양팔을 머리 위로 올리면 가슴을 펴면서 가슴우리와 중심근육 제어력을 향상할 수 있다.

준비 단계

등을 대고 누워 척주와 골반을 중립으로 한다. 양다리를 엉덩관절 너비로 벌린다. 양팔을 몸 옆에 내려 손바닥이 바닥을 향하게 한다. 어깨관절은 이완시키고 중심근육은 긴장시켜야 한다. 양팔을 들어 올리면서 날숨을 쉬고, 양팔을 어깨관절 위에 멈춘 채 들숨을 쉰다.

1단계

척주를 중립으로 유지한 채 날숨을 쉬면서 양팔을 머리 위로 최대한 움직인다. 들숨을 쉬면서 양팔을 옆으로 벌려 둥글게 원을 그리다가 시작 위치인 어깨관절 위로 돌아온다. 이 동작을 6~8회 반복한다.

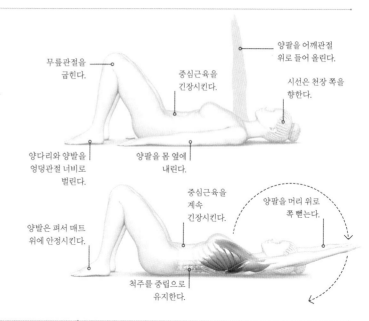

무릎관절을 굽힌다.

중심근육을 긴장시킨다.

양팔을 어깨관절 위로 들어 올린다.

시선은 천장 쪽을 향한다.

양다리와 양발을 엉덩관절 너비로 벌린다.

양팔을 몸 옆에 내린다.

중심근육을 계속 긴장시킨다.

양발은 펴서 매트 위에 안정시킨다.

양팔을 머리 위로 쪽 뻗는다.

척주를 중립으로 유지한다.

펠빅 틸트

골반 기울이기 PELVIC TILTS

배 근육을 부드럽게 긴장시키며 척주를 가동하고 골반 제어력을 높인다. 매트 동작에 앞서 몸을 풀고 중립적인 시작 자세를 갖추기에 좋은 준비 운동이다.

준비 단계

등을 대고 누워 척주와 골반을 중립으로 한다. 양다리는 엉덩관절 너비로 벌린다. 양팔은 손바닥을 위로 향한 채 옆으로 벌린다. 어깨관절은 이완시킨다.

1단계

날숨을 쉬면서 골반을 앞으로 부드럽게 기울인다. 허리뼈 부위가 들려 매트에서 떨어져야 한다. 배 근육과 가슴우리에 (근육이나 갈비뼈의) 돌출이 있어서는 안 된다. 들숨을 쉬면서 중립적인 준비 단계로 돌아간다.

2단계

날숨을 쉬고 골반을 뒤로 기울인다. 허리뼈 부위가 매트에 닿아 평평해져야 한다. 들숨을 쉬면서 중립적인 자세로 돌아간다. 동작을 연속으로 6~8회 반복한다.

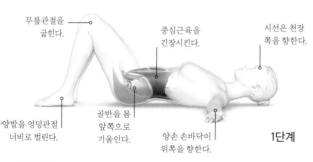

무릎관절을 굽힌다.

중심근육을 긴장시킨다.

시선은 천장 쪽을 향한다.

양발을 엉덩관절 너비로 벌린다.

골반을 몸 앞쪽으로 기울인다.

양손 손바닥이 위쪽을 향한다.

1단계

셸 스트레칭

아기 자세 응용 동작 SHELL STRETCH

굳은 등 근육을 풀어 주거나 마음의 평정을 되찾거나 잠시 몸을 이완시키기 위해 쉽게 할 수 있는 동작이다. 모든 매트 필라테스 동작에 곁들여 할 수 있으며 누구에게나 적합하다.

준비 단계

바닥에 무릎을 꿇고 똑바로 앉아 발꿈치와 무릎을 모으고, 척주는 길게 늘인다. 어깨관절을 이완시킨 채 양손 손바닥을 무릎 위에 올린다.

1단계

날숨을 쉬면서 가슴과 몸통을 넓적다리(대퇴) 쪽으로 최대한 내린다. 양팔은 몸 앞으로 길게 뻗는다. 엉덩이는 발목관절(족관절)과 발꿈치 위에 놓이게 한다. 척주는 둥글게 굽이지게 하고 이마를 매트에 댄다. 턱은 안으로 당긴다. 3~4까지 세면서 자세를 유지한다. 몸을 많이 이완시키는 것이 목적이라면 자세를 더 오래 유지해야 한다.

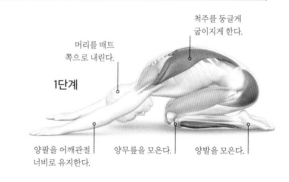

척주를 둥글게 굽이지게 한다.

머리를 매트 쪽으로 내린다.

1단계

양팔을 어깨관절 너비로 유지한다.

양무릎을 모은다.

양발을 모은다.

애브도미널 컬 배 근육 구부리기
ABDOMINAL CURL

배 근육 단독 강화 동작이다. 척주의 굽힘 가동성을 높이고 배 근육
인식력을 키울 수 있다. 또한 임신 후 발생할 수 있는 복부 도밍(doming,
배 근육 약화나 복압 상승으로 발생)과 배곧은근분리(복직근분리)를
제어하는 방법을 익히는 데에도 유용하다(상세한 산후 필라테스 동작
조언은 200쪽 참고).

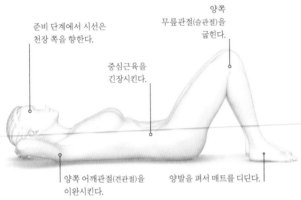

준비 단계에서 시선은
천장 쪽을 향한다.

양쪽
무릎관절(슬관절)을
굽힌다.

중심근육을
긴장시킨다.

양쪽 어깨관절(견관절)을
이완시킨다.

양발을 펴서 매트를 디딘다.

준비 단계
등을 대고 누워 양쪽 엉덩관절과 무릎관절을 굽힌다. 무릎관절을 엉덩관절
너비로 벌리고 양발은 펴서 바닥을 디딘다. 양손은 깍지를 껴서 머리를 받친다.
양쪽 어깨관절을 이완시키고 가슴우리를 엉덩이 쪽으로 부드럽게 내린다.
들숨을 쉬며 동작을 준비한다.

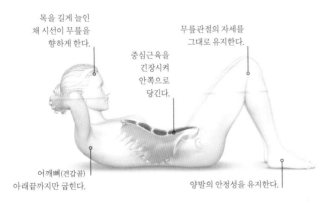

목을 길게 늘인
채 시선이 무릎을
향하게 한다.

중심근육을
긴장시켜
안쪽으로
당긴다.

무릎관절의 자세를
그대로 유지한다.

어깨뼈(견갑골)
아래끝까지만 굽힌다.

양발의 안정성을 유지한다.

1단계
날숨(호기)을 쉬면서 머리와 목, 몸통 윗부분을 앞쪽으로 들어 올려 매트에서
떨어지게 한다. 그러면서 어깨뼈 아래끝까지만 척주를 순차적으로 굽힌다. 이
자세에서 멈춰 들숨(흡기)을 쉬고, 척주, 몸통 윗부분, 머리를 순차적으로 다시
내리면서 날숨을 쉰다. 이 동작을 10회까지 반복한다.

동작 진행 팁
여기에 소개된 두 동작에 익숙해져서 난이도를 높이려고
할 경우, 다음 몇 가지 응용 동작을 시도해 볼 수 있다.

- 굽힌 자세에서 잠시(3~10초) **멈추면** 배 근육의 지구력을
키울 수 있다.

- 같은 동작을 취하면서 다리 자세를 더블 테이블 톱(54쪽
참고)과 같이 할 수 있다.

- 양무릎 사이에 **저항 고리(45쪽 참고)를** 끼우면
모음근(내전근)의 근력을 늘리고 앞빗슬링(전사슬링)을
강화할 수 있다.

- 양손에 각각 **작은 웨이트를 들 수 있다.**

- 굽히는 동작을 하면서 **한쪽 다리를 바깥쪽으로 쭉 뻗을
수 있다.** 펴는 동작을 하면서 다리를 원래 위치로 돌린다.

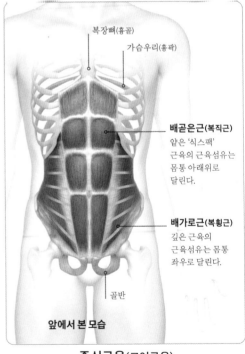

복장뼈(흉골)

가슴우리(흉곽)

배곧은근(복직근)
얕은 '식스팩'
근육의 근육섬유는
몸통 아래위로
달린다.

배가로근(복횡근)
깊은 근육의
근육섬유는 몸통
좌우로 달린다.

골반

앞에서 본 모습

중심근육(코어근육)
배가로근은 가장 안쪽에(깊이) 있는 배 근육이며, 척주를
국소적으로 안정시키고 지지한다. 다른 중심근육,
골반바닥(골반저) 근육, 가로막(횡격막), 뭇갈래근(다열근)과
함께 작동한다. 배곧은근은 가장 얕은 배 근육이며,
세로 방향의 근육섬유가 몸통을 굽힌다.

오블리크 컬 배빗근 구부리기
OBLIQUE CURL

이 배빗근(복사근) 단독 강화 동작은 척추를 가동해 돌리면서 굽히며, 높은 수준의 골반 안정성을 요한다. 주로 달리기, 라켓 스포츠, 축구, 럭비처럼 회전 제어력이 필요한 운동 선수에게 처방된다.

주의 사항
반복적으로 굽히는 동작은 척추 압박골절의 위험을 높이기 때문에 뼈엉성증(골다공증) 환자는 오블리크 컬과 애브도미널 컬을 할 때 주의해야 한다.

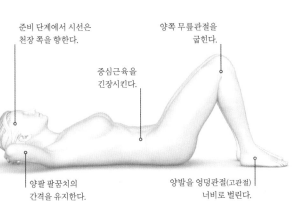

준비 단계에서 시선은 천장 쪽을 향한다.

중심근육을 긴장시킨다.

양쪽 무릎관절을 굽힌다.

양팔 팔꿈치의 간격을 유지한다.

양발을 엉덩관절(고관절) 너비로 벌린다.

준비 단계
등을 대고 누워 엉덩관절과 무릎관절을 굽힌다. 무릎관절을 엉덩관절 너비로 벌리고 양발은 펴서 바닥을 디딘다. 양손은 깍지를 껴서 머리를 받친다. 어깨관절을 이완시키고 가슴우리를 엉덩이 쪽으로 부드럽게 내린다. 들숨을 쉬며 동작을 준비한다.

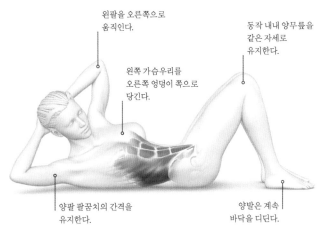

왼팔을 오른쪽으로 움직인다.

왼쪽 가슴우리를 오른쪽 엉덩이 쪽으로 당긴다.

동작 내내 양무릎을 같은 자세로 유지한다.

양팔 팔꿈치의 간격을 유지한다.

양발은 계속 바닥을 디딘다.

1단계
날숨을 쉬면서 머리와 목, 몸통 윗부분을 오른쪽으로 비스듬하게 들어 올려 매트에서 떨어지게 한다. 그러면 왼쪽 가슴우리가 오른쪽 엉덩이 쪽으로 당겨진다. 이 자세에서 멈춰 들숨을 쉬고, 날숨을 쉬면서 준비 단계로 돌아간다. 이 동작을 10회까지 반복하고, 반대쪽으로도 한다.

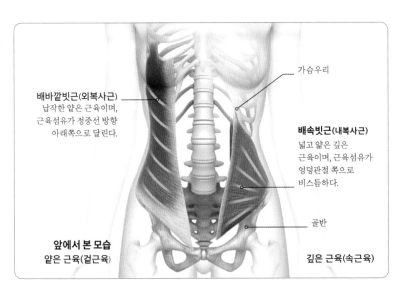

배바깥빗근(외복사근)
납작한 얇은 근육이며, 근육섬유가 정중선 방향 아래쪽으로 달린다.

가슴우리

배속빗근(내복사근)
넓고 얇은 깊은 근육이며, 근육섬유가 엉덩관절 쪽으로 비스듬하다.

골반

앞에서 본 모습
얕은 근육(겉근육)

깊은 근육(속근육)

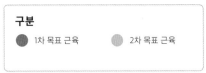

구분
● 1차 목표 근육　　● 2차 목표 근육

배속빗근과 배바깥빗근
이 두 근육의 근육섬유는 서로 직각을 이루며, 함께 작동해 몸통을 돌린다. 오른쪽 배바깥빗근과 왼쪽 배속빗근은 왼쪽 회전을, 그 반대쪽 근육들은 오른쪽 회전을 일으킨다. 양쪽을 수축시키면(양쪽 배빗근을 동시에 이용하면) 몸통이 굽는다.

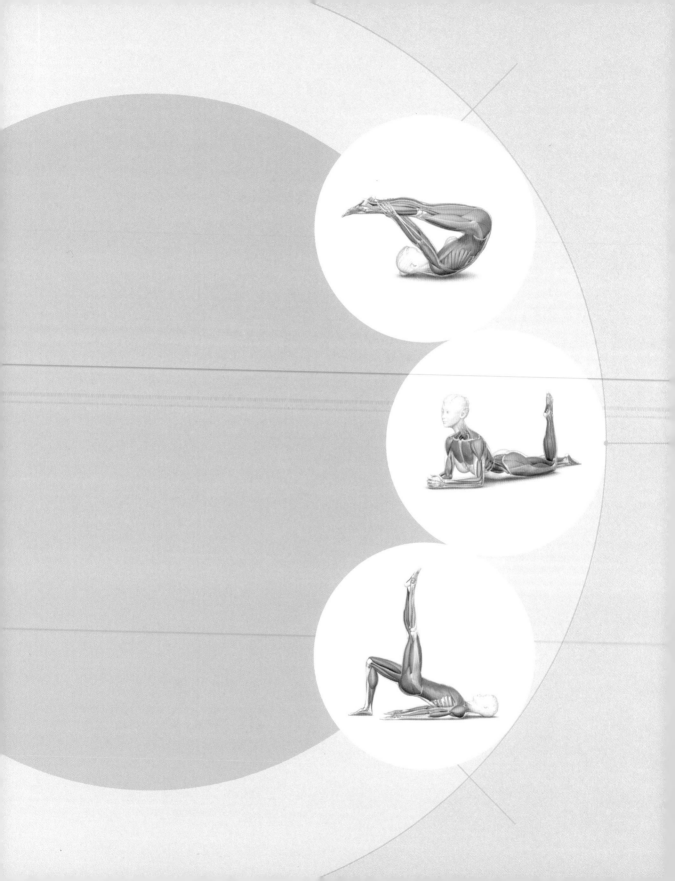

안정성
동작

안정시키는 동작들은 필라테스 수련의 기초에 해당한다. 이 동작들에서는 중심근육(코어근육) 중 국소적으로 작용하는 소근육(속근육)의 연결성을 강화하고 신체 정렬과 움직임 패턴을 익힘으로써 다음 수준으로 넘어갈 수 있게 한다. 자신의 필라테스 수련이 뭔가 미진한 것 같으면 안정성 동작으로 돌아가 기초를 다시 다져야 한다.

헌드레드 양팔 백 번 흔들기 HUNDRED

팔로 백 번 두드리는 듯한 움직임에서 이름을 따온 이 고전적인
필라테스 동작은 배 근력과 지구력, 등과 골반의 안정성을 향상한다.
배 근육 운동을 위한 세션에서 근력 강화에 많이 이용된다.

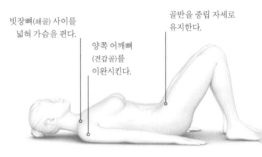

빗장뼈(쇄골) 사이를
넓혀 가슴을 편다.

양쪽 어깨뼈
(견갑골)를
이완시킨다.

골반을 중립 자세로
유지한다.

준비 단계

매트에 누워 척주와 골반을 중립으로 하고
무릎관절(슬관절)을 굽힌다. 양발은 엉덩관절(고관절)
너비로 벌리고, 양팔은 손바닥을 아래로 향한 채 몸 옆에
내린다. 목을 길게 늘이고 동작을 준비한다.

동작의 핵심

중심근육(코어근육)의 연결성이 좋아야 지구력과 양호한 테크닉을 유지할
수 있다. 양팔을 들숨(흡기)에 5회, 날숨(호기)에 5회, 이것을 10회 반복해 총
100회 아래위로 흔들어야 한다. 처음에는 20회부터 시작해 점차 횟수를
늘려간다. 배 근육이나 넙다리뒤근육(햄스트링)에 무리가 갈 경우 덜 힘든
응용 동작인 더블 테이블 톱 헌드레드(54쪽 참고)를 시도해 볼 수 있다.

가슴, 몸통, 엉덩이

큰가슴근과 배곧은근을 긴장시켜 이 자세를 취한다.
위팔세갈래근(상완삼두근)이 팔꿈관절(주관절)을 펴고,
엎침근(회내근)이 아래팔(전완)을 돌려 손바닥이 아래쪽을
향한다. 위팔두갈래근(상완이두근)은 긴장한 채 길어진다.
볼기근(둔근)은 긴장해, 들이 올려진 다리를 시지한다. 엉덩관절
굽힘근이 수축해서 양다리의 들어 올려진 자세를 유지한다.

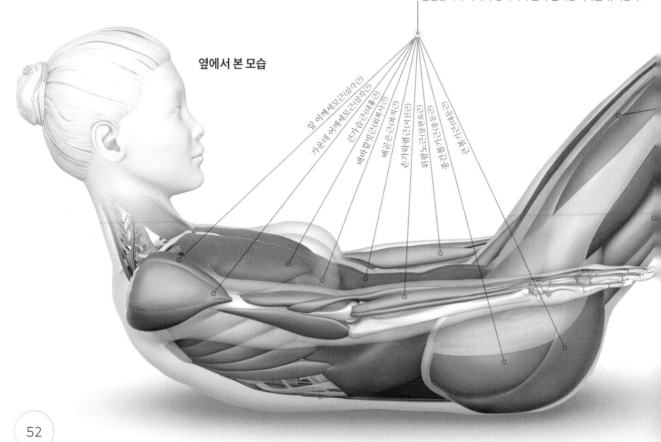

옆에서 본 모습

앞 어깨세모근(삼각근)
가운데 어깨세모근(삼각근)
큰가슴근(대흉근)
배바깥빗근(외복사근)
배곧은근(복직근)
손가락폄근(지신근)
위팔노근(상완요근)
중간볼기근(근육둔근)

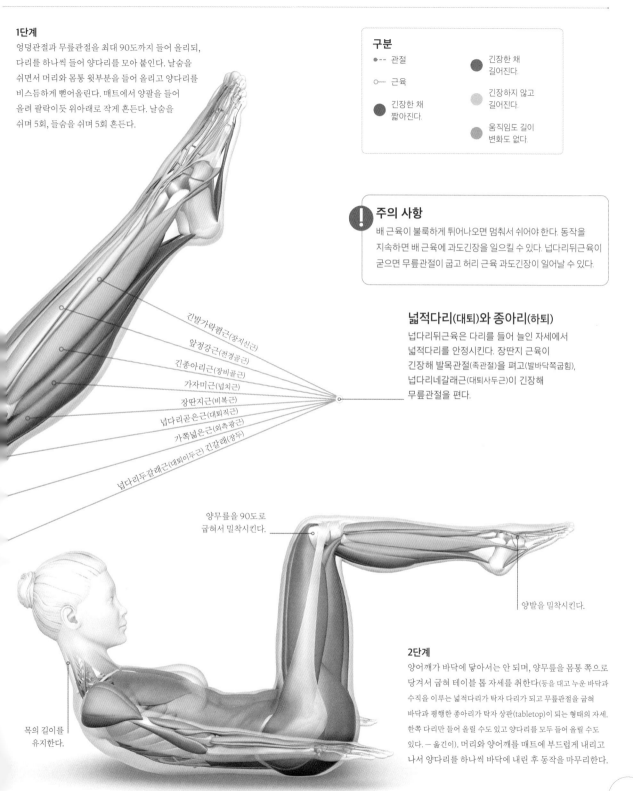

1단계
엉덩관절과 무릎관절을 최대 90도까지 들어 올리되, 다리를 하나씩 들어 양다리를 모아 붙인다. 날숨을 쉬면서 머리와 몸통 윗부분을 들어 올리고 양다리를 비스듬하게 뻗어올린다. 매트에서 양팔을 들어 올려 팔락이듯 위아래로 작게 흔든다. 날숨을 쉬며 5회, 들숨을 쉬며 5회 흔든다.

구분
●--- 관절

○— 근육

● 긴장한 채 짧아진다.

● 긴장한 채 길어진다.

○ 긴장하지 않고 길어진다.

● 움직임도 길이 변화도 없다.

! 주의 사항
배 근육이 불룩하게 튀어나오면 멈춰서 쉬어야 한다. 동작을 지속하면 배 근육에 과도긴장을 일으킬 수 있다. 넙다리뒤근육이 굳으면 무릎관절이 굽고 허리 근육 과도긴장이 일어날 수 있다.

넓적다리(대퇴)와 종아리(하퇴)
넙다리뒤근육은 다리를 들어 늘인 자세에서 넓적다리를 안정시킨다. 장딴지 근육이 긴장해 발목관절(족관절)을 펴고(발바닥쪽굽힘), 넙다리네갈래근(대퇴사두근)이 긴장해 무릎관절을 편다.

긴발가락폄근(장지신근)

앞정강근(전경골근)

긴종아리근(장비골근)

가자미근(넙치근)

장딴지근(비복근)

넙다리곧은근(대퇴직근)

가쪽넓은근(외측광근)

넙다리두갈래근(대퇴이두근) 긴갈래(장두)

양무릎을 90도로 굽혀서 밀착시킨다.

양발을 밀착시킨다.

목의 길이를 유지한다.

2단계
양어깨가 바닥에 닿아서는 안 되며, 양무릎을 몸통 쪽으로 당겨서 굽혀 테이블 톱 자세를 취한다(등을 대고 누운 바닥과 수직을 이루는 넓적다리가 탁자 다리가 되고 무릎관절을 굽혀 바닥과 평행한 종아리가 탁자 상판(tabletop)이 되는 형태의 자세. 한쪽 다리만 들어 올릴 수도 있고 양다리를 모두 들어 올릴 수도 있다. ─ 옮긴이). 머리와 양어깨를 매트에 부드럽게 내리고 나서 양다리를 하나씩 바닥에 내린 후 동작을 마무리한다.

≫ 응용 동작

다음 동작들은 다리 지렛대의 길이를 줄이고 머리와 목의 자세를 더 편안하게 해, 배 근육에 가해지는 부하를 줄인다. 헌드레드 동작을 실시하기 전에 중심근육(코어근육) 지구력을 안전하게 키우고 중심근육을 긴장시키는 방법을 완전하게 터득하는 훌륭한 출발점에 해당한다. 다양하게 구성된 서킷(circuit, 여러 동작으로 이루어진 운동을 반복하는 순환 단위)을 각각 10회 반복하면 된다.

> ❝❞
> **싱글 테이블 톱은 한쪽 다리를 들어 엉덩관절과 무릎관절을 90도로 굽히고, 더블 테이블 톱은 나머지는 같고 양다리를 들어 올린다.**

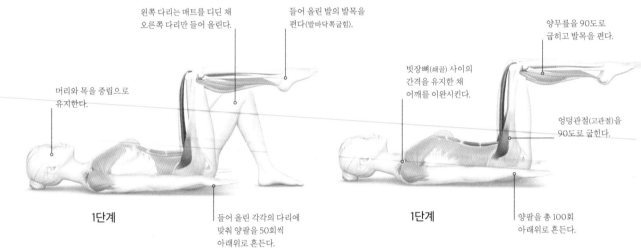

머리와 목을 중립으로 유지한다.

왼쪽 다리는 매트를 디딘 채 오른쪽 다리만 들어 올린다.

들어 올린 발의 발목을 편다(발바닥쪽굽힘).

1단계

들어 올린 각각의 다리에 맞춰 양팔을 50회씩 아래위로 흔든다.

빗장뼈(쇄골) 사이의 간격을 유지한 채 어깨를 이완시킨다.

양무릎을 90도로 굽히고 발목을 편다.

엉덩관절(고관절)을 90도로 굽힌다.

1단계

양팔을 총 100회 아래위로 흔든다.

싱글 테이블 톱 헌드레드
외다리 탁자 상판 자세로 백 번 흔들기
SINGLE TABLE TOP HUNDRED

들어 올린 다리의 엉덩관절과 무릎관절(슬관절)을 90도로 굽혀 고정하고 골반을 중립으로 한 채 양팔을 아래위로 흔든다. 양팔을 처음에는 10~20회 흔들고, 지구력을 키워 100회까지 흔든다.

준비 단계
헌드레드 동작 준비 자세로 시작한다. 양무릎을 굽히고, 양발은 엉덩관절 너비로 벌리고, 양팔은 손바닥이 아래쪽을 향하게 해 몸 옆에 내린다.

1단계
한쪽 다리를 들어 올려 테이블 톱 자세를 취한다. 양팔을 매트에서 살짝 들어 올려 들숨(흡기)을 쉬면서 5회, 날숨(호기)을 쉬면서 5회 아래위로 흔든다. 반대쪽 다리에도 반복해, 양팔을 총 100회 흔든다.

2단계
각 다리로 테이블 톱 자세를 취해 50회씩 양팔 흔들기를 하고 나서는 준비 자세로 돌아가 양발을 바닥에 내린다.

더블 테이블 톱 헌드레드
양다리 탁자 상판 자세로 양팔 백 번 흔들기
DOUBLE TABLE TOP HUNDRED

배 근육을 조절하면서 양다리를 하나씩 들어 올려 테이블 톱 자세를 취한다. 부하가 늘어난 것이 느껴지거나 배 근육이 불룩하게 튀어나오면 중심근육을 조금 더 긴장시켜 지지력을 높인다.

준비 단계
바닥에 누워 헌드레드 동작 준비 자세를 취한다. 양무릎을 굽히고, 양발은 엉덩관절 너비로 벌리고, 양팔은 손바닥이 아래쪽을 향하게 해서 몸 옆에 내린다.

1단계
양다리를 하나씩 들어 올려 테이블 톱 자세를 취한다. 양팔을 매트에서 살짝 들어 올려 들숨을 쉬면서 5회, 날숨을 쉬면서 5회 아래위로 흔든다. 양팔을 총 100회 흔들 때까지 동작을 연속으로 반복한다.

2단계
양다리를 하나씩 바닥에 내리면서 준비 자세로 돌아간다.

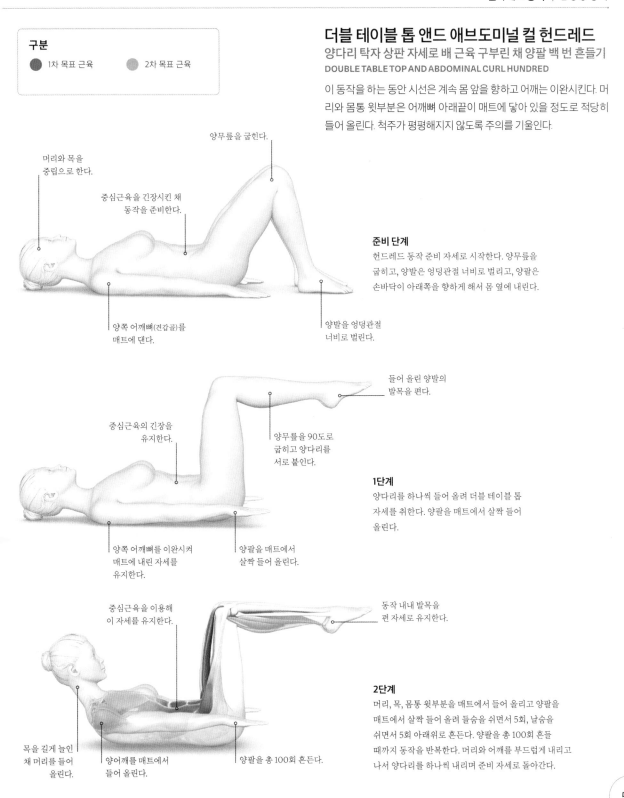

더블 테이블 톱 앤드 애브도미널 컬 헌드레드
양다리 탁자 상판 자세로 배 근육 구부린 채 양팔 백 번 흔들기
DOUBLE TABLE TOP AND ABDOMINAL CURL HUNDRED

이 동작을 하는 동안 시선은 계속 몸 앞을 향하고 어깨는 이완시킨다. 머리와 몸통 윗부분은 어깨뼈 아래끝이 매트에 닿아 있을 정도로 적당히 들어 올린다. 척주가 평평해지지 않도록 주의를 기울인다.

머리와 목을
중립으로 한다.

양무릎을 굽힌다.

중심근육을 긴장시킨 채
동작을 준비한다.

준비 단계
헌드레드 동작 준비 자세로 시작한다. 양무릎을
굽히고, 양발은 엉덩관절 너비로 벌리고, 양팔은
손바닥이 아래쪽을 향하게 해서 몸 옆에 내린다.

양쪽 어깨뼈(견갑골)를
매트에 댄다.

양발을 엉덩관절
너비로 벌린다.

들어 올린 양발의
발목을 편다.

중심근육의 긴장을
유지한다.

양무릎을 90도로
굽히고 양다리를
서로 붙인다.

1단계
양다리를 하나씩 들어 올려 더블 테이블 톱
자세를 취한다. 양팔을 매트에서 살짝 들어
올린다.

양쪽 어깨뼈를 이완시켜
매트에 내린 자세를
유지한다.

양팔을 매트에서
살짝 들어 올린다.

중심근육을 이용해
이 자세를 유지한다.

동작 내내 발목을
편 자세로 유지한다.

2단계
머리, 목, 몸통 윗부분을 매트에서 들어 올리고 양팔을
매트에서 살짝 들어 올려 들숨을 쉬면서 5회, 날숨을
쉬면서 5회 아래위로 흔든다. 양팔을 총 100회 흔들
때까지 동작을 반복한다. 머리와 어깨를 부드럽게 내리고
나서 양다리를 하나씩 내리며 준비 자세로 돌아간다.

목을 길게 늘인
채 머리를 들어
올린다.

양어깨를 매트에서
들어 올린다.

양팔을 총 100회 흔든다.

롤링 백 등 굴리기 ROLLING BACK

공처럼 구르기(Rolling Like a Ball)라고도 알려진 이 역동적이고 재미있는 동작은
허리뼈(요추)의 굽힘 가동성을 높이고 배 근력을 강화한다. 효과적인 구르기 테크닉의
핵심은 반동을 이용하지 않고 근육으로 움직임을 제어하는 것이다. 이 동작은 시도하기
전에 준비 운동을 잘 해야 한다.

동작의 핵심

이 동작을 할 때 깊은 중심근육의 연결성이 좋아야 척주를 지지해 C자
굽이를 온전하게 유지할 수 있고, 몸통과 양다리 사이의 관계도 원활히 할 수
있다. 뒤로 똑바로 굴러야 하며, 옆으로 돌거나 기울어서는 안
된다. 호흡은 각 움직임에 맞춰 물 흐르듯 이루어져야
하고, 뒤로 구르기 동작과 되구르기 동작에 걸리는
시간은 똑같이 야 한다. 양손으로 무릎 뒤를 잡아
척주를 굽이지게 할 수도 있다.

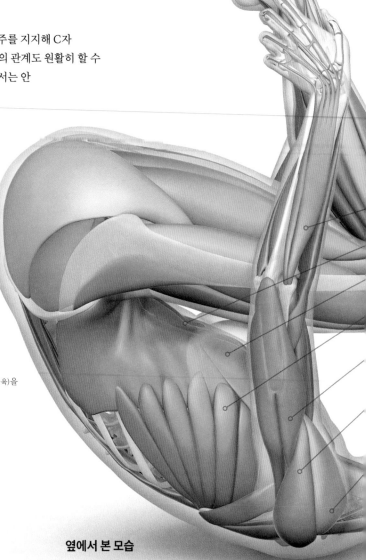

옆에서 본 모습

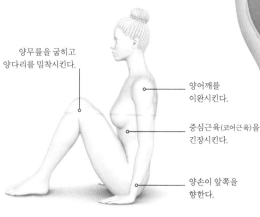

양무릎을 굽히고
양다리를 밀착시킨다.

양어깨를
이완시킨다.

중심근육 (코어근육)을
긴장시킨다.

양손이 앞쪽을
향한다.

준비 단계
골반을 뒤로 살짝 기울인 자세로 매트 앞부분에 앉아 척주가
굽이지게 한다. 양다리를 서로 붙인 채 양발을 펴 바닥을 디디고,
양팔은 몸 옆에 내린다. 들숨(흡기)을 쉬면서 양다리를 들어올리다가
굽혀 양손으로 정강이 가쪽을 살짝 거머쥔다.

구분

- ●-- 관절
- ○- 근육
- ● 긴장한 채 길어진다.
- ● 긴장한 채 짧아진다.
- ● 긴장하지 않고 길어진다.
- ● 움직임도 길이 변화도 없다.

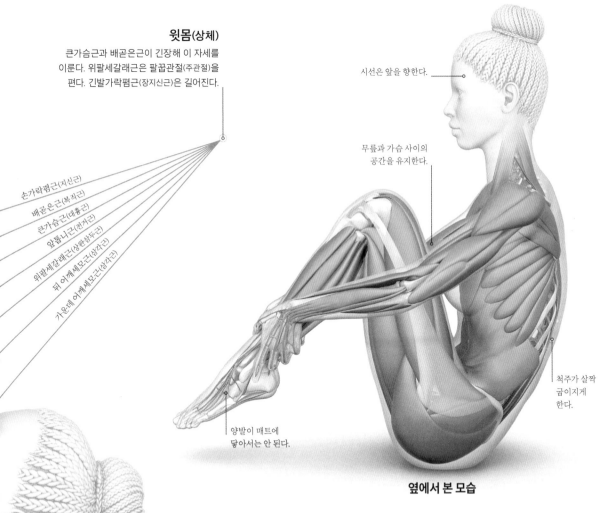

윗몸(상체)

큰가슴근과 배곧은근이 긴장해 이 자세를
이룬다. 위팔세갈래근은 팔꿈관절(주관절)을
편다. 긴발가락폄근(장지신근)은 길어진다.

손가락폄근(지신근)
배곧은근(복직근)
큰가슴근(대흉근)
앞톱니근(전거근)
위팔세갈래근(상완삼두근)
뒤 어깨세모근(삼각근)
가운데 어깨세모근(삼각근)

시선은 앞을 향한다.

무릎과 가슴 사이의
공간을 유지한다.

척주가 살짝
굽이지게
한다.

양발이 매트에
닿아서는 안 된다.

옆에서 본 모습

1단계
정강이와 넓적다리(대퇴) 사이, 무릎과 가슴 사이의
공간을 유지하면서 뒤로 똑바로 굴러 몸무게가
양어깨에 실리도록 한다.

2단계
날숨(호기)을 쉬면서 앞으로 되굴러 바로 앉는다.
양발이 매트 위에 살짝 떠 있는 상태에서 균형을 잡아
몸을 안정시킨다. 이 동작을 6~8회 반복한다.

》 응용 동작

다음 응용 동작들은 모두 기본 롤링 백 동작과 매우 비슷하다. 하지만 경험이 적은 사람에게는 근소한 차이가 있는 이 동작들이 좋은 출발점이 될 수 있다. 자신감을 가질 수 있고 테크닉을 향상할 수 있으며, 반동이 아니라 중심근육을 제대로 이용해 구르는 법과 공처럼 둥글게 구부린 자세를 유지하는 법을 익힐 수 있다.

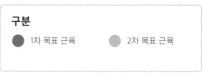

롤링 백은 운동을 마치면서
선 자세로 되돌아갈 때 하기에
좋은 재미있는 동작이다.

핸드 서포트
손 짚고 뒤로 구르기 | HAND SUPPORT

이 응용 동작을 하면 롤링 백의 척주 이용법을 익힐 수 있다. 아울러 중심근육을 긴장시켜 자세를 똑바로 잡을 수 있을 때까지 양손으로 움직임을 제어할 수 있다. 양손으로 좌우 똑같이 바닥을 짚고 어깨를 이완시킨 채 몸의 정준선을 따라 굴러야 한다.

구분
● 1차 목표 근육　　● 2차 목표 근육

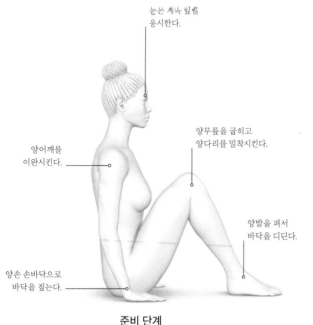

눈은 계속 앞쪽을 응시한다.

양어깨를 이완시킨다.

양무릎을 굽히고 양다리를 밀착시킨다.

양발을 펴서 바닥을 디딘다.

양손 손바닥으로 바닥을 짚는다.

준비 단계

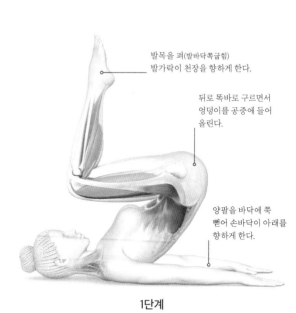

발목을 펴(발바닥쪽굽힘) 발가락이 천장을 향하게 한다.

뒤로 똑바로 구르면서 엉덩이를 공중에 들어 올린다.

양팔을 바닥에 쭉 뻗어 손바닥이 아래를 향하게 한다.

1단계

준비 단계
매트 앞부분에 똑바로 앉아 골반을 뒤로 살짝 기울인다. 양무릎을 굽히고 양다리를 서로 붙인 채 양발을 펴 바닥을 디딘다. 양팔은 몸 옆에 내려 양손으로 바닥을 가볍게 짚는다. 중심근육을 긴장시킨다.

1단계
들숨(흡기)을 쉬면서 다리를 들어 올려 뒤로 구른다. 이때 양팔로 움직임을 제어한다. 뒤로 굴러 몸무게가 양어깨에 실리게 하고, 양팔을 바닥에 내려 쭉 편다. 양손 손바닥은 아래를 향하게 한다.

2단계
날숨(호기)을 쉬면서 앞으로 되굴러 준비 자세로 돌아간다. 이 동작을 연속으로 6~8회 반복한다.

팁토 밸런스
발끝으로 균형 잡기 TIPTOE BALANCE

발끝을 이용하면 안정성이 높아지고 착지점이 생겨서, 되굴러 앉을 때마다 균형을 잡을 수 있다. 또한 뒤로 다시 구르기 전에 몸을 안정시킬 수 있다. 이 응용 동작을 일관되게 잘 해내면, 몸의 균형을 온전히 중심근육으로 잡는 기본 롤링 백(56쪽 참고) 동작으로 넘어가도 된다.

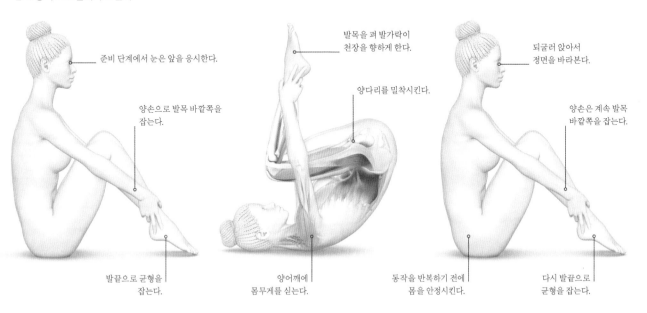

준비 단계에서 눈은 앞을 응시한다.

양손으로 발목 바깥쪽을 잡는다.

발끝으로 균형을 잡는다.

발목을 펴 발가락이 천장을 향하게 한다.

양다리를 밀착시킨다.

양어깨에 몸무게를 싣는다.

되굴러 앉아서 정면을 바라본다.

양손은 계속 발목 바깥쪽을 잡는다.

동작을 반복하기 전에 몸을 안정시킨다.

다시 발끝으로 균형을 잡는다.

준비 단계
매트 앞부분에 똑바로 앉아 양무릎을 굽히고 골반을 뒤로 살짝 기울인다. 양발의 발꿈치를 들어 올려 발끝으로 균형을 잡는다. 양손은 뻗어서 발목 바깥쪽을 잡는다. 중심근육(코어근육)을 긴장시킨다.

1단계
들숨을 쉬면서 뒤로 똑바로 구른다. 이때 종아리와 넓적다리(대퇴) 사이, 무릎과 가슴 사이의 공간을 일정하게 유지한다. 뒤로 굴러 몸무게가 양어깨에 실리게 한다.

2단계
날숨을 쉬면서 앞으로 되굴러 똑바로 앉는다. 이때 발끝으로 균형을 잡아 몸을 안정시킨다. 들숨을 쉬고 동작을 6~8회 반복한다.

짐볼 롤링 백

기본 롤링 백이 자신에게 적합하지 않다면 커다란 짐볼을 지지대로 삼아 사실상 뒤로 구르지 않을 수도 있다. 짐볼 등 굴리기는 양호한 자세를 유지하면서 중심근육으로 움직임을 제어하는 쉬운 응용 자세로 이용할 수 있다. 양발을 펴서 바닥을 디딘 채 짐볼에 기대 앉는다. 조심스럽게 뒤로 누워 짐볼이 골반과 척추 아래에 놓이게 한다. 이때 머리와 목, 가슴 윗부분은 위로 약간 들어 올린다. 날숨을 쉬면서 몸통을 그림처럼 앞으로 굽힌다. 들숨을 쉬면서 중심근육으로 움직임을 제어해 몸통을 뒤로 다시 내린다. 이 동작을 6~8회 반복한다.

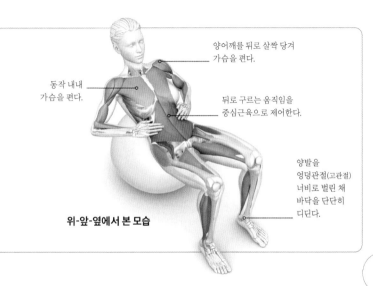

양어깨를 뒤로 살짝 당겨 가슴을 편다.

동작 내내 가슴을 편다.

뒤로 구르는 움직임을 중심근육으로 제어한다.

양발을 엉덩관절(고관절) 너비로 벌린 채 바닥을 단단히 디딘다.

위-앞-옆에서 본 모습

원 레그 스트레칭
외다리 스트레칭 ONE LEG STRETCH

초심자 수준의 이 동작은 협응력을 높이고 양다리를 교대로 움직여 **배 근육을 강화한다.** 이 동작을 수련하면 걷기, 달리기, 자전거 타기 같은 일상적인 다리 움직임의 기초를 다질 수 있다.

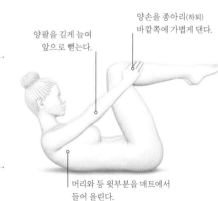

양팔을 길게 늘여 앞으로 뺀다.

양손을 종아리(하퇴) 바깥쪽에 가볍게 댄다.

머리와 등 윗부분을 매트에서 들어 올린다.

동작의 핵심

중심근육(코어근육) 근력을 이용해 긴 다리 지렛대를 움직인다. 더블 레그 스트레칭(양다리 스트레칭, 64쪽 참고)을 위한 준비 운동으로 이용할 수 있다. 동작 내내 머리, 몸통, 골반 자세를 그대로 유지해야 하며 몸이 옆으로 돌아서는 안 된다. 호흡법을 적용하기 전에 우선 동작에 익숙해져야 한다. 8~10회 반복한다.

준비 단계
매트에 똑바로 누워 엉덩관절(고관절)과 무릎관절(슬관절)을 굽힌다. 무릎관절을 엉덩관절 너비로 벌리고 양발을 펴서 매트를 디딘다. 양팔은 뻗어서 몸 옆에 내린다. 다리를 하나씩 들어 올려 테이블 톱 자세(넓적다리가 매트와 수직을 이룸)를 취하고 발목을 편다(발바닥쪽굽힘). 날숨(호기)을 쉬면서 머리와 가슴을 들어 올리고 양손을 종아리 바깥쪽에 가볍게 댄다. 양손 손바닥은 몸쪽을 향하게 한다. 들숨(흡기)을 쉬면서 동작을 준비한다.

윗몸(상체)
목뼈(경추) 굽힘근을 살짝 긴장시켜 머리를 들고 있으면 목뼈 폄근이 늘어난다. 큰가슴근을 수축시키면 양팔이 다리 쪽으로 당겨진다. 윗몸을 일으킨 자세를 유지하려면 배곧은근과 배속빗근(내복사근), 배바깥빗근을 수축시켜야 한다.

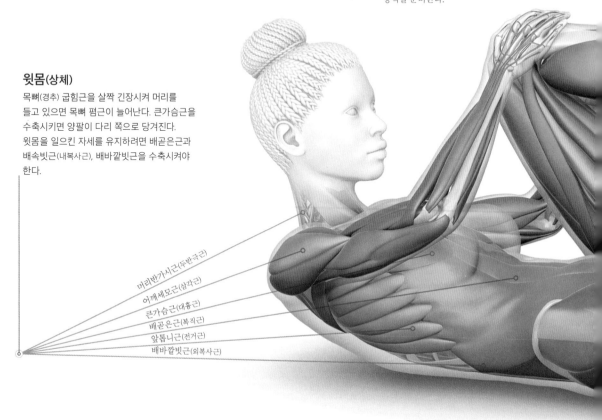

머리반가시근(두반극근)
어깨세모근(삼각근)
큰가슴근(대흉근)
배곧은근(복직근)
앞톱니근(전거근)
배바깥빗근(외복사근)

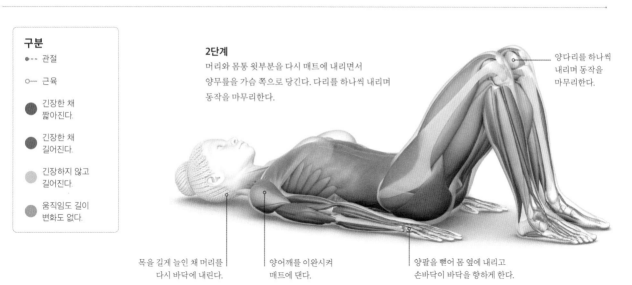

구분

- ●-- 관절
- ○— 근육
- ● 긴장한 채
  짧아진다.
- ● 긴장한 채
  길어진다.
- ○ 긴장하지 않고
  길어진다.
- ● 움직임도 길이
  변화도 없다.

2단계

머리와 몸통 윗부분을 다시 매트에 내리면서
양무릎을 가슴 쪽으로 당긴다. 다리를 하나씩 내리며
동작을 마무리한다.

양다리를 하나씩
내리며 동작을
마무리한다.

목을 길게 늘인 채 머리를
다시 바닥에 내린다.

양어깨를 이완시켜
매트에 댄다.

양팔을 뻗어 몸 옆에 내리고
손바닥이 바닥을 향하게 한다.

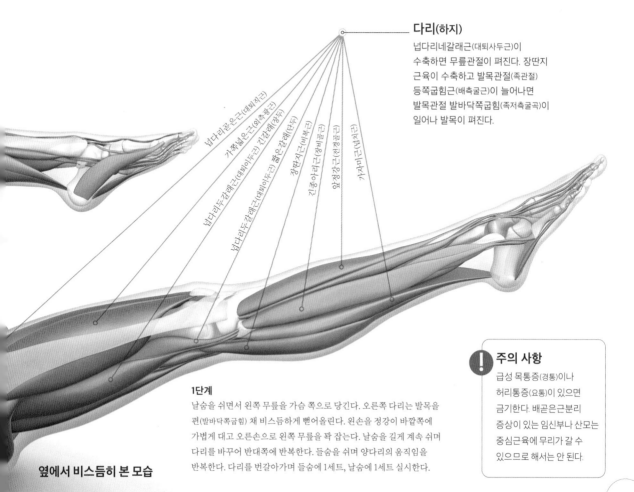

다리(하지)

넙다리네갈래근(대퇴사두근)이
수축하면 무릎관절이 펴진다. 장딴지
근육이 수축하고 발목관절(족관절)
등쪽굽힘근(배측굴근)이 늘어나면
발목관절 발바닥쪽굽힘(족저측굴곡)이
일어나 발목이 펴진다.

넙다리곧은근(대퇴직근)
가쪽넓은근(외측광근)
넙다리두갈래근(대퇴이두근) 긴갈래(장두)
넙다리두갈래근(대퇴이두근) 짧은갈래(단두)
장딴지근(비복근)
긴종아리근(장비골근)
앞정강근(전경골근)
가자미근(넘치근)

1단계

날숨을 쉬면서 왼쪽 무릎을 가슴 쪽으로 당긴다. 오른쪽 다리는 발목을
편(발바닥쪽굽힘) 채 비스듬하게 뻗어올린다. 왼손을 정강이 바깥쪽에
가볍게 대고 오른손으로 왼쪽 무릎을 꽉 잡는다. 날숨을 길게 계속 쉬며
다리를 바꾸어 반대쪽에 반복한다. 들숨을 쉬며 양다리의 움직임을
반복한다. 다리를 번갈아가며 들숨에 1세트, 날숨에 1세트 실시한다.

옆에서 비스듬히 본 모습

! 주의 사항

급성 목통증(경통)이나
허리통증(요통)이 있으면
금기한다. 배곧은근분리
증상이 있는 임신부나 산모는
중심근육에 무리가 갈 수
있으므로 해서는 안 된다.

≫ 응용 동작

엉덩관절부터 무릎관절(슬관절)과 발목관절(족관절)까지 양다리를 곧게
나란히 해 엉덩관절 너비의 간격을 유지함으로써 다리를 바르게 정렬한다.
이 동작들을 천천히 익혀나가면 골반 안정성을 높이고 중심근육(코어근육)
제어력을 키울 수 있다.

구분
- ● 1차 목표 근육
- ● 2차 목표 근육

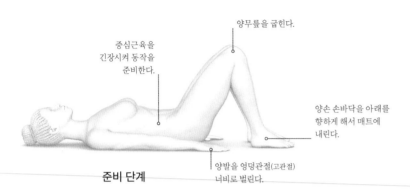

중심근육을
긴장시켜 동작을
준비한다.

양무릎을 굽힌다.

양손 손바닥을 아래를
향하게 해서 매트에
내린다.

양발을 엉덩관절(고관절)
너비로 벌린다.

준비 단계

비기너 레벨
초급 수준 BEGINNER LEVEL

다리를 계속 매트에 대고 있어서 '닫힌 사슬'을 이용
한다. 등의 지지력을 높여서 중심근육의 부담을 덜
어 준다. 양다리를 매트에서 들어 올리는 동작으로
넘어가기 전에 다리 정렬을 익힌다.

준비 단계
매트에 똑바로 누워 척주와 골반을 중립으로 한다.
엉덩관절과 무릎관절로 양다리를 굽혀 엉덩관절 너비로
벌린다. 양발은 펴서 매트를 디딘다. 양팔은 펴서 몸 옆에
내린다

1단계
날숨(호기)를 쉬면서 한쪽 다리를 정중선과 나란히 곧게
뻗는다. 이때 발이 매트에서 떨어져서는 안 된다.

2단계
들숨(흡기)을 쉬면서, 폈던 다리를 시작 자세로 되돌린다.
반대쪽 다리에 반복하고 다리를 바꿔 가며 8~10회
연속으로 반복한다.

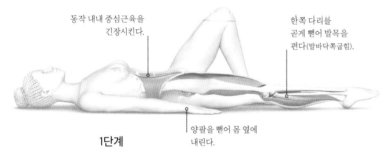

동작 내내 중심근육을
긴장시킨다.

한쪽 다리를
곧게 뻗어 발목을
편다(발바닥쪽굽힘).

양팔을 뻗어 몸 옆에
내린다.

1단계

싱글 레그 옵션
외다리 들어 올리기 SINGLE LEG OPTION

매트를 디뎌 움직이지 않는 다리로 안정성을 유지
한다. 움직이는 다리는 쭉 펴서 비스듬하게 들어 올
리며 중심근육을 긴장시키는 데 주의를 기울인다.

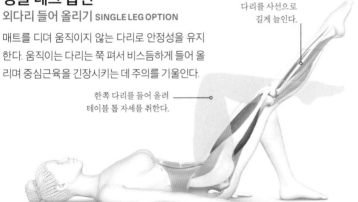

다리를 사선으로
길게 늘인다.

한쪽 다리를 들어 올려
테이블 톱 자세를 취한다.

준비 단계/1단계

준비 단계
매트에 똑바로 누워 척주와 골반을 중립으로 한다.
엉덩관절과 무릎관절로 양다리를 굽혀 엉덩관절 너비로
벌린다. 양발은 펴서 매트를 디딘다. 양팔은 펴서 몸 옆에
내린다.

1단계
날숨을 쉬면서 한쪽 다리를 들어 올려 테이블 톱 자세를
취한다. 그 다리를 발목을 편(발바닥쪽굽힘) 채 비스듬하게
뻗는다.

2단계
들숨을 쉬면서 다리를 테이블 톱 자세로 되돌렸다가 다시
매트에 내린다. 반대쪽 다리에 동작을 반복하고, 다리를
바꿔 가며 8~10회 반복한다.

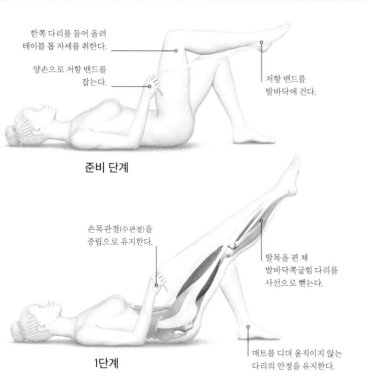

한쪽 다리를 들어 올려
테이블 톱 자세를 취한다.

양손으로 저항 밴드를
잡는다.

저항 밴드를
발바닥에 건다.

준비 단계

손목관절(수관절)을
중립으로 유지한다.

발목을 편 채
발바닥쪽굽힘 다리를
사선으로 뻗는다.

매트를 디뎌 움직이지 않는
다리의 안정을 유지한다.

1단계

위드 밴드 서포트
저항 밴드 걸기 WITH BAND SUPPORT

저항 밴드를 이용하면 지지대가 생기므로 엉덩이와 다리의
안정성을 높일 수 있다. 또한 저항에 맞서 발을 디디는 것과
같으므로 다리 자세에 대한 유용한 되먹임(피드백)을 얻을
수 있고 중심근육의 긴장도 높일 수 있다.

준비 단계
매트에 똑바로 누워서 엉덩관절과 무릎관절로 양다리를 굽혀
엉덩관절 너비로 벌린다. 양발은 펴서 매트를 디딘다. 양팔은 펴서
몸 옆쪽에 내린다. 한쪽 다리를 들어 올려 테이블 톱 자세를 취하고
저항 밴드를 발바닥에 건다.

1단계
날숨을 쉬면서 발목을 편 채 다리를 사선으로 길게 뻗는다. 이때
발로 저항 밴드를 밀어낸다.

2단계
들숨을 쉬면서 다리를 테이블 톱 자세로 되돌린다. 8~10회 반복하고
나서 다리를 바꿔 실시한다.

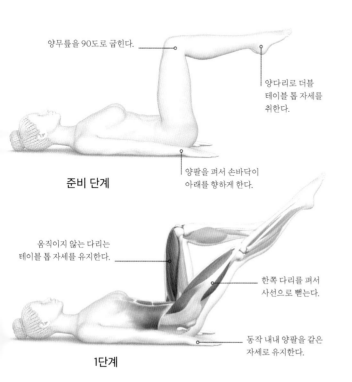

양무릎을 90도로 굽힌다.

양다리로 더블
테이블 톱 자세를
취한다.

준비 단계

양팔을 펴서 손바닥이
아래를 향하게 한다.

움직이지 않는 다리는
테이블 톱 자세를 유지한다.

한쪽 다리를 펴서
사선으로 뻗는다.

동작 내내 양팔을 같은
자세로 유지한다.

1단계

더블 테이블 톱
양다리 탁자 상판 자세 DOUBLE TABLE TOP

동작 내내 양다리를 들고 있어야 하는 데다 긴 다리 지렛대
까지 이용하므로 중심근육에 걸리는 부하가 늘어난다. 다리
를 뻗으면서 배 근육을 제어해야 하며, 골반이 앞으로 기울
어서는 안 된다.

준비 단계
매트에 똑바로 누워 척주와 골반을 중립으로 한다. 엉덩관절과
무릎관절로 양다리를 굽혀서 엉덩관절 너비로 벌린 채 더블 테이블
톱 자세를 취한다. 양팔은 펴서 몸 옆에 내리고 손바닥이 아래를
향하게 한다.

1단계
날숨을 쉬면서 발목을 편 채 한쪽 다리를 사선으로 길게 뻗는다.
동작 내내 목을 길게 늘이고 중심근육을 긴장시킨다.

2단계
들숨을 쉬면서 다리를 더블 테이블 톱 자세로 되돌린다. 반대쪽
다리에 반복하고, 이어서 다리를 바꿔 가며 8~10회 반복한다.

더블 레그 스트레칭

양다리 스트레칭 DOUBLE LEG STRETCH

협응력이 중요한 이 동작을 하려면 배 근육의 근력이 좋아야 하고 팔과 다리를 모두 잘 제어할 수 있어야 한다. 또한 어깨관절(견관절), 엉덩관절(고관절), 무릎관절(슬관절)의 가동성도 양호해야 한다. 근력을 키우면 양다리를 매트 쪽으로 더 내릴 수 있고 양팔을 머리 위로 더 올릴 수 있으므로 난이도를 높일 수 있다.

동작의 핵심

팔을 움직여 부하를 늘리는 이 동작을 하기 전에 원 레그 스트레칭(60쪽 참고)을 먼저 숙련해야 한다. 안쪽 넓적다리 근육(모음근)을 강하게 긴장시켜 모으면 척추에 대한 지지력과 앞빗슬링(전사슬링) 활성을 높일 수 있다. 좀 쉬운 방식으로 하자면, 양발을 천장 쪽으로 뻗었다가 사선으로 낮출 수도 있지만, 배 근육에 목무 노닝(48쪽 참고) 긍싱이 니따가 않는지 주의를 기울여야 한다. 목과 어깨는 이완시켜서 긴장되지 않도록 해야 한다.

구분

- ●-- 관절
- ○- 근육
- ● 긴장한 채 짧아진다.
- ● 긴장한 채 길어진다.
- ● 긴장하지 않고 길어진다.
- ● 움직임도 길이 변화도 없다.

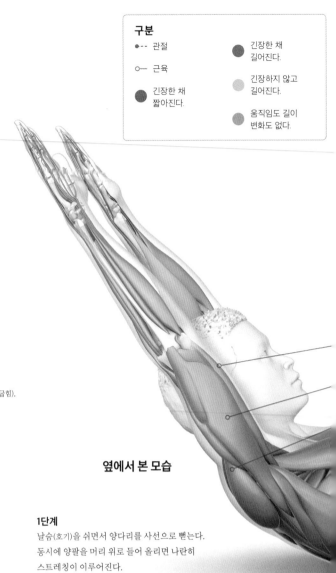

옆에서 본 모습

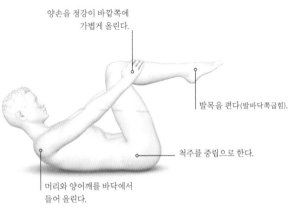

양손을 정강이 바깥쪽에 가볍게 올린다.

발목을 편다(발바닥쪽굽힘).

척주를 중립으로 한다.

머리와 양어깨를 바닥에서 들어 올린다.

준비 단계

등을 대고 누워 엉덩관절과 무릎관절을 굽히고 양발을 펴서 매트를 디딘다. 양무릎을 가슴 쪽으로 당기면서 동시에 머리와 몸통 윗부분을 들어 올린다. 양팔을 길게 뻗어 양손으로 정강이 바깥쪽을 잡는다. 중심근육(코어근육)은 긴장시킨다.

1단계

날숨(호기)을 쉬면서 양다리를 사선으로 뻗는다. 동시에 양팔을 머리 위로 들어 올리면 나란히 스트레칭이 이루어진다.

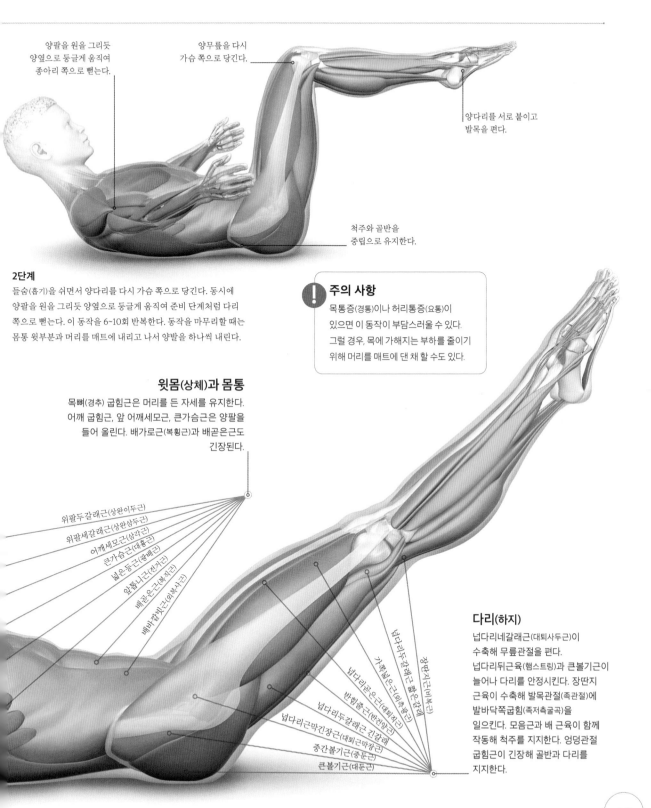

양팔을 원을 그리듯
양옆으로 둥글게 움직여
종아리 쪽으로 뻗는다.

양무릎을 다시
가슴 쪽으로 당긴다.

양다리를 서로 붙이고
발목을 편다.

척추와 골반을
중립으로 유지한다.

2단계

들숨(흡기)을 쉬면서 양다리를 다시 가슴 쪽으로 당긴다. 동시에 양팔을 원을 그리듯 양옆으로 둥글게 움직여 준비 단계처럼 다리 쪽으로 뻗는다. 이 동작을 6~10회 반복한다. 동작을 마무리할 때는 몸통 윗부분과 머리를 매트에 내리고 나서 양발을 하나씩 내린다.

> **! 주의 사항**
>
> 목통증(경통)이나 허리통증(요통)이 있으면 이 동작이 부담스러울 수 있다. 그럴 경우, 목에 가해지는 부하를 줄이기 위해 머리를 매트에 댄 채 할 수도 있다.

윗몸(상체)과 몸통

목뼈(경추) 굽힘근은 머리를 든 자세를 유지한다. 어깨 굽힘근, 앞 어깨세모근, 큰가슴근은 양팔을 들어 올린다. 배가로근(복횡근)과 배곧은근도 긴장된다.

위팔두갈래근(상완이두근)
위팔세갈래근(상완삼두근)
어깨세모근(삼각근)
큰가슴근(대흉근)
넓은등근(광배근)
앞톱니근(전거근)
배곧은근(복직근)
배바깥빗근(외복사근)

다리(하지)

넙다리네갈래근(대퇴사두근)이 수축해 무릎관절을 편다. 넙다리뒤근육(햄스트링)과 큰볼기근이 늘어나 다리를 안정시킨다. 장딴지 근육이 수축해 발목관절(족관절)에 발바닥쪽굽힘(족저측굴곡)을 일으킨다. 모음근과 배 근육이 함께 작동해 척추를 지지한다. 엉덩관절 굽힘근이 긴장해 골반과 다리를 지지한다.

넙다리곧은근(대퇴직근)
가쪽넓은근(외측광근)
넙다리곧은근(대퇴직근)
반힘줄근(반건양근)
넙다리두갈래근 긴갈래
넙다리근막긴장근(대퇴근막장근)
중간볼기근(중둔근)
큰볼기근(대둔근)
장딴지근(비복근)

≫ 응용 동작

다양한 강도로 긴 팔다리 지렛대를 이용하므로, 이어서
애브도미널 컬(48쪽 참고) 동작을 곁들일 수도 있다. 난이도
높은 더블 레그 스트레칭으로 넘어가기 전에 호흡 패턴을
완전히 익혀야 한다.

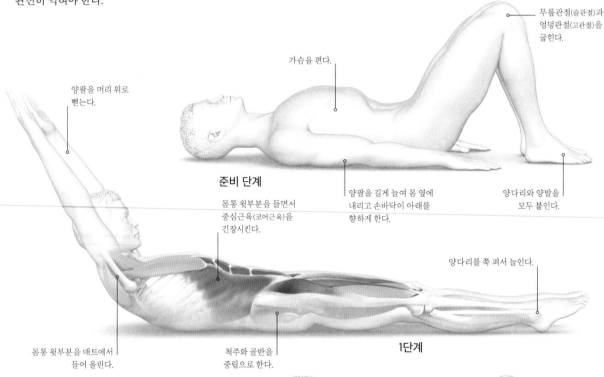

무릎관절(슬관절)과
엉덩관절(고관절)을
굽힌다.

가슴을 편다.

양팔을 머리 위로
뻗는다.

준비 단계

양팔을 길게 늘여 몸 옆에
내리고 손바닥이 아래를
향하게 한다.

양다리와 양발을
모두 붙인다.

몸통 윗부분을 들면서
중심근육(코어근육)을
긴장시킨다.

양다리를 쭉 펴서 늘인다.

몸통 윗부분을 매트에서
들어 올린다.

척주와 골반을
중립으로 한다.

1단계

더블 레그 스트레칭 프레퍼레이션
양다리 스트레칭 준비 운동
DOUBLE LEG STRETCH PREPARATION

양다리가 매트에 닿아 있는 데도 중심근육을 상당히 긴
장시켜야 척주를 중립으로 유지할 수 있다. 양다리를 펴
서 쭉 뻗고 있기 때문이다. 머리와 몸통 윗부분을 매트에
계속 댄 채 동작을 실시해 난이도를 낮출 수도 있다.

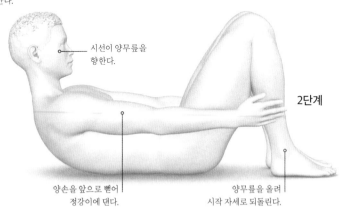

시선이 양무릎을
향한다.

2단계

양손을 앞으로 뻗어
정강이에 댄다.

양무릎을 올려
시작 자세로 되돌린다.

준비 단계
등을 대고 누워 척주와 골반을 중립으로
한다. 엉덩관절과 무릎관절을 굽히고 양쪽
넓적다리(대퇴)를 모아 붙인다. 양팔은 길게
늘여 몸 옆에 내린다.

1단계
머리와 목, 몸통 윗부분을 매트에서 들어 올리며
양팔을 앞으로 뻗는다. 날숨(호기)을 쉬면서
양다리를 매트 위에 쭉 펴는 동시에 양팔을 들어
머리 위로 뻗는다.

2단계
들숨(흡기)을 쉬면서 양다리를 몸통 쪽으로 당겨
시작 자세로 되돌리고, 동시에 양팔을 양옆으로
원을 그리며 내려 양손을 정강이에 가볍게 댄다.
이 동작을 6~10회 반복한다.

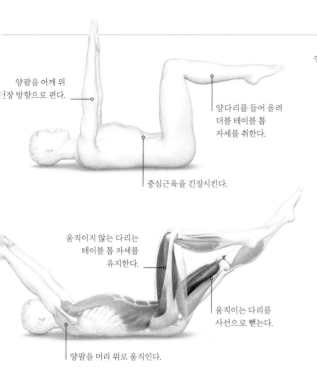

양팔을 어깨 위
천장 방향으로 편다.

양다리를 들어 올려
더블 테이블 톱
자세를 취한다.

중심근육을 긴장시킨다.

움직이지 않는 다리는
테이블 톱 자세를
유지한다.

움직이는 다리를
사선으로 뻗는다.

양팔을 머리 위로 움직인다.

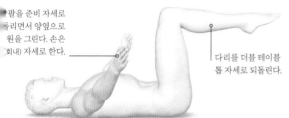

팔을 준비 자세로
돌리면서 양옆으로
원을 그린다. 손은
회내) 자세로 한다.

다리를 더블 테이블
톱 자세로 되돌린다.

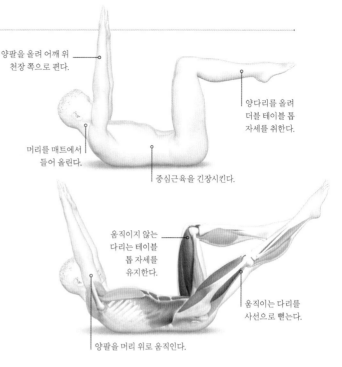

양팔을 올려 어깨 위
천장 쪽으로 편다.

양다리를 올려
더블 테이블 톱
자세를 취한다.

머리를 매트에서
들어 올린다.

중심근육을 긴장시킨다.

움직이지 않는
다리는 테이블
톱 자세를
유지한다.

움직이는 다리를
사선으로 뻗는다.

양팔을 머리 위로 움직인다.

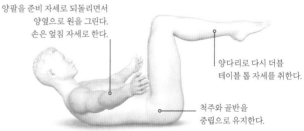

양팔을 준비 자세로 되돌리면서
양옆으로 원을 그린다.
손은 엎침 자세로 한다.

양다리로 다시 더블
테이블 톱 자세를 취한다.

척주와 골반을
중립으로 유지한다.

싱글 레그 코디네이션
외다리 협응력 SINGLE LEG COORDINATION

양팔과 한쪽 다리만 같이 움직여서 협응력을 강화한다. 팔다리를 멀리
뻗으면 중심근육의 긴장이 증가한다. 길게 뻗은 다리의 자세는 사선으로
높게 유지한다.

준비 단계
등을 대고 누워 척주와 골반을 중립으로 한다. 양다리는 엉덩관절(고관절) 너비로
벌린 채 들어 올려 더블 테이블 톱 자세를 취한다. 양팔은 어깨 위 천장 쪽으로
올려서 편다. 중심근육을 긴장시킨다.

1단계
날숨을 쉬면서 한쪽 다리를 사선으로 펴 길게 늘인다. 동시에 양팔을
머리 위로 움직인다.

2단계
들숨을 쉬면서, 양팔을 준비 자세로 되돌리며 양옆으로 원을 그린다. 폈던 다리는
굽혀서 다시 더블 테이블 톱 자세를 취한다. 반대쪽 다리로도 같은 동작을 하고,
이어서 다리를 바꿔 가며 6~10회 반복한 다음, 준비 자세로 돌아간다.

위드 애브도미널 컬
배 근육 구부리기 병행 WITH ABDOMINAL CURL

싱글 레그 코디네이션과 동일한 듯하지만 머리와 몸통 윗부분을
들어 올려 배 근육에 가하는 부하를 늘린다. 목을 길게 늘이고 시선
은 무릎을 향하게 한다.

준비 단계
등을 대고 누워 척주와 골반을 중립으로 한다. 양다리는 엉덩관절 너비로 벌린
채 들어 올려 더블 테이블 톱 자세를 취한다. 머리와 몸통 윗부분을 매트에서
들어 올리고 양팔은 어깨 위 천장 쪽으로 올려서 편다.

1단계
중심근육을 긴장시킨다. 날숨을 쉬면서 한쪽 다리를 사선으로 펴 길게 늘인다.
동시에 양팔을 머리 위로 움직인다.

2단계
들숨을 쉬면서, 양팔을 준비 자세로 되돌리며 양옆으로 원을 그린다. 폈던
다리는 굽혀서 다시 더블 테이블 톱 자세를 취한다. 반대쪽 다리로도
같은 동작을 하고, 이어서 다리를 바꿔 가며 6~10회 반복한다.

로커 위드 오픈 레그

다리 벌려 흔들거리기 ROCKER WITH OPEN LEGS

기본 자세를 유지하면서 **앞뒤로 부드럽게 흔들거려야 한다.** 그래서 배 근육의 근력과 더불어
척주와 넙다리뒤근육(햄스트링)의 유연성이 필요하다. 근력과 유연성을 함께 키우려는
사람에게 적합한 중급 동작이다.

동작의 핵심

여러 신체 부위에 걸쳐 공간과 연결이 유지되어야 제대로 할
수 있다. 첫 번째 연결은 팔과 다리 사이의 연결이며, 이것이
유지되어야 다리를 머리 위로 뻗어도 다리가 접히지 않는다.
두 번째 연결은 배 근육들 간의 연결이며, 이것이 유지되어야
바로 앉는 자세로 돌아갈 때 몸통이 안정되고 몸통 전체의
형태가 유지된다.

구분

- ●--· 관절
- ○─ 근육
- ● 긴장한 채 짧아진다.
- ● 긴장한 채 길어진다.
- ● 긴장하지 않고 길어진다.
- ● 움직임도 길이 변화도 없다.

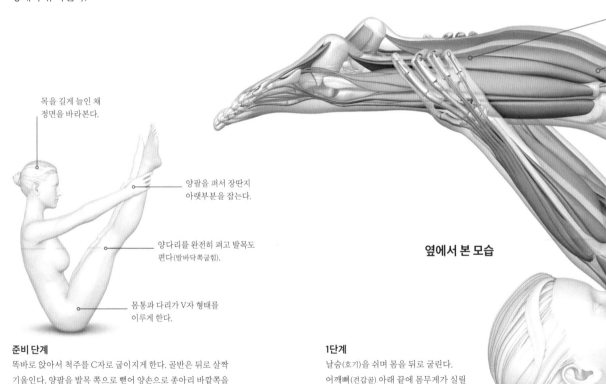

목을 길게 늘인 채
정면을 바라본다.

양팔을 펴서 장딴지
아랫부분을 잡는다.

양다리를 완전히 펴고 발목도
편다(발바닥쪽굽힘).

몸통과 다리가 V자 형태를
이루게 한다.

옆에서 본 모습

준비 단계

똑바로 앉아서 척주를 C자로 굽이게 한다. 골반은 뒤로 살짝
기울인다. 양팔을 발목 쪽으로 뻗어 양손으로 종아리 바깥쪽을
잡는다. 양무릎을 굽히고 양발을 무릎 너비로 벌린 채 궁둥이 쪽으로
당긴다. 그리고 나서 들숨(흡기)을 쉬며 양다리를 위로 쭉 편다.
동시에 양팔도 쭉 펴서 몸의 균형을 잡는다.

1단계

날숨(호기)을 쉬며 몸을 뒤로 굴린다.
어깨뼈(견갑골) 아래 끝에 몸무게가 실릴
때까지 양다리를 머리 위로 움직인다.
들숨을 쉬며 준비 자세로 돌아간다.
이 동작을 6~8회 반복한다.

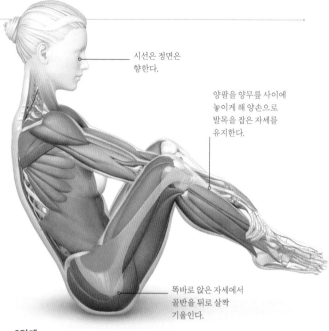

시선은 정면은
향한다.

양팔을 양무릎 사이에
놓이게 해 양손으로
발목을 잡은 자세를
유지한다.

> **⚠ 주의 사항**
>
> 굴러야 하기 때문에 목뼈나 허리뼈 문제, 뼈엉성증(골다공증) 또는
> 척주옆굽음증(척주측만증)이 있다면 적합하지 않다. 실시하기
> 전에 V자 자세에서 넙다리뒤근육이 편안하고 유연한지 확인한다.
> 발목에 손이 닿지 않으면 무릎 뒤쪽을 잡아도 된다. 거꾸로 서는
> 모든 자세와 마찬가지로 임신부에게 권하지 않는다.

다리(하지)

넙다리뒤근육이 무릎관절(슬관절)을 펴고
넙다리네갈래근(대퇴사두근)이 넓적다리(대퇴)를
안정시킨다. 장딴지 근육이 수축해 발목을 편다.
엉덩관절(고관절) 벌림근(외전근)이 양다리의 간격을
유지하는 동안 엉덩관절 모음근(내전근)은 길게 늘어난다.

똑바로 앉은 자세에서
골반을 뒤로 살짝
기울인다.

2단계

양무릎을 넓게 벌리면서 굽히고, 양발을 매트 쪽으로 천천히 내린다.
양무릎을 굽히면서 양팔이 양무릎 사이에 오도록 함으로써 양손으로
발목을 잡은 자세를 유지한다. 동작을 마무리하면서 발목을 잡은
양손을 푼다.

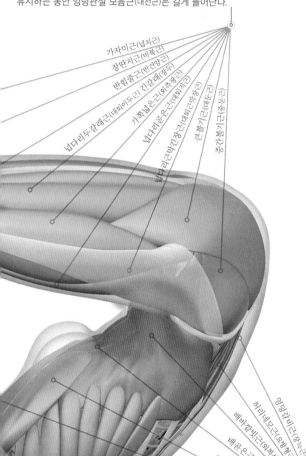

가자미근(넙치근)
장딴지근(비복근)
반힘줄근(반건양근)
넙다리두갈래근(대퇴이두근) 긴갈래(장두)
가쪽넓은근(외측광근)
넙다리곧은근(대퇴직근)
넙다리안쪽넓은근(대퇴내측광근)
큰볼기근(대둔근)
중간볼기근(중둔근)

앞톱니근(전거근)
허리네모근(요방형근)
배바깥빗근(외복사근)
배곧은근(복직근)
큰가슴근(대흉근)
위팔세갈래근(상완삼두근)
앞톱니근(전거근)
큰원근(대원근)
어깨세모근(삼각근)

❝❞

척주를 따라 뒤로 부드럽게 굴러서 양다리를 곧게 펴 벌린 자세를 유지한다.

윗몸(상체)

양팔을 모아(내전) 발목을 잡으면
큰가슴근(대흉근)이 긴장한다.
위팔세갈래근은 팔꿉관절(주관절)을
편 자세로 유지한다. 배가로근(복횡근)이
긴장해 척주를 안정시키고, 배곧은근이
활성화되어 척주를 굽힌다. 척주 폄근은
길게 늘어난다.

스완 다이브 백조 다이빙 SWAN DIVE

이 우아한 숙련자용 상급 동작을 하려면 강력한 힘 조절이 필요하다. 몸의 뒷부분을
강화하고 몸 앞부분과 가슴을 편다. 이 동작을 하기 전에 코브라(170쪽 참고) 동작을 1세트
실시하면 척주를 크게 펴는 움직임에 대비할 수 있다.

동작의 핵심

등 윗부분부터 발까지, 즉 몸 뒷부분 전체의 근육을
긴장시켜야 한다. 그래야 몸을 크게 흔들거리는
움직임에 필요한 자세와 근력을 유지할 수 있다.
엉뚱하게 움직이거나 앞으로 엎어지지 않으려면
일관성 있게 리듬을 타야 한다.
흔들거리는 동작의 양끝
지이틀 오기는 자신의 톰에
모든 것을 맡겨야 한다. 이 척주 폄
동작을 하고 난 후에는 반대 동작인 셸
스트레칭(47쪽 참고)을 하는 것이 좋다.

넓적다리(대퇴)와 종아리(하퇴)

엉덩관절 폄근이 양다리를 뒤로 올리면 엉덩관절
굽힘근이 늘어난다. 넙다리네갈래근(대퇴사두근)은
무릎관절(슬관절)을 펴고, 넙다리뒤근육(햄스트링)이
긴장된다. 장딴지 근육이 긴장해 발목관절(족관절)을
아래로 굽힌다(발바닥쪽굽힘).

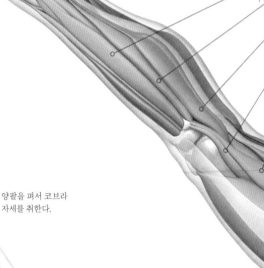

긴종아리근(장비골근)
가자미근(넙치근)
장딴지근(비복근)
가쪽넓은근(외측광근)
큰볼기근(대둔근)
넙다리근막긴장근(대퇴근막장근)
넙다리두갈래근(대퇴이두근) 짧은갈래(단두)
넙다리두갈래근(대퇴이두근) 긴갈래(장두)

시선은 앞을 향한다.

양팔을 펴서 코브라
자세를 취한다.

양다리를 엉덩관절(고관절)
너비로 벌린다.

준비 단계
엎드려서 척주와 골반을 중립으로 한다. 팔꿉관절(주관절)을
굽힌 채 양손이 어깨 밑에 놓이게 한다. 들숨(흡기)을 쉬며 머리와
윗몸(상체)을 매트에서 들어 올려 길게 늘이면서 코브라 자세를
취한다. 동시에 양팔을 쭉 편다.

1단계
날숨(호기)을 쉬며 바닥에서 양손을 떼 양팔을 앞으로 쭉
뻗는다. 손바닥은 안쪽(정중선)을 향하게 한다. 양다리를
들어 올려 뒤로 길게 뻗으면서 가슴우리(흉곽)와 가슴을
바닥에 대고 몸을 앞으로 굴린다.

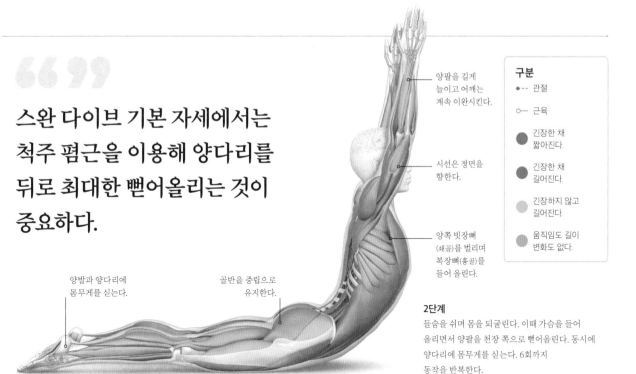

" "

스완 다이브 기본 자세에서는
척주 폄근을 이용해 양다리를
뒤로 최대한 뻗어올리는 것이
중요하다.

양팔을 길게
늘이고 어깨는
계속 이완시킨다.

시선은 정면을
향한다.

양쪽 빗장뼈
(쇄골)를 벌리며
복장뼈(흉골)를
들어 올린다.

양발과 양다리에
몸무게를 싣는다.

골반을 중립으로
유지한다.

구분

●-- 관절

○- 근육

● 긴장한 채
짧아진다.

● 긴장한 채
길어진다.

● 긴장하지 않고
길어진다.

● 움직임도 길이
변화도 없다.

2단계
들숨을 쉬며 몸을 되굴린다. 이때 가슴을 들어
올리면서 양팔을 천장 쪽으로 뻗어올린다. 동시에
양다리에 몸무게를 싣는다. 6회까지
동작을 반복한다.

몸통과 팔(상지)
앞 어깨세모근이 어깨를 들어 올린다. 큰가슴근은
가슴을 편다. 등세모근이 마름근(능형근)과 함께 긴장해
어깨뼈(견갑골)를 들이고(뒤당김) 앞톱니근이 안정시킨다.
위팔세갈래근은 팔꿉관절(주관절)을 편다.

! 주의 사항
신체 조절 난이도가 높기 때문에 목뼈(경추)나 허리뼈(요추)에 문제가
있는 사람에게 적합하지 않다. 척주를 늘이고 중심근육 전체를 강하게
긴장시켰을 때 척주에서 압박감이 느껴지는지 주의를 기울여야
한다. 만약 등허리가 약간 불편하다면 양다리를 넓게 벌려서 골반에
가해지는 압박을 줄여 볼 수 있다.

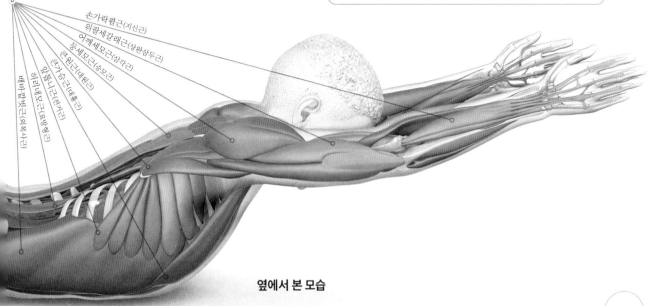

손가락폄근(지신근)
위팔세갈래근(상완삼두근)
어깨세모근(삼각근)
등세모근(승모근)
큰가슴근(대흉근)
앞톱니근(전거근)
허리네모근(요방형근)
배바깥빗근(외복사근)

옆에서 본 모습

» 응용 동작

아래 두 동작은 목 근육과 어깨뼈 근육의 활성화에 초점을 맞춘다. 스완 다이브의 흔들거리는 동작에서 윗몸(상체)을 지지하는 데 필요한 핵심 테크닉이다. 오른쪽의 준비 운동에서는 더 부드러운 흔들거림 동작을 훈련할 수 있다.

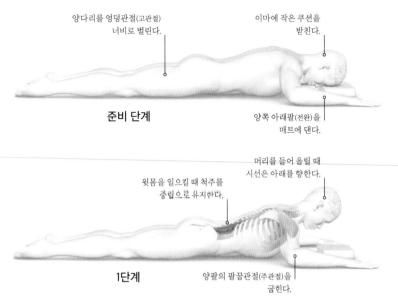

양다리를 엉덩관절(고관절) 너비로 벌린다.

이마에 작은 쿠션을 받친다.

준비 단계

양쪽 아래팔(전완)을 매트에 댄다.

머리를 들어 올릴 때 시선은 아래를 향한다.

윗몸을 일으킬 때 척주를 중립으로 유지한다.

1단계

양팔의 팔꿈치관절(주관절)을 굽힌다.

어퍼 보디 온리

윗몸 들기 UPPER BODY ONLY

머리를 들어 올리면서 턱을 안쪽으로 살짝 당기고 목을 길게 늘인다. 어깨뼈를 이완시켜 들인(뒤당김) 자세를 동작 내내 유지한다. 양팔에는 가급적 적은 부하가 실리도록 한다.

준비 단계
엎드려서 척주와 골반을 중립으로 한다. 양다리를 엉덩관절 너비로 벌린다. 양팔은 옆으로 벌려 팔꿈치관절을 굽히고 아래팔은 매트에 댄 채 손바닥이 아래를 향하게 한다. 이마에 작은 쿠션을 받쳐서 목을 중립으로 한다.

1단계
날숨(호기)을 쉬면서 가슴, 목, 머리를 매트에서 들어 올린 후 자세를 유지한 채 들숨(흡기)을 쉰다.

2단계
날숨을 쉬면서 가슴, 목, 머리를 매트에 내린다. 6~8회 반복한다.

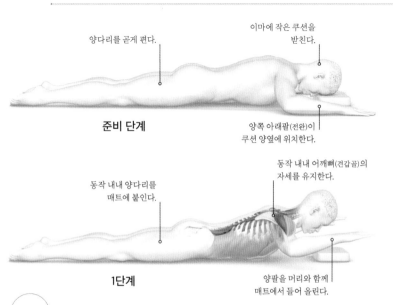

양다리를 곧게 편다.

이마에 작은 쿠션을 받친다.

준비 단계

양쪽 아래팔(전완)이 쿠션 양옆에 위치한다.

동작 내내 어깨뼈(견갑골)의 자세를 유지한다.

동작 내내 양다리를 매트에 붙인다.

1단계

양팔을 머리와 함께 매트에서 들어 올린다.

어퍼 보디 앤드 암

윗몸과 팔 들기 UPPER BODY AND ARMS

머리와 양팔을 들어 올리면서 중심근육(코어근육)을 좀 더 긴장시키는 데 초점을 맞춘다. 이 응용 동작을 할 때에는 허리뼈(요추)가 펴지지 않도록 주의해야 한다.

준비 단계
엎드려서 척주와 골반을 중립으로 한다. 양다리를 엉덩관절 너비로 벌린다. 양팔은 옆으로 벌려 팔꿈치관절을 굽히고 아래팔은 매트에 댄 채 손바닥이 아래를 향하게 한다. 목을 반드시 길게 늘여야 한다.

1단계
날숨을 쉬면서 가슴, 목, 머리를 양팔과 함께 매트에서 들어 올린 후 자세를 유지한 채 들숨을 쉰다.

2단계
날숨을 쉬며 가슴, 목, 머리, 양팔을 매트에 내린다. 6~8회 반복한다.

스완 다이브 프레퍼레이션
백조 다이빙 준비 운동 SWAN DIVE PREPARATION

척주의 길이를 유지해서 허리뼈에 압박이 가해지지 않도록 하고, 양다리를 뒤로 쭉 뻗어야 한다. 몸을 앞으로 굴리면서 다리 자세를 그대로 유지해야 하며, 중심근육과 볼기근(둔근)을 이용해 지지력을 높여야 한다. 양팔은 윗몸을 가볍게 받치기만 해야 한다.

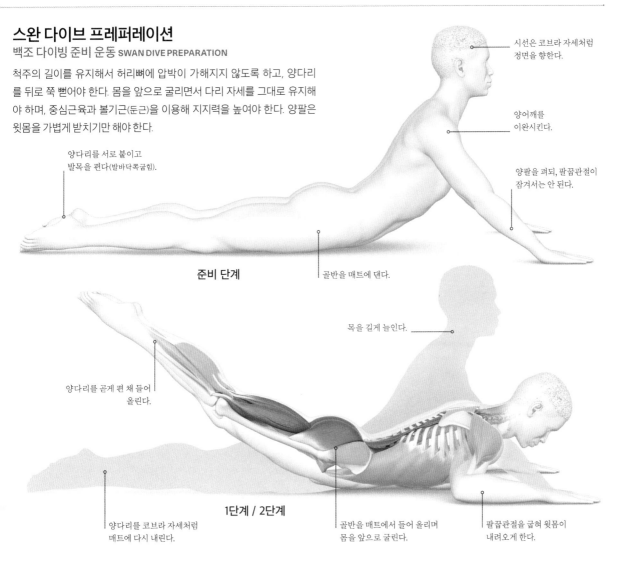

시선은 코브라 자세처럼 정면을 향한다.

양어깨를 이완시킨다.

양팔을 펴되, 팔꿈관절이 잠겨서는 안 된다.

양다리를 서로 붙이고 발목을 편다(발바닥쪽굽힘).

준비 단계

골반을 매트에 댄다.

목을 길게 늘인다.

양다리를 곧게 편 채 들어 올린다.

1단계 / 2단계

양다리를 코브라 자세처럼 매트에 다시 내린다.

골반을 매트에서 들어 올리며 몸을 앞으로 굴린다.

팔꿈관절을 굽혀 윗몸이 내려오게 한다.

준비 단계
매트에 엎드려 몸통을 코브라(170쪽 참고) 자세처럼 들어 올린다.

1단계
날숨을 쉬면서 팔꿈관절을 굽혀 윗몸(상체)이 매트 쪽으로 내려오게 한다. 가슴우리와 가슴을 바닥에 대며 몸을 앞으로 굴린다. 동시에 양다리를 편 채 들어 올린다.

2단계
들숨을 쉬면서 몸을 되굴려 코브라 자세로 돌아온다. 양손으로 윗몸을 밀어올리면서 가슴을 들고, 양다리는 매트에 내린다. 동작을 6회까지 반복한다.

" "

몸을 앞뒤로 흔들거리면서 일정한 동작 리듬을 지속하려면 자세를 강하게, 호흡을 고르게 유지해야 한다.

원 레그 킥 외다리 뒤차기 ONE LEG KICK

이 다리 동작은 주로 볼기근(둔근)과 넙다리뒤근육(햄스트링)을 강화한다. 아울러 엉덩이 근육과 넙다리네갈래근(대퇴사두근)을 늘인다. 척주가 다리 움직임의 영향을 받지 않으려면 골반이 안정되어야 한다. 다리(하지) 근력과 골반 뒷부분 근육의 안정성을 키워야 하는 사람에게 매우 적합한 운동이다.

동작의 핵심

머리의 정수리부터 꼬리뼈(미추)까지 최대한 늘어나도록 척주를 길게 늘이고, 척주와 중심근육(코어근육) 간의 연결성에 초점을 맞춘다. 중심근육을 계속 긴장시킴으로써 몸통 전체와 골반 부위의 자세가 흐트러지지 않아 허리가 압박되지 않도록 한다. 동작 내내 앞팔 근육도 신장시켜서 매트를 강하게 짚어 몸을 안정시킨다. 등 윗부분 근육도 활성화해 가슴을 펴서 들어 올린다. 가슴을 들어 올리기 어렵다면 머리를 아래팔 위에 올리는 변경된 동작으로 시작할 수 있다.

구분
- ●-- 관절
- ○- 근육
- ● 긴장한 채 짧아진다.
- ● 긴장한 채 길어진다.
- ● 긴장하지 않고 길어진다.
- ● 움직임도 길이 변화도 없다.

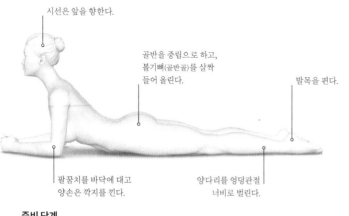

시선은 앞을 향한다.

골반을 중립으로 하고, 볼기뼈(골반꼴)를 살짝 들어 올린다.

발목을 편다.

팔꿈치를 바닥에 대고 양손은 깍지를 낀다.

양다리를 엉덩관절 너비로 벌린다.

준비 단계
엎드려서 가슴을 들어 올린다. 양쪽 팔꿈관절(주관절)을 어깨관절(견관절) 밑에 위치시켜서 어깨관절보다 조금 넓게 벌린다. 척주를 길게 늘이고 가슴우리(흉곽)와 볼기뼈 앞부분을 매트에서 들어 올린다. 양다리를 엉덩관절 너비로 벌린 채 쭉 펴고, 발목도 편다. 양손은 앞으로 내밀어 깍지를 낀다.

응용 동작:
모디파이드 원 레그 킥

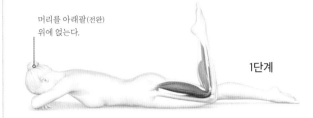

머리를 아래팔(전완)
위에 얹는다.

1단계

준비 단계
엎드려서 양쪽 아래팔을 아래위로 겹치게 해 그 위에 이마를 얹는다.
골반과 척주를 중립으로 한다. 양다리를 엉덩관절(고관절) 너비로 벌려
쭉 뻗고 발목을 편다(발바닥쪽굽힘).

1단계
날숨(호기)을 쉬면서 왼쪽 무릎을 굽혀 발꿈치를 궁둥이 쪽으로 들어 올린다.
그러고 나서 다리를 폈다가 굽히는 동작을 3회 반복한다.

2단계
들숨(흡기)을 쉬면서 왼쪽 다리를 매트에 내린다. 오른쪽 다리에 동작을
반복하고 나서, 다리를 바꿔 가며 연속 동작으로 6회 반복한다.

윗몸(상체)

목뼈(경추) 폄근은 목을 펴고 목뼈 굽힘근은
머리를 지지한다. 큰가슴근을 늘여 가슴을
편다. 아래 등세모근(승모근)은 어깨뼈(견갑골)를
들이고(뒤당김) 앞톱니근(전거근)은 어깨뼈를
안정시킨다.

엉덩갈비근(장늑근)
목널판근(경판상근)
앞 어깨세모근(삼각근)
가운데 어깨세모근(삼각근)
큰가슴근(대흉근)
위팔근(상완근)

넓적다리(대퇴)와 종아리(하퇴)

볼기근(둔근)은 골반을 안정시킨다. 넙다리뒤근육이 긴장하면
무릎관절(슬관절)이 굽고 엉덩관절 굽힘근과 넙다리네갈래근은
늘어난다. 장딴지 근육이 발목을 펴면 발목관절(족관절)
등쪽굽힘근(배측굴근)이 늘어난다.

긴종아리근(장비골근)
장딴지근(비복근)
큰볼기근(대둔근)
넙다리두갈래근(대퇴이두근) 긴갈래(장두)
넙다리근막긴장근(대퇴근막장근)
가쪽넓은근(외측광근)

1단계
날숨을 쉬면서 왼쪽 무릎을 굽혀 발꿈치를 왼쪽 궁둥이 쪽으로
올린다. 그러고 나서 다리를 펴고 굽히는 동작을 3회 반복한다.
들숨을 쉬면서 왼쪽 다리를 매트에 내린다. 오른쪽 다리에 동작을
반복하고 나서, 다리를 바꿔 가며 연속 동작으로 6회 반복한다.

옆에서 비스듬히 본 모습

더블 레그 킥 양다리 뒤차기 DOUBLE LEG KICK

이 전신 활성화 운동은 가슴을 펼 뿐만 아니라 등 윗부분 근육과 엉덩관절 폄근을 강화한다.
동작의 일정한 리듬을 유지하려면 윗몸과 아랫몸 사이의 협응이 잘 이루어져야 한다.

동작의 핵심

중심근육(코어근육)을 활성화하고 윗몸(상체)과 아랫몸(하체)를 따로 움직이는
법을 익혀서 동작 내내 골반을 수평으로 유지해야 한다. 다리를 내리면서
넙다리뒤근육(햄스트링)을 최대한 이용하는지, 골반이 기울지 않는지 확인해야
한다. 2단계에서는 가슴을 들어 올려 목이 척주와 일직선을 이루게 함으로써
목에 과다폄(과신전)이나 과도긴장이 일어나지 않도록 주의해야 한다.

구분

- ●--- 관절
- ○─ 근육
- ● 긴장한 채 짧아진다.
- ● 긴장한 채 길어진다.
- ● 긴장하지 않고 길어진다.
- ● 움직임도 길이 변화도 없다.

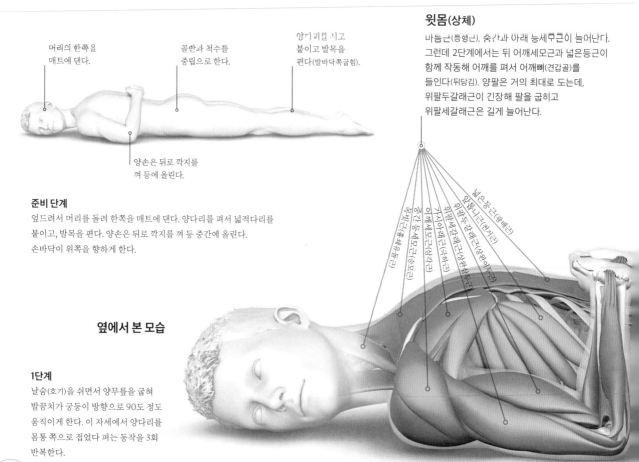

머리의 한쪽을 매트에 댄다.

골반과 척수를 중립으로 한다.

양 무릎을 펴고 붙이고 발목을 편다(발바닥쪽굽힘).

양손은 뒤로 깍지를 껴 등에 올린다.

준비 단계

엎드려서 머리를 돌려 한쪽을 매트에 댄다. 양다리를 펴서 넓적다리를
붙이고, 발목을 편다. 양손은 뒤로 깍지를 껴 등 중간에 올린다.
손바닥이 위쪽을 향하게 한다.

윗몸(상체)

바름근(등세움근), 숨가과 아래 능세무근이 늘어난다.
그런데 2단계에서는 뒤 어깨세모근과 넓은등근이
함께 작동해 어깨를 펴서 어깨뼈(견갑골)를
들인다(뒤당김). 양팔은 거의 최대로 도는데,
위팔두갈래근이 긴장해 팔을 굽히고
위팔세갈래근은 길게 늘어난다.

옆에서 본 모습

1단계

날숨(호기)을 쉬면서 양무릎을 굽혀
발꿈치가 궁둥이 방향으로 90도 정도
움직이게 한다. 이 자세에서 양다리를
몸통 쪽으로 접었다 펴는 동작을 3회
반복한다.

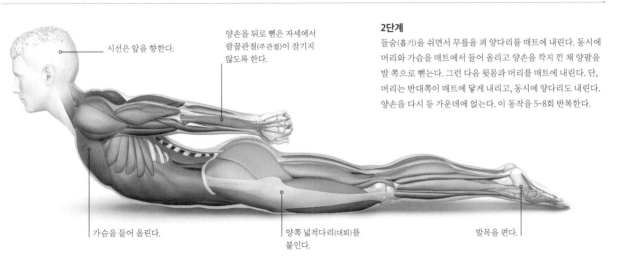

시선은 앞을 향한다.

양손을 뒤로 뻗은 자세에서 팔꿈치관절(주관절)이 잠기지 않도록 한다.

2단계

들숨(흡기)을 쉬면서 무릎을 펴 양다리를 매트에 내린다. 동시에 머리와 가슴을 매트에서 들어 올리고 양손을 깍지 낀 채 양팔을 발 쪽으로 뻗는다. 그런 다음 윗몸과 머리를 매트에 내린다. 단, 머리는 반대쪽이 매트에 닿게 내리고, 동시에 양다리도 내린다. 양손을 다시 등 가운데에 얹는다. 이 동작을 5~8회 반복한다.

가슴을 들어 올린다.

양쪽 넓적다리(대퇴)를 붙인다.

발목을 편다.

다리(하지)

볼기근(둔근)이 긴장해 골반을 안정시킨다. 넙다리뒤근육이 긴장해 무릎관절(슬관절)을 굽히고, 엉덩관절 굽힘근과 넙다리네갈래근(대퇴사두근)은 늘어난다. 장딴지 근육이 긴장해 발목을 펴면 발목관절(족관절) 등쪽굽힘근(배측굴근)이 늘어난다.

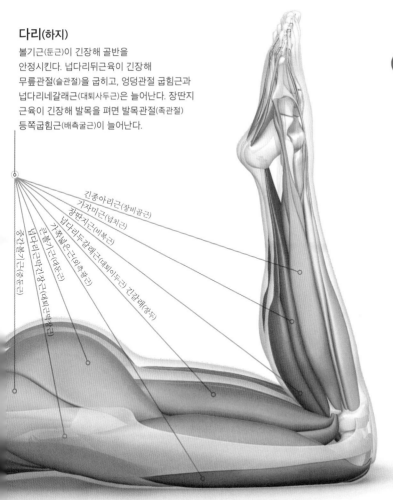

긴종아리근(장비골근)

가자미근(넙치근)

장딴지근(비복근)

넙다리두갈래근(대퇴이두근) 긴갈래(장두)

큰볼기근(대둔근)

넙다리근막긴장근(대퇴근막장근)

중간볼기근(중둔근)

> **! 주의 사항**
>
> 허리통증(요통)이 있으면 권하지 않는다. 폄(신전) 중심 동작이라서 스파인 스트레칭(164쪽 참고) 같은 굽힘(굴곡) 중심의 동작으로 완충할 수 있다.

> 66 99
>
> 호흡을 움직임에 맞추는 데 주의를 기울이면 동작의 일정한 리듬과 흐름을 유지할 수 있다.

시저스 가위 자세 SCISSORS

**벌린 가위 모양 같은 다리 자세에서 이름이
유래했으며** 중심근육(코어근육)과 골반의
안정성을 향상하는 중요한 필라테스 동작이다.
거꾸로 선 자세로 긴 다리 지렛대를 이용하기 때문에
상급 동작이지만, 좀 더 쉽게 할 수 있게 변경된 몇 가지
응용 동작이 있다.

동작의 핵심

다리를 움직이기 전에 준비 단계에서 균형을 잡고 안정감을
느낄 수 있어야 한다. 양다리를 서로 반대 방향으로 똑같이
뻗어야 한다. 몸무게가 양쪽 어깨뼈(견갑골)에 걸쳐 고르게
분산되는지 확인해야 하고 머리나 목에 몸무게가 실려서는
안 된다. 중심근육을 이용해 몸통 자세를 유지해야 하고
양손에 몸을 기대서는 안 된다.

> ### 주의 사항
> 허리통증이 있다면 싱글 레그 리프트와
> 리시프로컬 레그는 매우 적합한 응용
> 동작이 될 수 있다. 1단계 동작(80쪽 참고)과
> 리시프로컬 와이드 레그 익스텐디드(81쪽
> 참고) 동작을 하려면 넙다리뒤근육을
> 충분히 늘일 수 있어야 한다.

윗몸(상체)과 몸통
큰가슴근과 잎톱니근는 가슴을 편다
척주 폄근이 약간 긴장한 채 늘어나면서
몸통 들어 올리는 것을 돕는다. 배 근육이
수축해 자세를 유지한다.

배바깥빗근(외복사근)
앞톱니근(전거근)
엉덩갈비근(장늑근)
큰가슴근(대흉근)
어깨세모근(삼각근)
돌림근(회전근육)

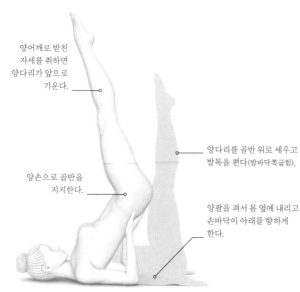

양어깨로 받친
자세를 취하면
양다리가 앞으로
기운다.

양손으로 골반을
지지한다.

양다리를 골반 위로 세우고
발목을 편다(발바닥쪽굽힘).

양팔을 펴서 몸 옆에 내리고
손바닥이 아래를 향하게
한다.

준비 단계
매트에 누워서 엉덩관절(고관절)과 무릎관절(슬관절)을 굽혀 더블 테이블 톱
자세를 취한다. 양다리를 위로 펴서 들숨(흡기)을 쉰 후 골반을 들어 올린다.
몸무게가 양쪽 어깨뼈에 실리도록 하고 양손으로 골반을 지지한다.

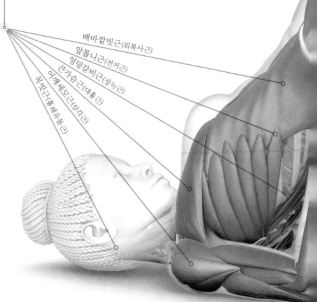

1단계
날숨(호기)을 쉬면서 양다리를 떼어 한쪽 다리는 머리 위
앞쪽으로, 반대쪽 다리는 몸통에서 먼 쪽으로 뻗는다.

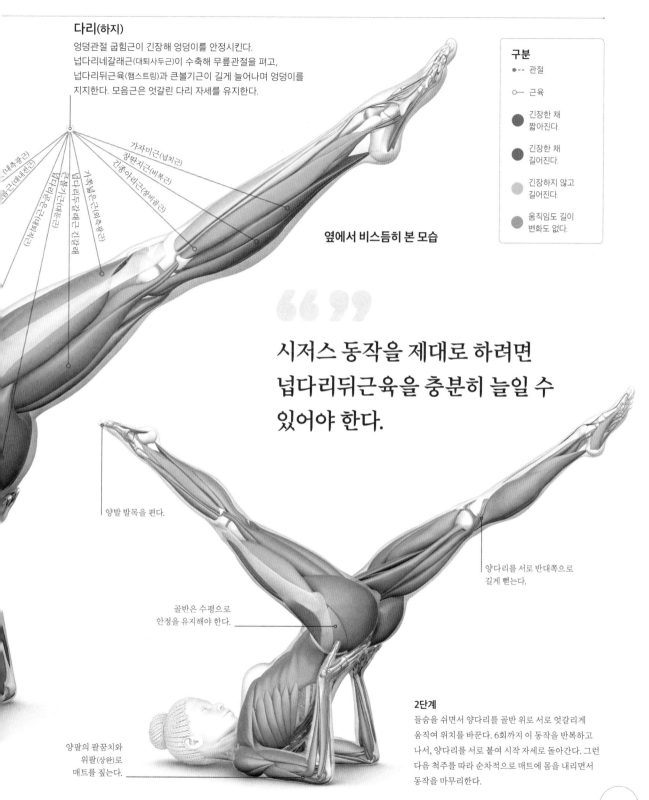

다리(하지)

엉덩관절 굽힘근이 긴장해 엉덩이를 안정시킨다.
넙다리네갈래근(대퇴사두근)이 수축해 무릎관절을 펴고,
넙다리뒤근육(햄스트링)과 큰볼기근이 길게 늘어나며 엉덩이를
지지한다. 모음근은 엇갈린 다리 자세를 유지한다.

가자미근(넙치근)
장딴지근(비복근)
긴종아리근(장비골근)

넙다리빗근(봉공근)
넙다리두갈래근(대퇴이두근)
반막모양근(반막상근)
반힘줄모양근(반건상근)
넓은근(외측광근)
곧은근(대퇴직근)

옆에서 비스듬히 본 모습

구분

-●-- 관절

-○- 근육

● 긴장한 채
짧아진다.

● 긴장한 채
길어진다.

○ 긴장하지 않고
길어진다.

● 움직임도 길이
변화도 없다.

> ❝❞
> 시저스 동작을 제대로 하려면
> 넙다리뒤근육을 충분히 늘일 수
> 있어야 한다.

양발 발목을 편다.

**양다리를 서로 반대쪽으로
길게 뻗는다.**

**골반은 수평으로
안정을 유지해야 한다.**

**양팔의 팔꿈치와
위팔(상완)로
매트를 짚는다.**

2단계

들숨을 쉬면서 양다리를 골반 위로 서로 엇갈리게
움직여 위치를 바꾼다. 6회까지 이 동작을 반복하고
나서, 양다리를 서로 붙여 시작 자세로 돌아간다. 그런
다음 척주를 따라 순차적으로 매트에 몸을 내리면서
동작을 마무리한다.

» 응용 동작

기본 시저스 동작의 거꾸로 서는 자세를 취하지 않고 다리를 교대로 움직이는 법을 익힐 수 있다. 따라서 초심자에게(특히 처음 두 동작), 또는 거꾸로 서는 자세를 취할 수 없거나 취해서는 안 된다는 조언을 들은 경우, 이를테면 임신부, 고혈압이나 척추 문제가 있는 사람에게 적합한 동작이다.

구분
● 1차 목표 근육 ● 2차 목표 근육

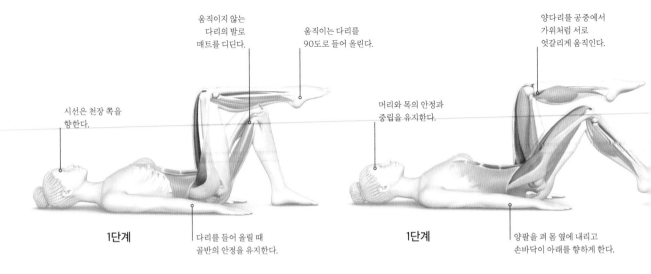

움직이지 않는 다리의 발로 매트를 디딘다.

움직이는 다리를 90도로 들어 올린다.

시선은 천장 쪽을 향한다.

1단계

다리를 들어 올릴 때 골반의 안정을 유지한다.

양다리를 공중에서 가위처럼 서로 엇갈리게 움직인다.

머리와 목의 안정과 중립을 유지한다.

1단계

양팔을 펴 몸 옆에 내리고 손바닥이 아래를 향하게 한다.

싱글 레그 리프트
외다리 들기 SINGLE LEG LIFTS

중심근육(코어근육)과 골반의 안정성 향상을 위한 입문용 운동으로 적합하다. 다리를 매트에서 들어 올리는 것은 열린 사슬 운동이므로 누구나 자신에게 맞는 방식으로 부하를 조절할 수 있다.

준비 단계
등을 대고 누워 양무릎을 굽히고, 양발은 엉덩관절(고관절) 너비로 벌린 채 바닥을 디딘다. 양팔은 몸 옆에 내리고 손바닥이 아래를 향하게 한다.

1단계
날숨(호기)을 쉬면서 한쪽 다리를 들어 올려 테이블 톱 자세를 취한다. 움직이는 다리는 90도로 굽히고, 움직이지 않는 다리는 매트를 디딘다.

2단계
들숨(흡기)을 쉬면서, 들었던 다리를 매트로 다시 내린다. 다리를 바꿔 가며 연속 동작으로 8~10회 반복한다.

리시프로컬 레그
양다리 교대로 들기 RECIPROCAL LEGS

여기서처럼 양다리를 지속적으로 움직이면 중심근육이 단련되므로, 계속 움직이면 지구력이 강화된다. 난이도를 낮추려면 발로 몸통에서 가까운 곳을 디디고, 난이도를 높이려면 몸통에서 먼 곳을 디디면 된다.

준비 단계
매트에 누워 양무릎을 굽힌다. 다리를 하나씩 들어 올려 더블 테이블 톱 자세를 취한다.

1단계
날숨을 쉬며 한쪽 발을 매트 쪽으로 내린다. 그 다리를 테이블 톱 자세로 되돌리면서 동시에 반대쪽 다리를 내리면 양다리가 가위처럼 서로 엇갈려 움직인다.

2단계
가위 동작을 날숨을 쉬며 2회, 들숨을 쉬며 2회 실시하되, 다리를 바꿔 가며 연속으로 8~10회 반복한다.

66 99

시저스 동작은 굽힌 다리의 뒷부분과 편 다리의 앞부분을 함께 늘이므로 엉덩이와 다리의 가동성 향상에 유용하다.

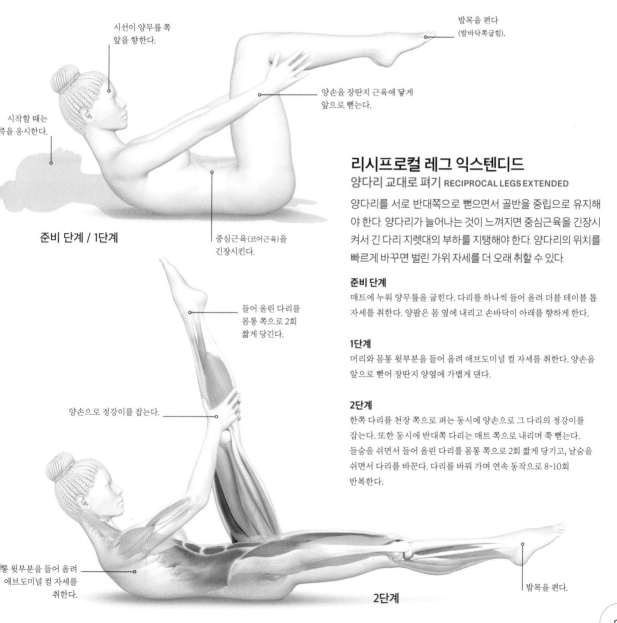

시선이 양무릎 쪽 앞을 향한다.

발목을 편다 (발바닥쪽굽힘).

양손을 장딴지 근육에 닿게 앞으로 뻗는다.

시작할 때는 ~쪽을 응시한다.

준비 단계 / 1단계

중심근육(코어근육)을 긴장시킨다.

들어 올린 다리를 몸통 쪽으로 2회 짧게 당긴다.

양손으로 정강이를 잡는다.

~통 윗부분을 들어 올려 애브도미널 컬 자세를 취한다.

2단계

발목을 편다.

리시프로컬 레그 익스텐디드
양다리 교대로 펴기 RECIPROCAL LEGS EXTENDED

양다리를 서로 반대쪽으로 뻗으면서 골반을 중립으로 유지해야 한다. 양다리가 늘어나는 것이 느껴지면 중심근육을 긴장시켜서 긴 다리 지렛대의 부하를 지탱해야 한다. 양다리의 위치를 빠르게 바꾸면 벌린 가위 자세를 더 오래 취할 수 있다.

준비 단계
매트에 누워 양무릎을 굽힌다. 다리를 하나씩 들어 올려 더블 테이블 톱 자세를 취한다. 양팔은 몸 옆에 내리고 손바닥이 아래를 향하게 한다.

1단계
머리와 몸통 윗부분을 들어 올려 애브도미널 컬 자세를 취한다. 양손을 앞으로 뻗어 장딴지 양옆에 가볍게 댄다.

2단계
한쪽 다리를 천장 쪽으로 펴는 동시에 양손으로 그 다리의 정강이를 잡는다. 또한 동시에 반대쪽 다리는 매트 쪽으로 내리며 쭉 뻗는다. 들숨을 쉬면서 들어 올린 다리를 몸통 쪽으로 2회 짧게 당기고, 날숨을 쉬면서 다리를 바꾼다. 다리를 바꿔 가며 연속 동작으로 8~10회 반복한다.

바이시클 자전거 타기 자세 BICYCLE

자전거 타는 움직임을 모방한 것으로 필라테스 동작 목록 중
시저스(78쪽 참고)를 그대로 발전시킨 동작이다. 거꾸로 선 자세에서
골반과 중심근육(코어근육)의 안정성을 강화한다. 긴 다리 지렛대인
양다리의 협응이 필요해 상급 동작에 해당한다.

동작의 핵심

몸통의 자세를 안정시키기 위해 중심근육과 골반의 연결성에 초점을 맞춘다. 들어 올린
다리와 가슴 사이의 공간을 유지해야 그 다리가 몸통 쪽으로 내려오지 않고 무릎이
굽지도 않는다. 위팔(전완)로 매트를 짚어 안정성을 높임으로써 뒤빗슬링(후사슬링, 18쪽
참고)을 활성화해야 한다. 양쪽 다리 연속 동작으로 한쪽 다리당 5회를 실시해야 한다.
어깨로 몸을 받치는 데 어려움이 있는 사람은 변경된 동작으로 시작할 수 있다.

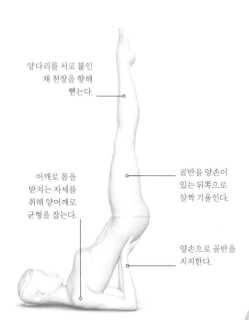

양다리를 서로 붙인
채 천장을 향해
뻗는다.

어깨로 몸을
받치는 자세를
취해 양어깨로
균형을 잡는다.

골반을 양손이
있는 뒤쪽으로
살짝 기울인다.

양손으로 골반을
지지한다.

준비 단계
매트에 누워서 엉덩관절과 무릎관절을 굽혀 더블 테이블 톱
자세를 취한다. 넓적다리(대퇴)가 매트와 수직을 이룬다. 양다리를
골반 위로 뻗고 들숨을 쉰 다음, 골반과 척추를 서서히 들어 올려
어깨뼈(견갑골)에 몸무게를 싣는다. 양손으로 골반을 받친다.

윗몸(상체)
목뼈(경추) 굽힘근은 긴장하고 목뼈
폄근은 늘어난다. 뒤 어깨세모근,
넓은등근(광배근), 큰원근(대원근)은
어깨관절(견관절)을 편다. 큰가슴근과
앞톱니근은 가슴을 편다.

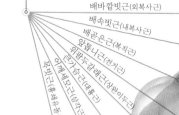

배바깥빗근(외복사근)
배속빗근(내복사근)
배곧은근(복직근)
앞톱니근(전거근)
위팔두갈래근(상완이두근)
큰가슴근(대흉근)
어깨세모근(삼각근)
넓은등근(광배근)

다리(하지)

편 다리 쪽의 엉덩관절 굽힘근은 긴장해서 엉덩관절을
안정시키고, 굽힌 다리 쪽의 엉덩관절 굽힘근은 긴장한 채
늘어난다. 편 다리의 넙다리네갈래근(대퇴사두근)은 수축해서
무릎관절을 펴고 넙다리뒤근육(햄스트링)과 볼기근(둔근)은
엉덩관절을 지지한다. 굽힌 다리의 넙다리뒤근육은 긴장해서
아리(하퇴)를 굽힌다. 모음근은 긴장해서 양다리를 안정시키고
장딴지 근육은 수축해서 발목을 편다(발바닥쪽굽힘).

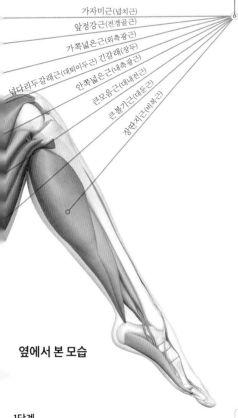

- 가자미근(넙치근)
- 앞정강근(전경골근)
- 가쪽넓은근(외측광근)
- 넙다리두갈래근(대퇴이두근) 긴갈래(장두)
- 안쪽넓은근(내측광근)
- 큰모음근(대내전근)
- 큰볼기근(대둔근)
- 장면지근(비복근)

옆에서 본 모습

1단계
날숨(호기)을 쉬면서 양다리를 떼어 왼쪽 다리는
매트 방향으로 내리고 오른쪽 다리는 몸통 방향
머리 위로 올린다. 그런 다음 왼쪽 무릎을 굽혀서
발꿈치를 궁둥이 쪽으로 움직이고, 오른쪽 다리는
위로 뻗은 자세를 유지한다.

2단계
들숨(흡기)을 쉬면서 왼쪽 무릎을 몸통 쪽으로
당겨 왼쪽 엉덩이 위에 위치시킨다. 동시에 오른쪽
다리를 매트 방향으로 내린다. 그런 다음 오른쪽
무릎을 굽히고 왼쪽 다리를 위로 뻗어 자전거 타는
다리 동작을 연속으로 흉내낸다.

구분
- ●--- 관절
- ○─ 근육
- ● 긴장한 채 짧아진다.
- ● 긴장한 채 길어진다.
- ● 긴장하지 않고 길어진다.
- ● 움직임도 길이 변화도 없다.

응용 동작:
모디파이드 바이시클

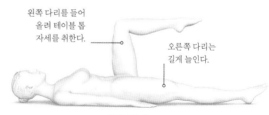

왼쪽 다리를 들어
올려 테이블 톱
자세를 취한다.

오른쪽 다리는
길게 늘인다.

준비 단계

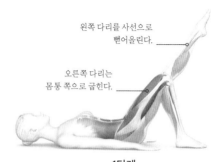

왼쪽 다리를 사선으로
뻗어올린다.

오른쪽 다리는
몸통 쪽으로 굽힌다.

1단계

준비 단계
매트에 누워서 척주와 골반을 중립으로 하고 엉덩관절(고관절)과
무릎관절(슬관절)을 굽힌다. 양발은 펴서 매트를 디딘다. 왼쪽
다리는 들어 올려 테이블 톱 자세를 취하고 오른쪽 다리는 매트
위에 길게 늘인다.

1단계
날숨을 쉬면서 왼쪽 다리를 사선으로 뻗어올리고, 동시에 오른쪽
다리는 몸통 쪽으로 굽혀 발꿈치를 궁둥이 쪽으로 움직인다.

2단계
들숨을 쉬면서 왼쪽 다리는 테이블 톱 자세로, 오른쪽 다리는
매트 위에 편 자세로 되돌린다. 6~8회 반복하고 나서 다리를
바꿔 반대쪽에도 실시한다.

> **! 주의 사항**
> 허리통증이나 목통증이 있거나 넙다리뒤근육을 충분히
> 늘일 수 없는 경우, 이 동작을 해서는 안 된다. 골반을 기울여
> 허리에 과도긴장을 유발할 수 있다.

숄더 브리지
어깨 브리지 SHOULDER BRIDGE

거의 모든 근육 슬링을 단련하며 초심자나 숙련자 모두 쉽게 할 수 있다. 척주를 순차적으로 가동하며, 움직이는 내내 중심근육을 강화한다. 볼기근(둔근) 또한 근력과 지구력이 늘어난다.

동작의 핵심

골반을 들어 올리는 움직임으로 시작해 중립 브리지 자세를 취한다. 그러면 가슴과 엉덩이가 펴지고 몸 뒷부분 전체의 근육이 활성화된다. 과도긴장이 일어날 수 있으므로 허리뼈(요추)를 지나치게 펴서는 안 된다. 몸무게를 어깨뼈(견갑골)에 실어야 하지만 목을 긴장시켜서는 안 된다. 양무릎 사이에 블록을 끼우면 안정성을 높일 수 있으며, 양손으로 매트를 강하게 짚어 몸 뒷부분의 지지력을 높일 수도 있다. 양발을 움직여 더 멀리 디디면 넙다리뒤근육(햄스트링)을 더 비스듬하게 낮춰 강화할 수 있다.

> ❝❞
> ## 숄더 브리지 동작은 중심근육을 강화하므로 신체 자세를 향상하고 허리통증을 완화할 수 있다.

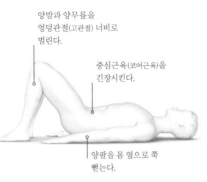

양발과 양무릎을 엉덩관절(고관절) 너비로 벌린다.

중심근육(코어근육)을 긴장시킨다.

양팔을 몸 옆으로 쭉 뻗는다.

준비 단계 1
누워서 양무릎과 양발을 엉덩관절 너비로 벌리고 양팔은 몸 옆에 내린다. 손바닥은 바닥 쪽을 향하게 하고 머리와 목은 중립으로 한다. 중심근육을 부드럽게 긴장시킨다.

몸이 목부터 무릎까지 사선을 이루게 한다.

중심근육을 긴장시켜 브리지 자세를 유지한다.

준비 단계 2
날숨(호기)을 쉬고, 몸무게가 어깨뼈에 실릴 때까지 척주를 한 마디씩 천천히 매트에서 들어 올려 몸이 사선을 이루게 한다.

아랫몸(하체)
넙다리뒤근육이 길게 늘어나, 들어 올려진 다리를 안정시킨다. 장딴지 근육이 수축해 발목을 편다. 넙다리네갈래근(대퇴사두근)이 활성화돼 종아리(하퇴)를 안정시키고, 모음근(내전근)이 긴장해 양쪽 넓적다리(대퇴)를 나란히 한다. 볼기근이 긴장해 브리지 자세를 유지한다.

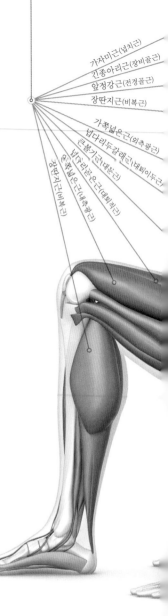

가자미근(넙치근)
긴종아리근(장비골근)
앞정강근(전경골근)
장딴지근(비복근)

가쪽넓은근(외측광근)
넙다리두갈래근(대퇴이두근)
큰볼기근(대둔근)
넙다리곧은근(대퇴직근)
중간볼기근(중둔근)
장딴지근(비복근)

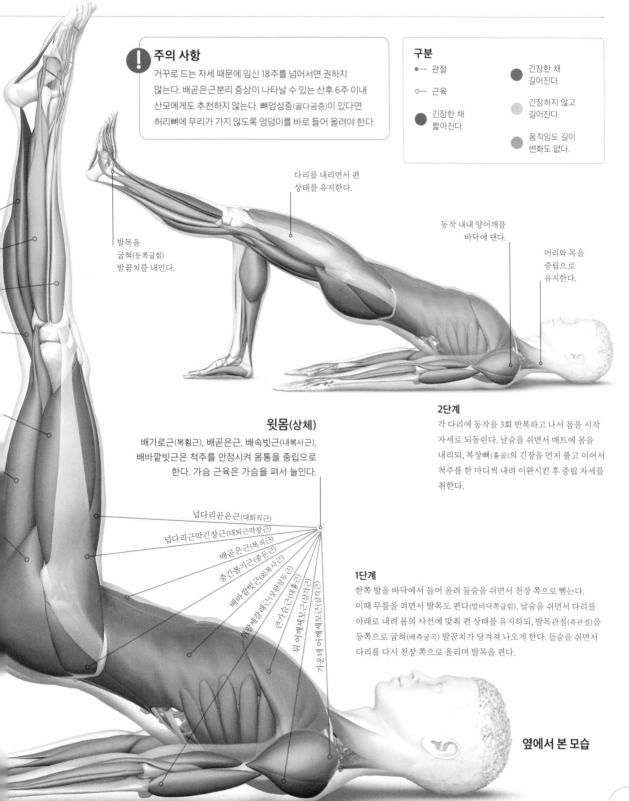

다리를 내리면서 편
상태를 유지한다.

동작 내내 양어깨를
바닥에 댄다.

발목을
굽혀(등쪽굽힘)
발꿈치를 내민다.

머리와 목을
중립으로
유지한다.

2단계

각 다리에 동작을 3회 반복하고 나서 몸을 시작
자세로 되돌린다. 날숨을 쉬면서 매트에 몸을
내리되, 복장뼈(흉골)의 긴장을 먼저 풀고 이어서
척주를 한 마디씩 내려 이완시킨 후 중립 자세를
취한다.

윗몸(상체)

배가로근(복횡근), 배곧은근, 배속빗근(내복사근),
배바깥빗근은 척주를 안정시켜 몸통을 중립으로
한다. 가슴 근육은 가슴을 펴서 늘인다.

넙다리곧은근(대퇴직근)

넙다리근막긴장근(대퇴근막장근)

배곧은근(복직근)

중간볼기근(중둔근)

배바깥빗근(외복사근)

위뒤톱니근(상후거근)

큰가슴근(대흉근)

가운데어깨세모근(삼각근)

뭇갈래근(다열근)

아래어깨세모근(삼각근)

1단계

한쪽 발을 바닥에서 들어 올려 들숨을 쉬면서 천장 쪽으로 뻗는다.
이때 무릎을 펴면서 발목도 편다(발바닥굽힘). 날숨을 쉬면서 다리를
아래로 내려 몸의 사선에 맞춰 편 상태를 유지하되, 발목관절(족관절)을
등쪽으로 굽혀(배측굴곡) 발꿈치가 당겨져 나오게 한다. 들숨을 쉬면서
다리를 다시 천장 쪽으로 올리며 발목을 편다.

옆에서 본 모습

» 응용 동작

다음 응용 동작들은 숄더 브리지 동작의 움직임을 하나하나
연습하고, 지구력을 키우고, 가쪽 볼기근을 강화해 나중에는
기본 동작보다 낮은 난이도로 한쪽 다리에 실시한다. 아래의
움직임 각각은 중심근육, 볼기근, 다리 근육을 모두 긴장시키는
필라테스 동작들의 핵심 요소이다.

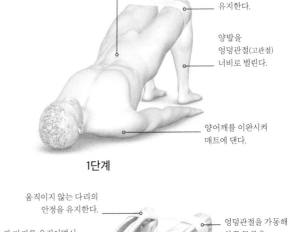

중심근육(코어근육)을
긴장시켜 움직임을 준비한다.

동작 내내 저항
밴드를 팽팽하게
유지한다.

양발을
엉덩관절(고관절)
너비로 벌린다.

양어깨를 이완시켜
매트에 댄다.

1단계

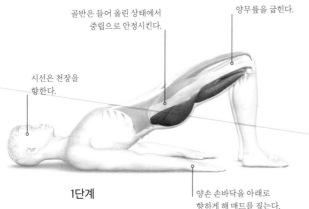

골반은 들어 올린 상태에서
중립으로 안정시킨다.

양무릎을 굽힌다.

시선은 천장을
향한다.

움직이지 않는 다리의
안정을 유지한다.

엉덩관절을 가동해
한쪽 무릎을
바깥쪽으로
움직인다.

각 다리를 움직이면서
중심근육의 긴장을
유지한다.

1단계

양손 손바닥을 아래로
향하게 해 매트를 짚는다.

양어깨를 이완시켜
매트에 댄다.

2단계

베이직 숄더 브리지
기본 어깨 브리지 BASIC SHOULDER BRIDGE

척추 가동성에 초점을 맞춰 척추 전체를 한 번에 움직이지 않고 순
차적으로 움직이는 방법을 터득하도록 한다. 척추에 벨크로 테이프
를 붙였다고 상상해 척추를 순차적으로 들어 올렸다가 내리면 된다.

준비 단계
양무릎과 양발을 엉덩관절 너비로 벌리고 양팔은 몸 옆에 내린 채 중립
자세로 시작한다. 머리와 목이 중립인지 확인하고 중심근육을 부드럽게
긴장시킨다.

1단계
날숨(호기)을 쉬면서 허리를 부드럽게 매트 쪽으로 굽이지게 해 척추를 한
마디씩 매트에서 들어 올린 후 어깨뼈(견갑골)에 몸무게를 싣는다.

2단계
들숨(흡기)을 쉬어 자세를 유지했다가, 날숨을 쉬며 다시 척추를 한 마디씩
매트에 내린다. 이것을 연속 동작으로 6회 반복한다.

힙 애브덕션
엉덩관절 벌림 HIP ABDUCTIONS

저항 밴드를 이용하므로 엉덩관절 가쪽돌림근 양옆에서 가해지는
부하가 늘어난다. 한쪽 다리는 엉덩관절을 벌리려고(외전) 저항에 맞
서 밴드를 가쪽으로 밀고, 반대쪽 다리는 저항 밴드에 당겨지지 않
으려고 고정된 자세로 버티기 때문이다.

준비 단계
저항 밴드를 양무릎 바로 위 넓적다리(대퇴)에 건다. 양무릎과 양발을
엉덩관절 너비로 벌리고 양팔은 펴서 몸 옆에 내린 채 중립 자세로 시작한다.

1단계
척추를 한 마디씩 매트에서 들어 올려 몸무게를 양쪽 어깨뼈에 싣는다.
저항 밴드는 계속 팽팽하게 유지하고 들숨을 쉬며 이 자세를 유지한다.

2단계
날숨을 쉬며 엉덩관절을 가동해, 한쪽 무릎을 바깥쪽으로 최대한 멀리
움직이면서 몸통과 골반의 안정을 유지한다. 들숨을 쉬면서 다리를 시작
위치로 되돌리고, 다리를 바꿔 가며 6회 반복한다.

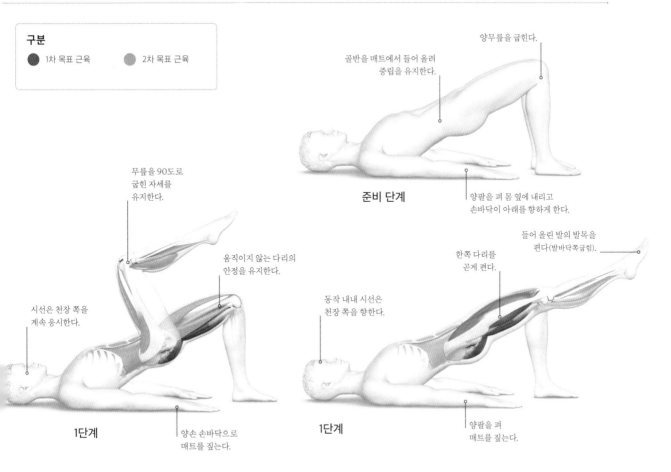

구분
● 1차 목표 근육　　● 2차 목표 근육

양무릎을 굽힌다.

골반을 매트에서 들어 올려
중립을 유지한다.

준비 단계

양팔을 펴 몸 옆에 내리고
손바닥이 아래를 향하게 한다.

무릎을 90도로
굽힌 자세를
유지한다.

움직이지 않는 다리의
안정을 유지한다.

들어 올린 발의 발목을
편다(발바닥쪽굽힘).

한쪽 다리를
곧게 편다.

시선은 천장 쪽을
계속 응시한다.

동작 내내 시선은
천장 쪽을 향한다.

1단계

양손 손바닥으로
매트를 짚는다.

1단계

양팔을 펴
매트를 짚는다.

니 레이즈
무릎 들기 KNEE RAISES

매트에서 한쪽 발을 떼므로 안정성과 균형감이 좋아야 한다. 그래서 균형을 잘 잡아야 하고, 발을 신중하게 들어 올려야 하며, 반대쪽 볼기근으로 떠받쳐 엉덩이가 아래로 처지지 않게 해야 한다.

준비 단계
양무릎과 양발을 엉덩관절 너비로 벌리고 양손은 몸 옆에 내린 채 중립 자세로 시작한다. 머리와 목이 중립인지 확인하고 중심근육을 부드럽게 긴장시킨다.

1단계
천천히 몸을 숄더 브리지 자세로 들어 올리고 나서 들숨을 쉬며 한쪽 다리를 매트에서 들어 올린다. 이때 엉덩관절을 90도로 굽히고, 무릎관절의 굽힌 자세를 유지한다.

2단계
날숨을 쉬며 다리를 매트로 되돌리고 반대쪽 다리로 동작을 반복한다. 이어서 다리를 바꿔 가며 한쪽에 6회까지 동작을 반복한다.

레그 익스텐션
다리 펴기 LEG EXTENSIONS

한쪽 다리를 들어 뻗으면서 몸통을 중립으로 안정시키려고 하면 그 다리 때문에 중심근육과 볼기근의 근력이 더 많이 필요하게 된다. 양무릎 사이에 쿠션을 끼워서 조이면 더 많은 근력을 낼 수 있다.

준비 단계
양무릎과 양발을 엉덩관절 너비로 벌리고 양팔은 몸 옆에 내린 채 중립 자세로 시작한다. 척주를 한 마디씩 들어 올려 숄더 브리지 자세를 취한다.

1단계
들숨을 쉬며 한쪽 발을 매트에서 들어 올려 멀리 뻗는다. 그러면 양쪽 넓적다리가 나란한 상태에서, 들어 올린 다리의 무릎만 곧게 펴진다. 움직이지 않는 다리의 무릎은 굽힌 자세를 유지하고 발은 계속 매트를 디딘다.

2단계
날숨을 쉬면서, 펴진 다리의 무릎을 굽혀 발을 다시 매트에 내린다. 반대쪽 다리에 동작을 반복한다. 이어서 다리를 바꿔 가며 6회까지 반복한다.

스위밍 수영 SWIMMING

척주 폄근을 단련하며, 서로 반대로 움직이는 윗몸과 아랫몸의 협응력, 전신 대칭, 척주 안정성을
향상한다. 또한 가슴과 엉덩관절을 펴서 등 윗부분 근육과 볼기근을 강화한다. 뒤빗슬링(후사슬링)을
강화해 골반을 안정시키는 이점도 있어 모두에게 좋은 동작이다.

동작의 핵심

머리의 정수리부터 꼬리뼈(미추)까지 최대한
늘어나도록 척주를 길게 늘인다. 팔다리를 들어 올릴
때 팔과 다리 사이가 멀도록 가급적 길게 늘이면
스트레칭을 더 강화할 수 있다. 골반을 중립으로
유지하는 데 주의를 기울여 몸이 옆으로 기울지
않도록 하면 골반 안정성을 높일 수 있다. 스위밍은
원 레그 스트레칭(60쪽 참고)이나 롤 업(122쪽 참고)
같은 굽힘(굴곡) 중심의 필라테스 동작에 대한 훌륭한
완충 운동이다. 그런 동작들을 하고 나서 스위밍을
실시하면 몸의 균형을 맞출 수 있다.

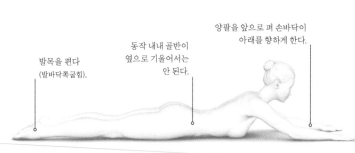

발목을 편다
(발바닥쪽굽힘).

동작 내내 골반이
옆으로 기울어서는
안 된다.

양팔을 앞으로 펴 손바닥이
아래를 향하게 한다.

준비 단계
엎드려서 양다리를 펴 엉덩관절(고관절) 너비로 벌린다. 양팔은
어깨관절(견관절) 너비로 벌려서 앞으로 펴고, 손바닥으로 매트를
짚는다. 머리와 가슴은 살짝 들어 올리고, 시선은 먼 앞쪽을 향하게
하고, 목은 길게 늘인다.

아랫몸(하체)
엉덩관절 폄근이 넓적다리(대퇴)를 들어 올리면 엉덩관절
굽힘근이 늘어난다. 넙다리네갈래근(대퇴사두근)은
무릎관절을 편다. 장딴지근(비복근)과 가자미근이
발목관절(족관절)을 굽히면 앞정강근(전경골근)과 발목관절
등쪽굽힘근(배측굴근)이 길게 늘어난다.

1단계
날숨(호기)을 쉬면서 어깨뼈와 볼기근을
이용해 한쪽 팔과 반대쪽 다리를 들어
올린다. 이 팔다리를 내리면서 서로
반대쪽인 팔다리를 올린다. 이어서
빠르게 팔다리를 바꿔 가며 수영
동작을 흉내낸다. 동작 중에 손발이
매트에 닿아서는 안 된다. 들숨(흡기)에
5회, 날숨에 5회를 실시하고, 이것을
8~10회 반복한다.

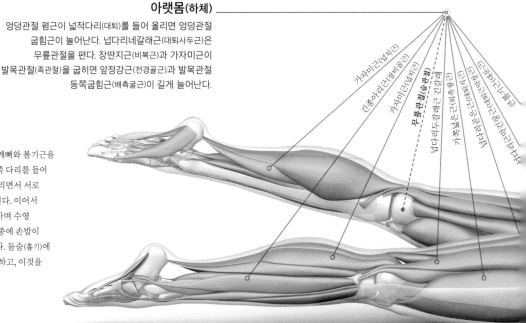

가자미근(넙치근)

긴종아리근(장비골근)

가자미근(넙치근)

무릎관절(슬관절)
넙다리두갈래근(대퇴이두근)

가쪽넓은근(외측광근)

넙다리빗근(봉공근)

큰볼기근(대둔근)

❝❞

스위밍 동작을 수련하면 거의 모든 일상 활동을 하는 데 도움이 된다.

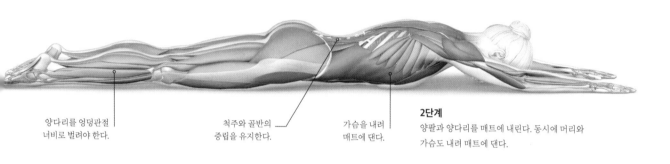

양다리를 엉덩관절
너비로 벌려야 한다.

척주와 골반의
중립을 유지한다.

가슴을 내려
매트에 댄다.

2단계
양팔과 양다리를 매트에 내린다. 동시에 머리와
가슴도 내려 매트에 댄다.

윗몸(상체)

목뼈(경추) 폄근과 목뼈 굽힘근이 머리를 든 상태를
유지한다. 중간과 아래 등세모근, 마름근(능형근)은
어깨뼈(견갑골)을 들인다(뒤당김). 척주 폄근과
넓은등근(광배근)은 긴장하고 배 근육은 길게 늘어난다.

> ❗ **주의 사항**
> 어깨관절이 불안정하거나 허리뼈에 문제가
> 있으면 스위밍 동작을 할 때 주의해야 한다.
> 엉덩관절 굽힘근이 뭉치거나 허리뼈에
> 척주앞굽음증(척주전만증)이 있을 경우, 골반
> 밑에 작은 쿠션을 받치면 도움이 될 수 있다.

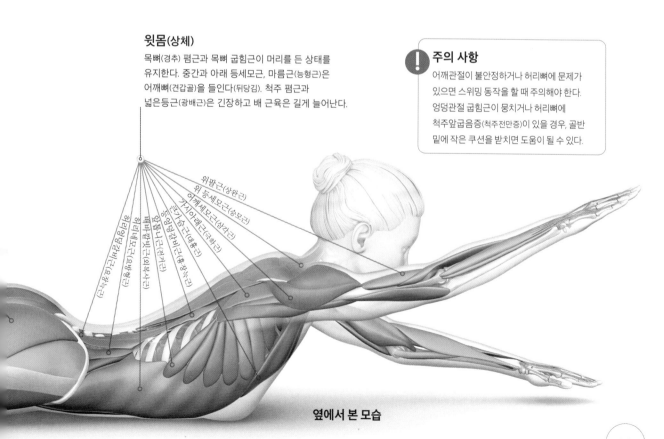

위팔근(상완근)
위 등세모근(승모근)
어깨세모근(삼각근)
가지아래근(극하근)
등허리근막(흉요근막)
배바깥빗근(외복사근)
넓은등근(광배근)
큰볼기근(대둔근)

옆에서 본 모습

» 응용 동작

어떤 사람에게는 엎드려서 하는 동작이 불편할 수 있다. 두덩뼈(치골) 부위에서
통증이 느껴질 경우, 골반 밑에 작은 쿠션을 받치면 도움이 될 수 있다. 다음
두 동작 모두 양팔과 양다리를 서로 반대쪽으로 멀리 길게 늘인다. 이때
중심근육(코어근육) 부위가 위로 들려 당겨지면서 척주를 안정시킨다.

<table>
<tr><td>구분</td></tr>
<tr><td>● 1차 목표 근육</td></tr>
<tr><td>● 2차 목표 근육</td></tr>
</table>

슬로워 옵션: 헤드 다운
고개 숙인 느린 수영 동작 SLOWER OPTION: HEAD DOWN

기본 스위밍 동작과 동일한 듯하지만 머리를 쿠션 위에 올려 목의 긴장을 줄인다. 아울러 팔
다리를 훨씬 천천히 움직이고, 좌우 교대하는 사이에 잠깐 멈추어 몸통을 조절할 수 있다.

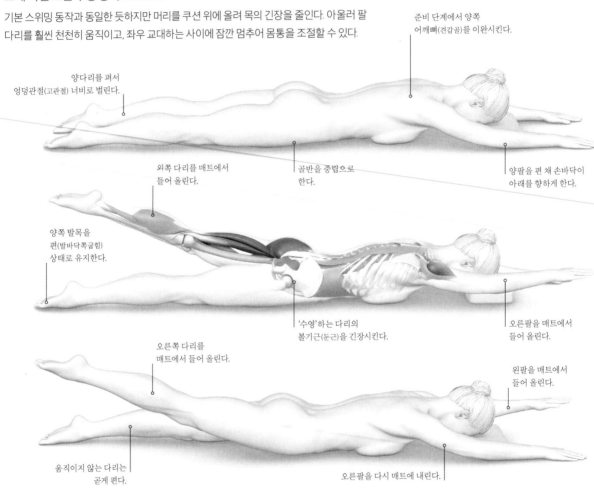

준비 단계에서 양쪽
어깨뼈(견갑골)를 이완시킨다.

양다리를 펴서
엉덩관절(고관절) 너비로 벌린다.

양팔을 편 채 손바닥이
아래를 향하게 한다.

왼쪽 다리를 매트에서
들어 올린다.

골반을 중립으로
한다.

양쪽 발목을
편(발바닥쪽굽힘)
상태로 유지한다.

'수영'하는 다리의
볼기근(둔근)을 긴장시킨다.

오른팔을 매트에서
들어 올린다.

오른쪽 다리를
매트에서 들어 올린다.

왼팔을 매트에서
들어 올린다.

움직이지 않는 다리는
곧게 편다.

오른팔을 다시 매트에 내린다.

준비 단계
엎드려서 양다리를 펴 엉덩관절 너비로 벌린다. 양팔을
어깨관절 너비로 벌려서 앞으로 뻗고, 손바닥으로 매트를
짚는다. 이마 밑에 작은 쿠션을 받치고 목을 길게 늘인다.
양쪽 어깨뼈를 이완시킨다.

1단계
날숨(호기)을 쉬면서 어깨뼈와 볼기근을 이용해
한쪽 팔과 반대쪽 다리를 들어 올린다. 중심근육
부위의 긴장을 유지한다. 들숨(흡기)을 쉬면서
팔과 다리를 다시 매트에 내린다.

2단계
반대쪽으로 동작을 실시하고, 이어서
팔다리 위치를 바꿔 가며 연속
동작으로 8~10회 반복한다.

포 포인트 닐링
네발 수영 동작 FOUR POINT KNEELING

지지 기반이 훨씬 작아서 팔과 반대쪽 다리를 들어 올릴 때 균형 잡기가 더 어렵다. 매트부터 가슴까지의 높이를 유지해야 하고 동작 내내 몸통 뒷부분을 중립으로 유지해야 한다.

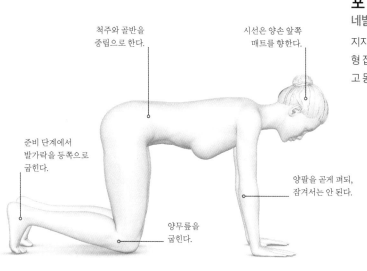

척주와 골반을 중립으로 한다.

시선은 양손 앞쪽 매트를 향한다.

준비 단계에서 발가락을 등쪽으로 굽힌다.

양팔을 곧게 펴되, 잠겨서는 안 된다.

양무릎을 굽힌다.

준비 단계
무릎 꿇고 엎드려 양손과 양무릎에 몸무게를 고르게 분산한다. 척주와 골반을 중립으로 하고 목을 길게 늘인다. 시선은 양손 바로 앞 매트를 향한다. 들숨을 쉬며 동작을 준비한다.

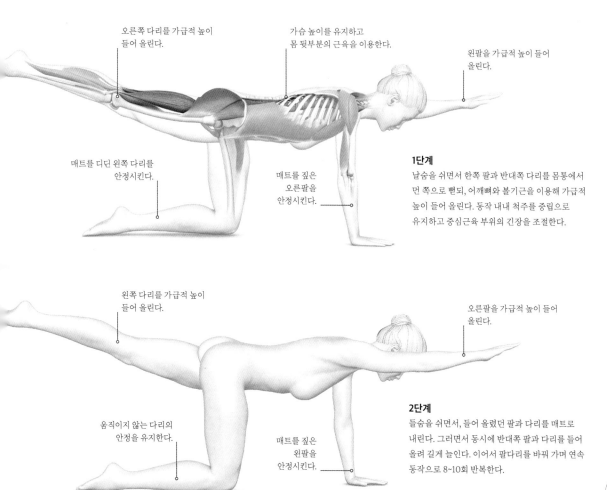

오른쪽 다리를 가급적 높이 들어 올린다.

가슴 높이를 유지하고 몸 뒷부분의 근육을 이용한다.

왼팔을 가급적 높이 들어 올린다.

매트를 디딘 왼쪽 다리를 안정시킨다.

매트를 짚은 오른팔을 안정시킨다.

1단계
날숨을 쉬면서 한쪽 팔과 반대쪽 다리를 몸통에서 먼 쪽으로 뻗되, 어깨뼈와 볼기근을 이용해 가급적 높이 들어 올린다. 동작 내내 척주를 중립으로 유지하고 중심근육 부위의 긴장을 조절한다.

왼쪽 다리를 가급적 높이 들어 올린다.

오른팔을 가급적 높이 들어 올린다.

움직이지 않는 다리의 안정을 유지한다.

매트를 짚은 왼팔을 안정시킨다.

2단계
들숨을 쉬면서, 들어 올렸던 팔과 다리를 매트로 내린다. 그러면서 동시에 반대쪽 팔과 다리를 들어 올려 길게 늘인다. 이어서 팔다리를 바꿔 가며 연속 동작으로 8~10회 반복한다.

실 바다표범 SEAL

구르는 동작인 실은 척주 안정성을 향상하고 척주 굽힘근의 가동성을 높인다. 이 동작을 수련하면 중심근육 부위의 척주 지지력을 강화하고 자세의 대칭성을 높여, 구를 때 C자 굽이를 그대로 유지할 수 있게 된다.

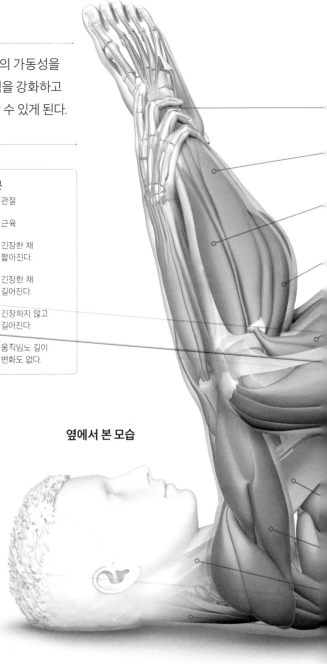

동작의 핵심

일단 준비 자세를 취하고 나면, 구르면서 척주굽이를 굽히는 것 말고 추가로 조정할 게 없다. 온몸의 자세를 단단히 유지하고 중심근육 부위를 긴장시키는 데 집중해야 한다. 구르는 속도는 양방향 모두 똑같아야 하고, 동작의 정점(시작 자세)에서 멈출 때는 궁둥뼈결절(좌골결절, 앉으면 닿는 뼈)로 균형을 잡아야 한다. 양발 발바닥을 서로 맞붙이고 몸통이 옆으로 기울지 않게 해야 한다.

구분

- ●-- 관절
- ○- 근육
- ● 긴장한 채 짧아진다.
- ● 긴장한 채 길어진다.
- ● 긴장하지 않고 길어진다.
- ● 움직임도 길이 변화도 없다.

옆에서 본 모습

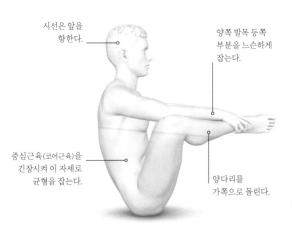

시선은 앞을 향한다.

양쪽 발목 등쪽 부분을 느슨하게 잡는다.

중심근육(코어근육)을 긴장시켜 이 자세로 균형을 잡는다.

양다리를 가쪽으로 돌린다.

준비 단계

똑바로 앉아서 골반을 뒤로 살짝 기울인다. 엉덩관절과 무릎관절을 굽혀 양다리를 들어 올리면서 가쪽으로 돌린다. 양발 발바닥을 서로 맞붙이고 양팔은 앞으로 쭉 뻗는다.

1단계

날숨(호기)을 쉬면서 척주를 C자로 굽혀 부드럽게 뒤로 구른다. 골반과 척주로 구르고, 양다리는 그냥 따라 움직인다. C자 굽이를 그대로 유지하며 굴러 몸통 윗부분에 몸무게가 실리게 한다. 양팔 팔꿈치는 양무릎 사이에 위치한다.

다리(하지)

동작 내내 엉덩관절 굽힘근이 긴장한다. 작은 엉덩관절 돌림근(회전근)이 엉덩관절을 가쪽으로 돌려 양무릎을 벌린다. 넙다리뒤근육(햄스트링)과 딴지 근육이 긴장해 무릎 굽힘각을 유지하는 동안 넙다리네갈래근(대퇴사두근)은 길게 늘어난다.

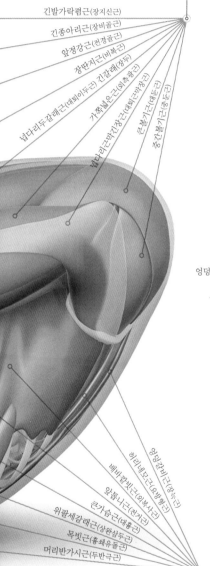

긴발가락폄근(장지신근)
긴종아리근(장비골근)
앞정강근(전경골근)
장딴지근(비복근)
넙다리두갈래근(대퇴이두근) 긴갈래(장두)
가쪽넓은근(외측광근)
넙다리곧은근(대퇴직근)
넙다리곧은근긴갈래(장대퇴직근)
큰볼기근(대둔근)
중간볼기근(중둔근)

엉덩관절(고관절)을 벌린 자세로 유지해야 한다.

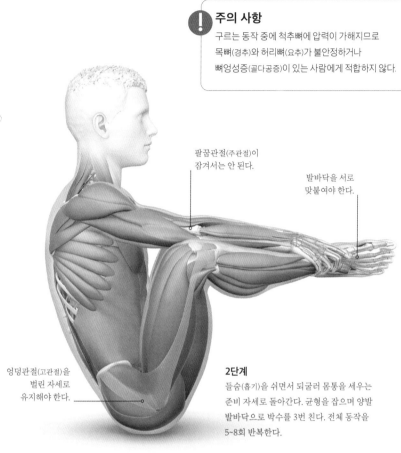

팔꿉관절(주관절)이 잠겨서는 안 된다.

발바닥을 서로 맞붙여야 한다.

! 주의 사항

구르는 동작 중에 척추뼈에 압력이 가해지므로 목뼈(경추)와 허리뼈(요추)가 불안정하거나 뼈엉성증(골다공증)이 있는 사람에게 적합하지 않다.

2단계

들숨(흡기)을 쉬면서 되굴러 몸통을 세우는 준비 자세로 돌아간다. 균형을 잡으며 양발 발바닥으로 박수를 3번 친다. 전체 동작을 5~8회 반복한다.

동작 내내 몸통과 양다리 사이의 공간을 유지하는 것이 중요하다.

엉덩갈비근(장늑근)
허리네모근(요방형근)
배바깥빗근(외복사근)
앞톱니근(전거근)
큰가슴근(대흉근)
위팔세갈래근(상완삼두근)
목빗근(흉쇄유돌근)
머리반가시근(두반극근)

몸통과 목

척주 폄근은 늘어난다. 목뼈 폄근도 늘어난다. 반면에 목뼈 굽힘근은 긴장해, 뒤로 구를 때 머리가 뒤쪽으로 젖혀지는 것을 예방한다. 양팔을 펴서 모아(내전) 발목을 잡으면 큰가슴근이 긴장한다.

93

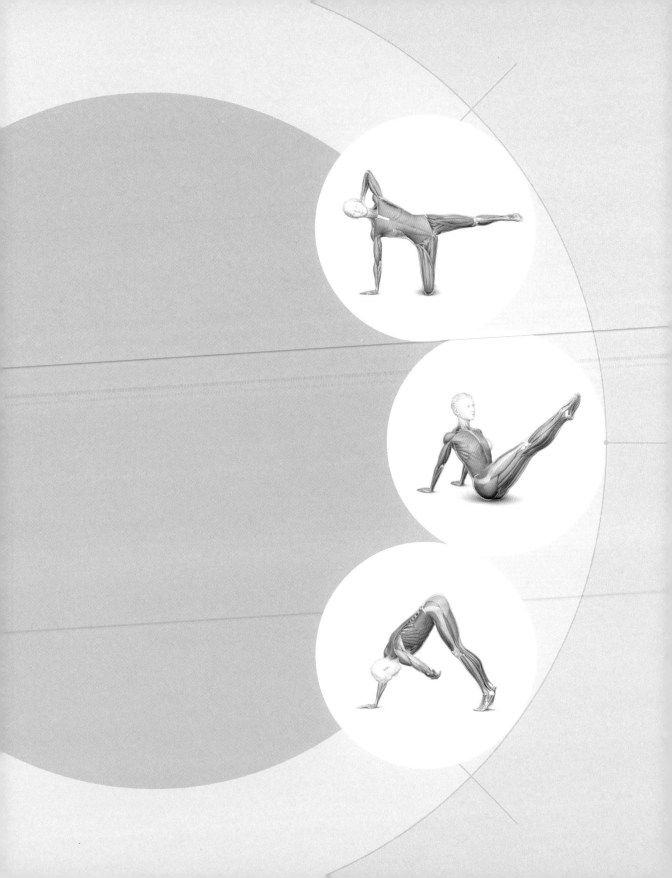

회전 동작

이 장에서 소개하는 동작들은 돌림(회전) 운동으로 관절의 안정성을 높이고, 주로 작고 특정한 근육군을 강화해 관절의 기능을 향상한다. 관절 가동 범위를 늘리고 관련 근육을 강화하기도 한다. 돌림 근력은 특히 골반과 엉덩관절(고관절)에 중요하다. 다리(하지) 전체의 기능을 제어하고, 가쪽(외측) 안정성을 높이고, 몸통과 다리 간의 힘 전달을 중개하는 부위이기 때문이다.

원 레그 서클

외다리 돌리기 ONE LEG CIRCLE

중심근육의 다양한 방향으로의 가동성과 지구력, 골반 안정성을 모두 강화해 필라테스 동작 목록에서 특별한 위상을 갖는다. 또한 몸 뒤쪽이 넙다리뒤근육(햄스트링)은 늘이고, 몸 앞쪽의 엉덩관절(고관절) 굽힘근은 수축시킨다. 그래서 모음근(내전근) 부상을 입은 사람이나 방향 전환이 필요한 스포츠로 복귀하려는 운동 선수에게 적합한 재활 운동이 될 수 있다.

동작의 핵심

작은 원을 그리는 것으로 시작해, 몸통을 제어해 고정함 수 있다면 원의 크기를 점진적으로 키워 간다. 양팔로 매트를 강하게 짚어 안정성을 높이고 몸 밑부분 근육과 중심근육(코어근육)을 활성화해 지지력을 더 강화해야 한다. 다리를 옆으로 돌려 원을 그리면서, 반대쪽 엉덩관절 근육과 중심근육을 긴장시켜 골반을 바닥에 고정함으로써 몸통이 다리를 따라 움직이지 않도록 주의를 기울여야 한다.

구분
- 관절
- 근육
- ● 긴장한 채 짧아진다.
- ● 긴장한 채 길어진다.
- ● 긴장하지 않고 길어진다.
- ● 움직임도 길이 변화도 없다.

준비 단계

누워서 양다리를 꽤 엉덩관절 너비로 벌리고 좌우의 골반을 중립으로 한다. 양팔은 몸 옆에 내리고 손바닥이 아래를 향하게 한다. 한쪽 다리를 펴서 수직으로 세워 천장을 향하게 하고, 발목을 편다.

다리

엉덩관절 굽힘근이 긴장해, 원을 그리는 다리의 굽힘을 제어한다. 넙다리네갈래근(대퇴사두근)이 긴장해 무릎관절(슬관절)을 편다. 넙다리뒤근육이 길게 늘어난다. 다리를 앞으로 돌려 원을 그리면 붙기근(둔근)과 넙다리근막긴장근(대퇴근막장근)이 긴장한다. 모음근, 두덩정강근, 두덩근(치골근)은 다리가 정중선을 가로질러 움직이게 한다.

오른쪽 다리를 들어 천장을 향하게 하고 발목을 편다.

왼쪽 다리는 매트에 대고 안정시킨다.

> 다리로 원을 그릴 때 몸통을 안정시키려면 배 근육을 더 강하게 긴장시켜야 한다.

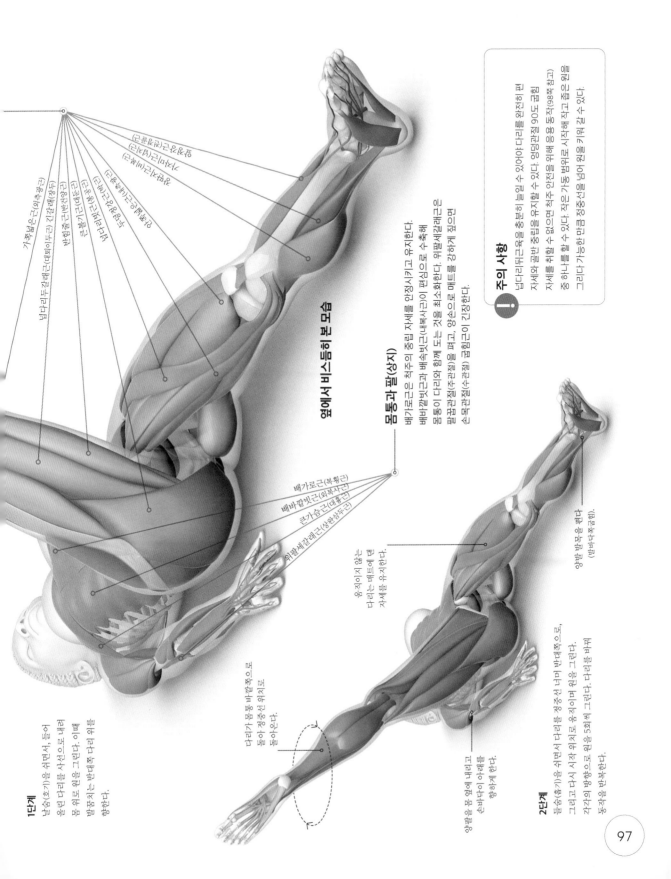

옆에서 비스듬히 본 모습

몸통과 팔(상지)
배가로근은 척추의 중립 자세를 안정시키고 유지한다.
배바깥빗근과 배속빗근(내복사근)이 편심으로 수축해
몸통이 다리와 함께 뜨는 것을 최소화한다. 위팔세갈래근은
팔꿉관절(주관절)을 펴고, 앞손으로 매트를 강하게 잡으면
손목관절(수관절)이 굽힘근이 긴장한다.

가쪽넓은근(외측광근)
넙다리두갈래근(대퇴이두근) 긴갈래(장두)
반힘줄근(반건양근)
큰볼기근(대둔근)
넙다리빗근(봉공근)
긴모음근(장내전근)
넙다리곧은근(대퇴직근)

배가로근(복횡근)
배바깥빗근(외복사근)
큰가슴근(대흉근)
위팔세갈래근(상완삼두근)

움직이지 않는
다리는 매트에 대
자세를 유지한다.

주의 사항
넙다리뒤근육 대부분이 늘일 수 있어야 다리를 완전히 편
자세와 골반 중립을 유지할 수 있다. 엉덩관절 90도 굽힘
자세를 취할 수 없으면 척추 안전을 위해 응용 동작(98쪽 참고)
중 하나를 할 수 있다. 작은 가동 범위로 시작해 작고 좁은 원을
그리다가 가동할 만큼 정중선을 넘어 원을 키워 갈 수 있다.

1단계
날숨(호기)을 쉬면서, 들이
쉬면 다리를 사선으로 내려
몸 위로 원을 그린다. 이때
발끝치는 반대쪽 다리 위를
향한다.

2단계
들숨(흡기)을 쉬면서 다리를 정중선 너머 반대쪽으로,
그리고 다시 시작 위치로 움직이며 원을 그린다.
각각의 방향으로 원을 5회씩 그린다. 다리를 바꿔
동작을 반복한다.

양팔을 몸 옆에 내리고
손바닥이 아래를
향하게 한다.

다리가 몸통 바깥쪽으로
돌아가다 정중선 위치로
돌아온다.

양발 발목을 펴다
(발바닥쪽굽힘).

≫ 응용 동작

다음 응용 동작들에서는 모두 골반 안정성을 높이기 위해 움직이지 않는 다리를 굽혀 발로 매트를 디딘다. 이 다리로 매트를 강하게 디뎌 안정성을 높이면 반대쪽 다리를 바깥쪽으로 움직일 수 있다. 기본 원 레그 서클 동작으로 넘어가기 전에 다음 각 동작에서 골반 안정성을 유지하는 법을 터득해야 한다.

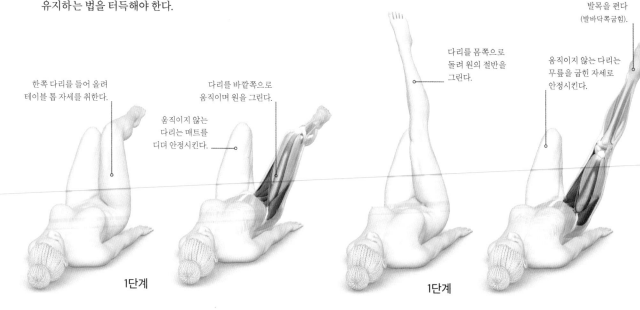

한쪽 다리를 들어 올려
테이블 톱 자세를 취한다.

다리를 바깥쪽으로
움직이며 원을 그린다.

움직이지 않는
다리는 매트를
디뎌 안정시킨다.

1단계

발목을 편다
(발바닥쪽굽힘).

다리를 몸쪽으로
돌려 원의 절반을
그린다.

움직이지 않는 다리는
무릎을 굽힌 자세로
안정시킨다.

1단계

레그 벤트
다리 굽혀 돌리기 LEGS BENT

짧은 다리 지렛대를 이용함으로써 다리를 돌릴 때 골반을 안정시키고 중심근육(코어근육)을 긴장시키는 데 초점을 맞춘다. 다리 돌림(회전) 동작은 엉덩관절(고관절)과 무릎관절(슬관절)로 이루어지고 종아리(하퇴)는 거기에 따라 움직인다.

준비 단계
누워서 양다리를 엉덩관절 너비로 벌리고 엉덩관절과 무릎관절을 굽힌다. 양발은 펴서 매트를 디딘다. 척주와 골반은 중립으로 하고 양팔은 몸 옆에 내려 손바닥이 아래로 향하게 한다. 머리와 목이 중립인지 확인해야 한다.

1단계
한쪽 다리를 들어 테이블 톱 자세를 취한 다음 엉덩관절을 돌려 다리로 원을 그리기 시작한다. 날숨(호기)을 쉬면서 원의 몸쪽 절반을 그리고 들숨(흡기)을 쉬면서 원의 바깥쪽 절반을 그려 원을 완성한다. 각 방향으로 5~8회씩 반복한다.

2단계
다리를 바꿔 반대쪽 다리에 원을 그리는 연속 동작을 실시한다.

원 레그 익스텐디드
외다리 펴서 돌리기 ONE LEG EXTENDED

한쪽 다리를 길게 늘여 완전히 편다. 수직으로 세운 다리로 작고 아담한 원을 그리는 것으로 시작해, 자신감이 생기고 골반의 안정을 유지할 수 있으면 다리 높이를 낮추며 원의 크기를 키워 간다.

준비 단계
누워서 양다리를 엉덩관절 너비로 벌리고 엉덩관절과 무릎관절을 굽힌다. 양발은 펴서 매트를 디딘다. 척주와 골반을 중립으로 하고 양팔은 몸 옆에 내려 손바닥이 아래로 향하게 한다. 머리와 목은 중립으로 한다.

1단계
한쪽 다리를 펴 천장 쪽으로 똑바로 세우고 발목을 편 다음, 엉덩관절을 돌려 다리로 원을 그리기 시작한다. 날숨을 쉬면서 원의 몸쪽 절반을 그리고 들숨을 쉬면서 원의 바깥쪽 절반을 그려 원을 완성한다. 각 방향으로 5~8회씩 반복한다.

2단계
다리를 바꿔 반대쪽 다리에 원을 그리는 연속 동작을 실시한다.

위드 밴드 서포트
저항 밴드로 지지하며 외다리 돌리기 WITH BAND SUPPORT

저항 밴드를 이용하므로 더 큰 원을 그리면서 가동 범위를 키울 수
있다. 양팔 팔꿈치로 매트를 디뎌 지지력을 높이고, 저항 밴드를 이
용해 다리를 가급적 멀리 움직이면 된다.

구분	
● 1차 목표 근육	● 2차 목표 근육

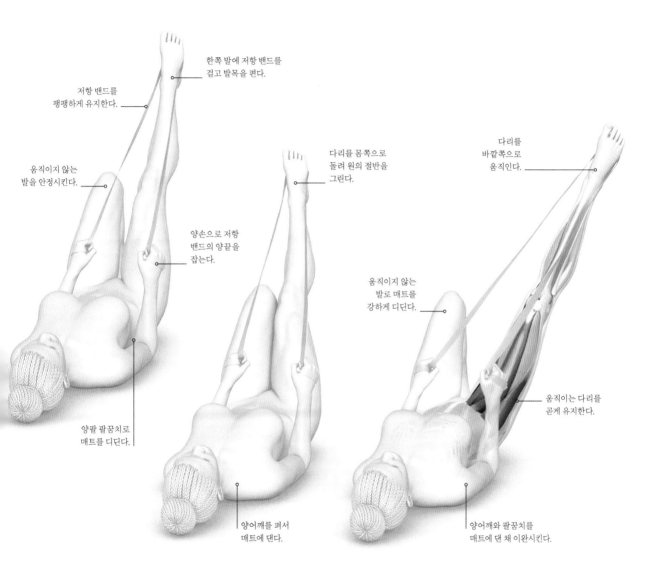

한쪽 발에 저항 밴드를
걸고 발목을 편다.

저항 밴드를
팽팽하게 유지한다.

움직이지 않는
발을 안정시킨다.

양손으로 저항
밴드의 양끝을
잡는다.

다리를 몸쪽으로
돌려 원의 절반을
그린다.

다리를
바깥쪽으로
움직인다.

움직이지 않는
발로 매트를
강하게 디딘다.

움직이는 다리를
곧게 유지한다.

양팔 팔꿈치로
매트를 디딘다.

양어깨를 펴서
매트에 댄다.

양어깨와 팔꿈치를
매트에 댄 채 이완시킨다.

준비 단계
누워서 양다리를 엉덩관절 너비로 벌리고
엉덩관절과 무릎관절을 굽힌다. 양발을 펴서 매트를
디딘다. 저항 밴드를 한쪽 발에 건 다음, 다리를 펴
천장 쪽으로 똑바로 세우고 발목을 편다.

1단계
엉덩관절을 돌려 다리로 원을 그리기 시작한다.
날숨을 쉬면서 원의 몸쪽 절반을 그리고 들숨을
쉬면서 원의 바깥쪽 절반을 그려 원을 완성한다.
각 방향으로 5~8회씩 반복한다.

2단계
다리를 바꿔 반대쪽 다리에 원을 그리는 연속
동작을 실시한다.

사이드 킥 모로 누워 발차기 SIDE KICK

주로 볼기근(둔근)의 근력과 지구력을 강화하면서 골반의 회전(돌림) 안정성을
향상하는 데 좋은 동작이다. 또한 모로 누워 균형 잡는 훈련을 하고, 다리를
움직이면서 몸통이 움직이지 않게 함으로써 배빗근(복사근)을 강화한다.

발목을 굽혀(등쪽굽힘)
발꿈치를 내민다.

동작의 핵심

사이드 킥은 동작 내내 위쪽 다리를
엉덩관절(고관절) 높이로 유지함으로써 신체
정렬을 향상하고 근육을 활성화한다. 앞으로
차는 동작에서는 최대한 멀리 뻗기 위해
다리를 길게 늘인다. 발을 제자리로 되돌리는
동작에서는 발목을 굽히고 발꿈치를 내밀어
넙다리뒤근육(햄스트링)을 강화한다. 처음에는
다리의 가동 범위를 작게 했다가 동작에
익숙해지면 점차 늘여 나간다.

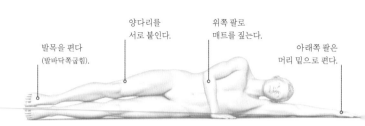

발목을 편다
(발바닥쪽굽힘).

양다리를
서로 붙인다.

위쪽 팔로
매트를 짚는다.

아래쪽 팔은
머리 밑으로 편다.

준비 단계
모로 누워 척주와 골반을 중립으로 한다. 양다리를 펴 길게
늘이고 엉덩관절을 살짝 앞으로 굽힌다. 양쪽 어깨관절(견관절),
엉덩관절, 발목관절(족관절)이 아래위 수직으로 놓이게 한다.
아래쪽 팔을 길게 뻗어 아래쪽 귀가 아래쪽 어깨 위에 오도록
한다. 위쪽 팔을 굽혀 손으로 매트를 가볍게 짚는다.

아랫몸(하체)
아래쪽 다리에서는 모음근, 볼기근,
넙다리뒤근육이 다리를 안정시킨다. 위쪽
다리에서는 엉덩관절 굽힘근이 다리를
앞으로 움직이고 볼기근과 넙다리뒤근육이
다리를 제자리로 되돌린다. 양다리의
넙다리네갈래근(대퇴사두근)은 모두 긴장한다.

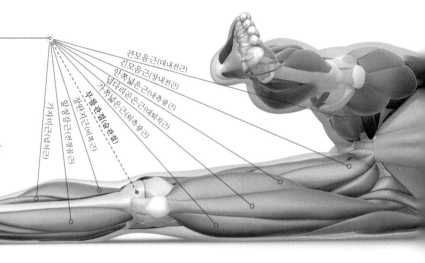

큰모음근(대내전근)
긴모음근(장내전근)
안쪽넓은근(내측광근)
넙다리곧은근(대퇴직근)
가쪽넓은근(외측광근)

무릎관절(슬관절)

장딴지근(비복근)
앞정강근(전경골근)

가자미근(넙치근)

1단계
날숨(호기)을 쉬면서 위쪽 다리를 엉덩관절 높이로
들어 아래쪽 다리와 나란하게 한다. 발목은 편 상태를
유지한다. 위쪽 다리를 최대한 앞으로 미끄러지듯
움직인다. 몸통과 골반의 안정을 유지한다.

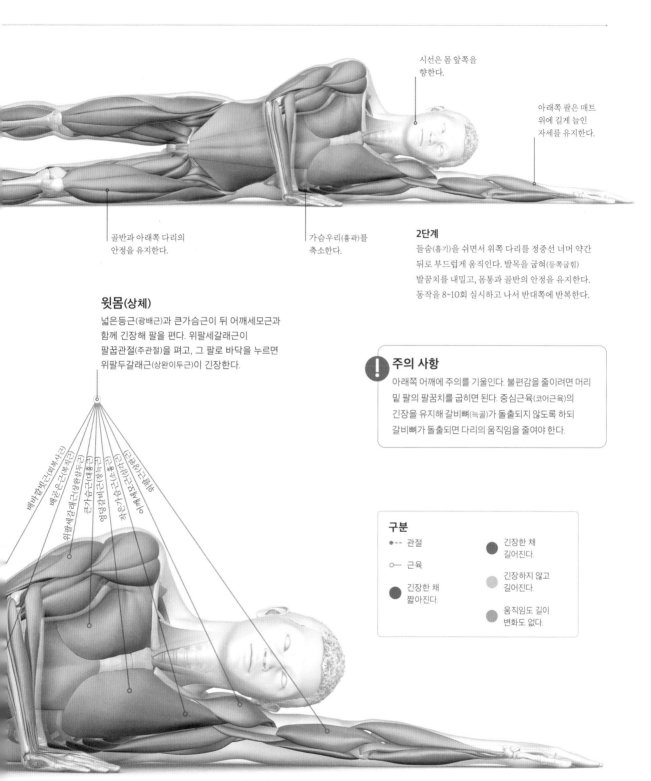

시선은 몸 앞쪽을
향한다.

아래쪽 팔은 매트
위에 길게 늘인
자세를 유지한다.

골반과 아래쪽 다리의
안정을 유지한다.

가슴우리(흉곽)를
축소한다.

2단계
들숨(흡기)을 쉬면서 위쪽 다리를 정중선 너머 약간
뒤로 부드럽게 움직인다. 발목을 굽혀(등쪽굽힘)
발꿈치를 내밀고, 몸통과 골반의 안정을 유지한다.
동작을 8~10회 실시하고 나서 반대쪽에 반복한다.

윗몸(상체)
넓은등근(광배근)과 큰가슴근이 뒤 어깨세모근과
함께 긴장해 팔을 편다. 위팔세갈래근이
팔꿉관절(주관절)을 펴고, 그 팔로 바닥을 누르면
위팔두갈래근(상완이두근)이 긴장한다.

! **주의 사항**

아래쪽 어깨에 주의를 기울인다. 불편감을 줄이려면 머리
밑 팔의 팔꿈치를 굽히면 된다. 중심근육(코어근육)의
긴장을 유지해 갈비뼈(늑골)가 돌출되지 않도록 하되
갈비뼈가 돌출되면 다리의 움직임을 줄여야 한다.

배바깥빗근(외복사근)
배곧은근(복직근)
위팔세갈래근(상완삼두근)
큰가슴근(대흉근)
넓은등근(광배근)
앞톱니근(전거근)
어깨세모근(삼각근)

구분
- ●-- 관절
- ○— 근육
- ● 긴장한 채
  짧아진다.
- ● 긴장한 채
  길어진다.
- ● 긴장하지 않고
  길어진다.
- ● 움직임도 길이
  변화도 없다.

옆에서 본 모습

» 응용 동작

사이드 킥은 걷기를 비롯해 엉덩관절을 굽히고 펴는 일상적인 다리 움직임에 해당한다.
다음 응용 동작들을 통해 초심자(위드 니 플렉스드)와 숙련자(나머지 동작들) 모두가
배빗근(복사근)과 볼기근(둔근)을 더 강화할 수 있다. 마지막 응용 동작은 윗몸(상체)까지
단련하는 상급 동작이다.

위드 니 플렉스드
무릎 굽혀 모로 누워 발차기 WITH KNEES FLEXED

짧은 다리 지렛대를 이용하는 이 응용 동작에서는 지구력을 쉽게 강화할 수 있다. 다리를
몸 앞뒤로 움직이는 동안 다리 전체의 높이를 일정하게 유지해야 한다. 무릎 뒤에 필라테스
소프트볼을 끼우면 볼기근과 넙다리뒤근육(햄스트링)을 더 활성화할 수 있다.

구분

● 1차 목표 근육   ● 2차 목표 근육

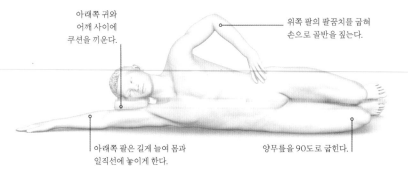

아래쪽 귀와
어깨 사이에
쿠션을 끼운다.

위쪽 팔의 팔꿈치를 굽혀
손으로 골반을 짚는다.

아래쪽 팔은 길게 늘여 몸과
일직선에 놓이게 한다.

양무릎을 90도로 굽힌다.

준비 단계

모로 누워 척주와 골반을 중립으로 한다.
엉덩관절을 살짝 굽히고 양무릎을 약 90도로 굽힌다.
양쪽 어깨관절, 엉덩관절, 발목 관절(족관절)이 아래위로
수직으로 놓이게 한다. 아래쪽 팔은 길게 늘여 몸과
일직선에 놓이게 하고, 귀와 어깨 사이에 작은
쿠션을 끼운다.

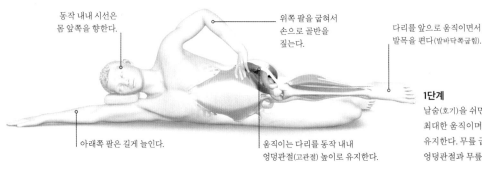

동작 내내 시선은
몸 앞쪽을 향한다.

위쪽 팔을 굽혀서
손으로 골반을
짚는다.

다리를 앞으로 움직이면서
발목을 편다(발바닥쪽굽힘).

아래쪽 팔은 길게 늘인다.

움직이는 다리를 동작 내내
엉덩관절(고관절) 높이로 유지한다.

1단계

날숨(호기)을 쉬면서 위쪽 다리를 들어 몸 앞쪽으로
최대한 움직이며 발목을 편다. 아래쪽 다리는 안정을
유지한다. 무릎 굽힘각을 일정하게 유지하고,
엉덩관절과 무릎관절의 수평도 유지해야 한다.

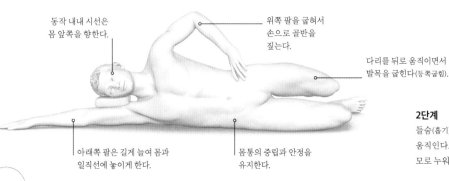

동작 내내 시선은
몸 앞쪽을 향한다.

위쪽 팔을 굽혀서
손으로 골반을
짚는다.

다리를 뒤로 움직이면서
발목을 굽힌다(등쪽굽힘).

아래쪽 팔은 길게 늘여 몸과
일직선에 놓이게 한다.

몸통의 중립과 안정을
유지한다.

2단계

들숨(흡기)을 쉬면서 다리를 정중선 너머 뒤로
움직인다. 동작을 5~8회 반복하고 나서, 반대쪽
모로 누워 반대쪽 다리로 연속 동작을 실시한다.

102

보스 레그스 엘리베이티드
모로 누워 양다리 발차기
BOTH LEGS ELEVATED

기본 사이드 킥 동작에 이어서 할 수 있으며, 양다리를 모두 매트에서 들어 올려 아무 지지 없이 모로 누워 균형을 잡아야 한다. 그래서 몸을 지지하자면 배빗근과 볼기근의 근력이 더 많이 필요하다. 이 응용 동작을 하는 동안 엉덩관절 가쪽에서 통증이 느껴지는지 주의를 기울여야 한다.

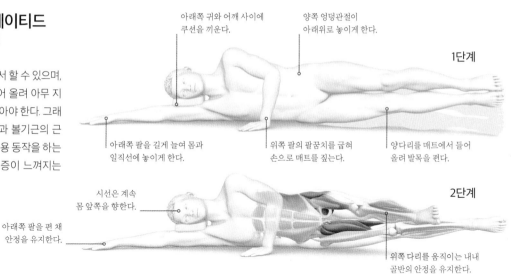

아래쪽 귀와 어깨 사이에 쿠션을 끼운다.

양쪽 엉덩관절이 아래위로 놓이게 한다.

1단계

아래쪽 팔을 길게 늘여 몸과 일직선에 놓이게 한다.

위쪽 팔의 팔꿈치를 굽혀 손으로 매트를 짚는다.

양다리를 매트에서 들어 올려 발목을 편다.

시선은 계속 몸 앞쪽을 향한다.

2단계

아래쪽 팔을 편 채 안정을 유지한다.

위쪽 다리를 움직이는 내내 골반의 안정을 유지한다.

준비 단계
모로 누워 척주와 골반을 중립으로 한다. 양다리를 길게 뻗어 엉덩관절을 앞으로 살짝 굽힌다. 양쪽 어깨관절, 엉덩관절, 발목관절이 아래위 수직으로 놓이게 한다. 아래쪽 팔을 길게 늘여 몸과 일직선에 놓이게 한다.

1단계
위쪽 다리를 엉덩관절 높이로 든 다음 아래쪽 다리를 들어 위쪽 다리에 대면 양다리가 공중에서 만난다. 동작 내내 양다리가 이렇게 공중에 떠 있어야 한다.

2단계
날숨을 쉬면서 위쪽 다리를 앞으로 최대한 움직이며 발목을 굽혀 발꿈치를 내민다. 들숨을 쉬면서 양다리를 뒤로 움직인다. 동작을 5~8회 반복하고 나서, 반대쪽 모로 누워 연속 동작을 실시한다.

온 엘보 위드 보스 레그스 엘리베이티드
팔꿈치로 짚고 모로 누워 양다리 발차기
ON ELBOWS WITH BOTH LEGS ELEVATED

어깨의 안정성이 양호해야 한다. 양쪽 어깨뼈(견갑골)를 뒤로 부드럽게 당기고 어깨 근육을 긴장시켜서 어깨 높이를 일정하게 유지해야 한다. 목을 이완시킨다.

준비 단계
모로 누워 척주와 골반을 중립으로 한다. 양다리를 길게 뻗어 엉덩관절을 앞으로 살짝 굽힌다. 양쪽 엉덩관절과 발목관절이 아래위 수직으로 놓이게 한다. 아래쪽 아래팔은 매트를 짚고 팔꿈치가 어깨관절 아래에 놓이게 한다. 아래쪽 허리를 들어 몸통을 길게 늘인다. 위쪽 손은 동작 내내 골반을 짚는다.

1단계
날숨을 쉬면서 위쪽 다리를 엉덩관절 높이로 든 다음 아래쪽 다리를 들어 위쪽 다리에 대면 양다리가 공중에서 만난다.

2단계
날숨을 쉬면서 위쪽 다리를 최대한 앞으로 부드럽게 움직이되 몸통과 골반의 안정을 유지한다. 들숨을 쉬면서 다리를 정중선 너머 뒤로 부드럽게 움직이며 발목을 굽혀 발꿈치를 내민다. 동작을 8~10회 반복 후 반대쪽으로 모로 누워 반대쪽 다리로 연속 동작을 실시한다.

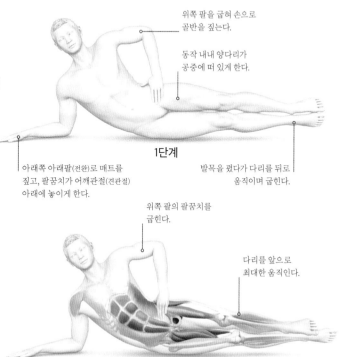

위쪽 팔을 굽혀 손으로 골반을 짚는다.

동작 내내 양다리가 공중에 떠 있게 한다.

1단계

아래쪽 아래팔(전완)로 매트를 짚고, 팔꿈치가 어깨관절(견관절) 아래에 놓이게 한다.

발목을 폈다가 다리를 뒤로 움직이며 굽힌다.

위쪽 팔의 팔꿈치를 굽힌다.

다리를 앞으로 최대한 움직인다.

2단계

힙 트위스트 엉덩이 돌리기 HIP TWIST

골반 회전 조절력을 기르고 다리를 제어하는 배빗근의 근력을 강화하며
응용 동작들(106쪽 참고)로 척주 가동성을 향상한다. 티저(136쪽 참고)와
코르크스크루(128쪽 참고)의 다양한 요소가 혼합된 동작이다.

동작의 핵심

몸무게를 양손에 실은 채 가슴을 펴서 올리고 가슴우리(흉곽)를
축소한다. 중심근육(코어근육)을 긴장시키고 허리 양쪽의 길이를 유지해
몸통을 단단히 고정시킨다. 다리 움직임은 엉덩관절(고관절)로 일으켜야
하고, 중심근육을 이용해 호흡에 맞춰 동적 속도로 제어해야 한다. 몸을
더 지지하려면, 팔꿈치를 굽혀 아래팔(전완)로 바닥을 짚거나 첫 번째
응용 동작을 하면 된다.

ⓘ 주의 사항
두덩결합(치골결합) 관절, 엉치엉덩관절(천장관절), 모음근의
통증에 주의해야 한다. 돌림(회전) 운동이 그런 문제를
일으킬 수 있기 때문이다.

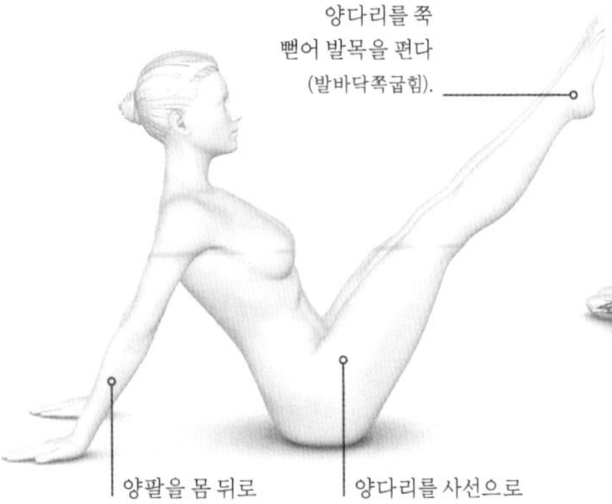

양다리를 쭉
뻗어 발목을 편다
(발바닥쪽굽힘).

양팔을 몸 뒤로
곧게 편다.

양다리를 사선으로
들어 올린다.

준비 단계
똑바로 앉아서 양다리를 앞으로 뻗어 서로 붙인다. 양팔은
몸 뒤로 펴 손바닥으로 바닥을 짚는다. 날숨(호기)을 쉬면서
양다리를 들어 올려 몸통과 V자 모양을 이루게 한다.

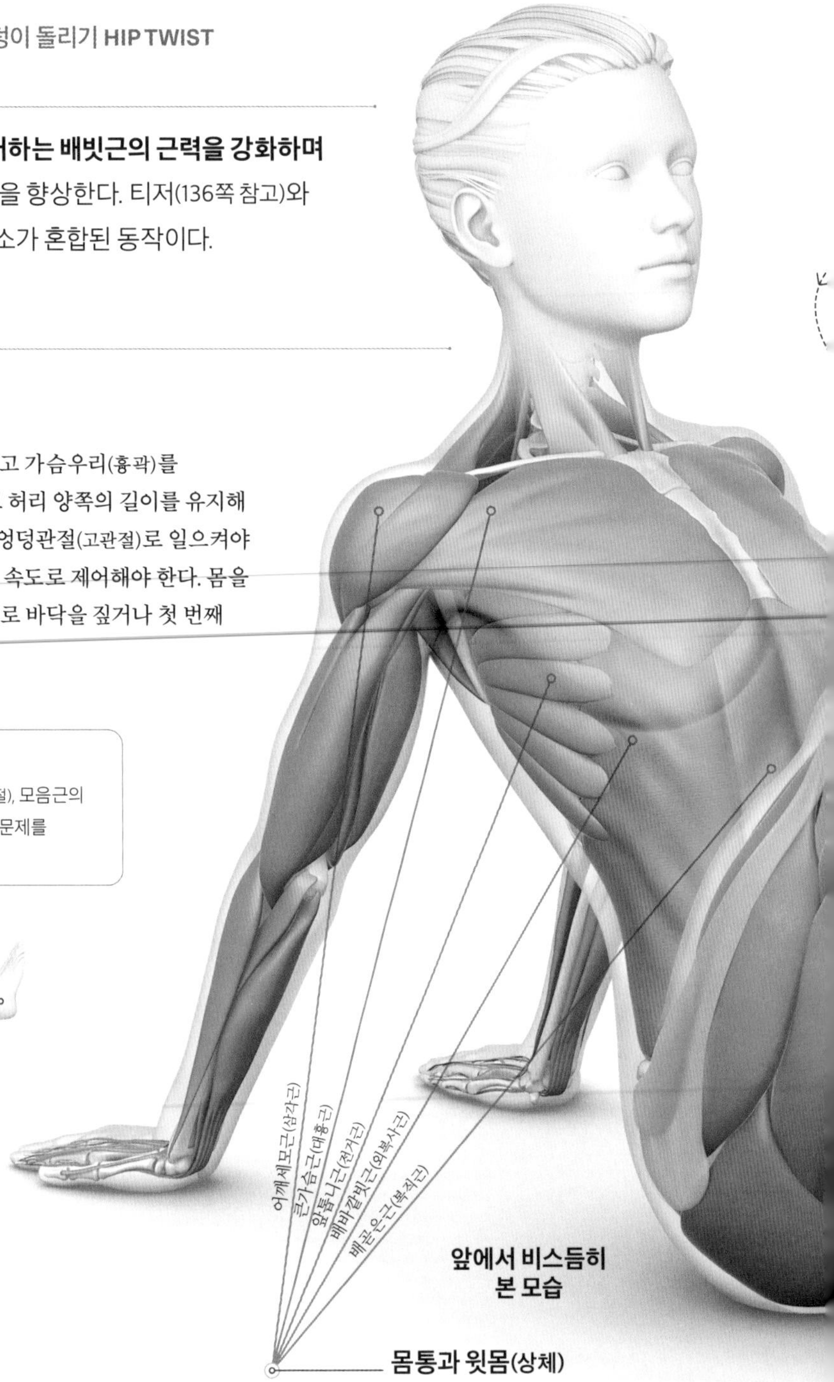

어깨세모근(삼각근)
큰가슴근(대흉근)
앞톱니근(전거근)
배바깥빗근(외복사근)
배곧은근(복직근)

**앞에서 비스듬히
본 모습**

몸통과 윗몸(상체)
양팔의 손목관절(수관절) 펌근,
위팔두갈래근(상완이두근),
위팔세갈래근(상완삼두근)이
수축해 몸통이 넘어지지 않게 떠받친다. 큰가슴근이
늘어나 가슴을 편다. 배빗근을 포함한 배 근육이
몸통을 제어한다.

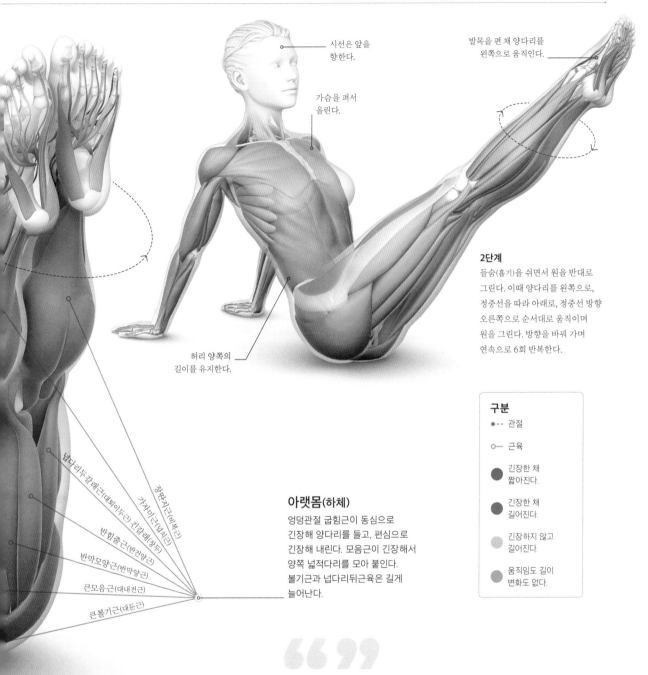

시선은 앞을
향한다.

발목을 편 채 양다리를
왼쪽으로 움직인다.

가슴을 펴서
올린다.

2단계
들숨(흡기)을 쉬면서 원을 반대로
그린다. 이때 양다리를 왼쪽으로,
정중선을 따라 아래로, 정중선 방향
오른쪽으로 순서대로 움직이며
원을 그린다. 방향을 바꿔 가며
연속으로 6회 반복한다.

허리 양쪽의
길이를 유지한다.

넙다리두갈래근(대퇴이두근)
가쪽넓은근(외측광근)
반힘줄근(반건양근)
반막모양근(반막양근)
큰모음근(대내전근)
큰볼기근(대둔근)

구분
●-- 관절
○- 근육
● 긴장한 채
   짧아진다.
● 긴장한 채
   길어진다.
● 긴장하지 않고
   길어진다.
● 움직임도 길이
   변화도 없다.

아랫몸(하체)
엉덩관절 굽힘근이 동심으로
긴장해 양다리를 들고, 편심으로
긴장해 내린다. 모음근이 긴장해서
양쪽 넙적다리를 모아 붙인다.
볼기근과 넙다리뒤근육은 길게
늘어난다.

1단계
날숨을 쉬면서 양다리를 오른쪽으로 움직인다. 이때 몸통은
가만히 있고 골반만 따라 돈다. 양다리가 반원을 그리며
내려가다가 정중선을 가로질러 왼쪽으로 돌아올라가, 준비
단계의 정점 위치에서 정중선과 다시 만난다.

**"힙 트위스트 동작은 양쪽 방향으로
똑같은 크기의 원을 똑같은 속도로
그려야 한다.**

≫ 응용 동작

다음 응용 동작들은 모두 기본 힙 트위스트 동작에서처럼 팔로 균형을 잡을 필요가 없다. 그래서 골반 안정성과 다리에만 초점을 맞출 수 있다. 이 응용 동작들은 양무릎을 펴지 않고 굽히기 때문에, 중심근육에 실리는 부하와 허리 부상 위험이 낮다.

> 동작 내내 양어깨를 이완시키고 가슴을 펴고 양손의 힘을 빼서 윗몸과 목을 사용하지 않는다.

싱글 레그
외다리 벌리기 SINGLE LEG

골반 안정성을 계속 유지해야 한다. 모음근(내전근)을 늘이면서 다리를 바깥쪽으로 움직이면 가쪽 볼기근(둔근)과 배빗근(복사근)이 긴장한다. 반면 다리를 시작 위치로 되돌릴 때는 모음근이 긴장한다. 움직이지 않는 다리는 동작 내내 이완시킨다.

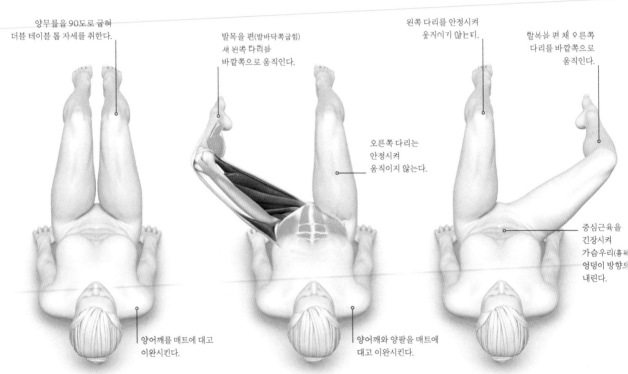

양무릎을 90도로 굽혀 더블 테이블 톱 자세를 취한다.

발목을 편(발바닥쪽굽힘) 새 왼쪽 다리를 바깥쪽으로 움직인다.

왼쪽 다리를 안정시켜 움직이기 않는다.

발목을 편 채 오른쪽 다리를 바깥쪽으로 움직인다.

오른쪽 다리는 안정시켜 움직이지 않는다.

중심근육을 긴장시켜 가슴우리(흉곽과 엉덩이 방향이 내린다.

양어깨를 매트에 대고 이완시킨다.

양어깨와 양팔을 매트에 대고 이완시킨다.

준비 단계
누워서 척주와 골반을 중립으로 한다. 엉덩관절(고관절)과 무릎관절을 90도로 굽혀 더블 테이블 톱 자세를 취한다. 양팔을 뻗어 손을 몸 옆에 내리고 손바닥이 아래를 향하게 한다.

1단계
날숨(호기)을 쉬면서 왼쪽 다리를 왼쪽으로 최대한 움직인다. 이때 척주는 중립을 유지하고 골반은 안정시켜야 한다. 들숨(흡기)을 쉬면서 왼쪽 다리를 시작 위치로 되돌린다.

2단계
날숨을 쉬면서 오른쪽 다리를 오른쪽으로 최대한 움직인다. 다리를 바꿔 가며 양쪽 각각에 6회씩 동작을 반복한다.

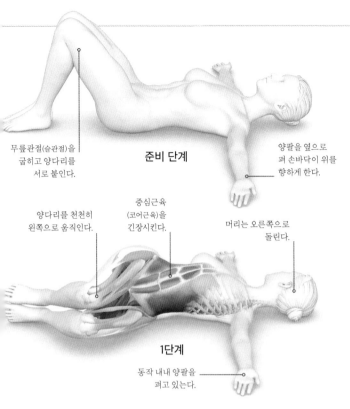

무릎관절(슬관절)을 굽히고 양다리를 서로 붙인다.

준비 단계

양팔을 옆으로 펴 손바닥이 위를 향하게 한다.

양다리를 천천히 왼쪽으로 움직인다.

중심근육 (코어근육)을 긴장시킨다.

머리는 오른쪽으로 돌린다.

1단계

동작 내내 양팔을 펴고 있다.

레그스 온 매트
양다리로 매트 디디기 LEGS ON MAT

몸을 풀어 주는 운동이나 척주 가동성을 높이는 운동으로 이용되지만, 골반 안정성을 높이고 배빗근을 강화하기도 한다. 좌우 연속으로 움직여야 하며, 동작 내내 안쪽 넓적다리 근육, 무릎관절, 발목관절(족관절)이 서로 강하게 연결된 것처럼 움직여야 한다.

준비 단계
누워서 척주와 골반을 중립으로 한다. 엉덩관절과 무릎관절을 굽히고 양발은 펴서 바닥을 디딘다. 양팔을 어깨높이에서 양옆으로 뻗는다. 양다리는 서로 붙이고 중심근육을 긴장시킨다.

1단계
날숨을 쉬면서 양다리를 왼쪽으로 돌리면 골반과 척주가 따라 돈다. 동시에 머리는 오른쪽으로 돌린다. 들숨을 쉬면서 멈추었다가 날숨을 쉬면서 허리뼈(요추), 골반, 양다리 순서로 시작 위치로 되돌린다.

2단계
이번에는 오른쪽으로 동작을 반복한다. 머리는 왼쪽으로 돌린다. 위치를 바꿔 가며 연속 동작으로 총 6회 반복한다. 그러고 나서 준비 자세로 돌아가 동작을 마무리한다.

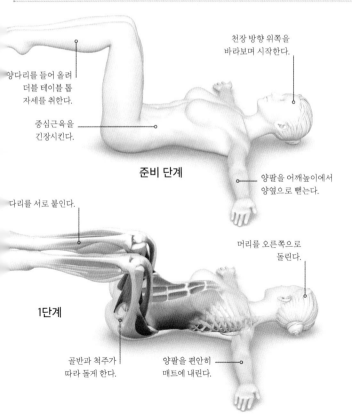

양다리를 들어 올려 더블 테이블 톱 자세를 취한다.

중심근육을 긴장시킨다.

준비 단계

천장 방향 위쪽을 바라보며 시작한다.

양팔을 어깨높이에서 양옆으로 뻗는다.

다리를 서로 붙인다.

머리를 오른쪽으로 돌린다.

1단계

골반과 척주가 따라 돌게 한다.

양팔을 편안히 매트에 내린다.

보스 레그스 무브
양다리 들어 움직이기 BOTH LEGS MOVE

레그스 온 매트의 상급 동작이다. 운동 효과는 동일하지만 양다리의 지지 기반이 없으므로 난이도가 훨씬 높다. 양다리를 제어하고 지지하려면 배 근육의 근력이 많이 필요하다.

준비 단계
누워서 척주와 골반을 중립으로 한다. 엉덩관절과 무릎관절을 90도로 굽혀서 더블 테이블 톱 자세를 취한다. 양팔을 어깨높이에서 양옆으로 뻗어 손바닥이 위를 향하게 한다. 양다리는 서로 붙인다.

1단계
날숨을 쉬면서 양다리를 왼쪽으로 최대한 돌리면 골반과 척주가 따라 돈다. 동시에 머리는 오른쪽으로 돌린다. 들숨을 쉬면서 멈추었다가, 날숨을 쉬면서 척주, 골반, 양다리 순서로 준비 자세로 되돌린다. 동작을 6회 반복한다.

2단계
위치를 바꿔 이번에는 양다리를 오른쪽으로 돌리고 머리를 왼쪽으로 돌린다. 동작을 6회 반복한다. 그러고 나서 준비 자세로 돌아간다.

사이드 킥 인 닐링

무릎 꿇고 옆으로 발차기 SIDE KICK IN KNEELING

지지 기반이 작은 상태로 움직이면서 **볼기근(둔근)과 배빗근(복사근)을
강화하는** 이 동작은 사이드 킥(100쪽 참고)의 상급 동작으로서, 기본적으로
어깨 안정성이 양호해야 할 수 있다. 또한 앞뒤로 움직이는 긴 다리 지렛대를
이용하므로 몸통에 걸리는 부하도 크다.

동작의 핵심

위쪽에 놓이는 엉덩관절(고관절)만 움직인다. 몸통은
움직이지 않아야 하며 바닥 쪽으로 기울며 돌아서도
안 된다. 그러려면 가슴을 펴고 어깨관절과 엉덩관절이
아래위로 놓이게 해야 한다. 움직이지 않는 손 밑에
받침대를 놓으면, 엉덩관절의 자세를 유지하는 데 도움이
될 수 있고, 아울러 처음에는 다리를 내려 쉽게 하다가
점차 바닥과 평행해지도록 올려 난이도를 조절하는 데에도
도움이 될 수 있다. 다리를 흔들거나 돌리면 난이도를 더
높일 수 있다.

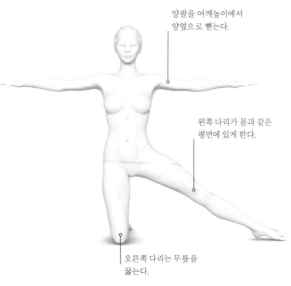

양팔을 어깨높이에서
양옆으로 뻗는다.

왼쪽 다리가 몸과 같은
평면에 있게 한다.

오른쪽 다리는 무릎을
꿇는다.

준비 단계
양무릎으로 무릎을 꿇은 채 몸을 똑바로 세운다. 양팔을
어깨높이에서 양옆으로 뻗어 손바닥이 아래를 향하게 한다.
왼쪽 다리는 옆으로 뻗어 발목을 편다(발바닥쪽굽힘).

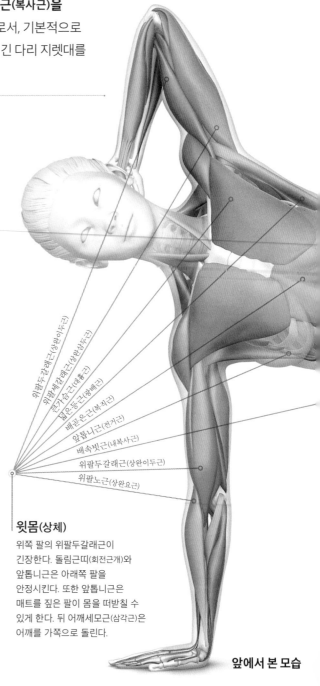

위팔두갈래근(상완이두근)
위팔세갈래근(상완삼두근)
큰가슴근(대흉근)
넓은등근(광배근)
배곧은근(복직근)
앞톱니근(전거근)
배속빗근(내복사근)
위팔두갈래근(상완이두근)
위팔노근(상완요근)

윗몸(상체)
위쪽 팔의 위팔두갈래근이
긴장한다. 돌림근띠(회전근개)와
앞톱니근은 아래쪽 팔을
안정시킨다. 또한 앞톱니근은
매트를 짚은 팔이 몸을 떠받칠 수
있게 한다. 뒤 어깨세모근(삼각근)은
어깨를 가쪽으로 돌린다.

앞에서 본 모습

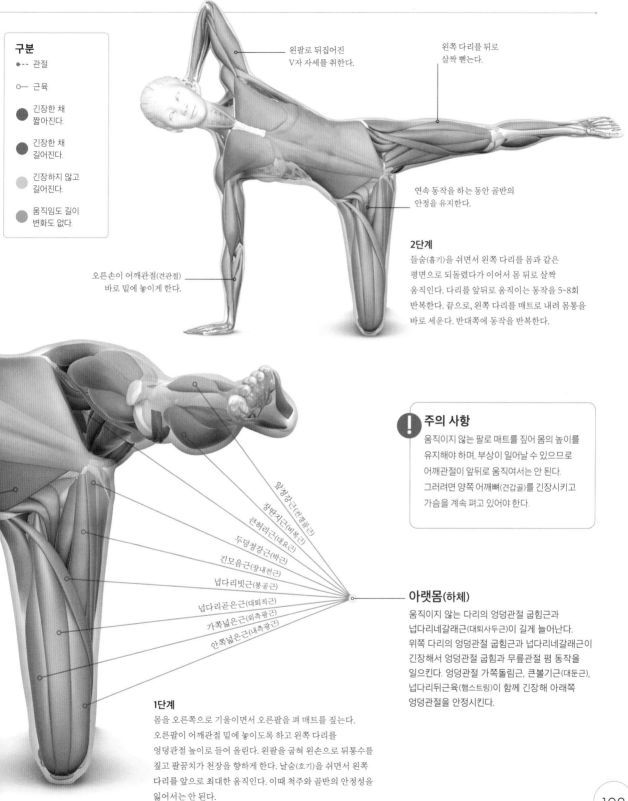

구분

●-- 관절
○- 근육
● 긴장한 채
  짧아진다.
● 긴장한 채
  길어진다.
● 긴장하지 않고
  길어진다.
● 움직임도 길이
  변화도 없다.

왼팔로 뒤집어진
V자 자세를 취한다.

왼쪽 다리를 뒤로
살짝 뻗는다.

연속 동작을 하는 동안 골반의
안정을 유지한다.

오른손이 어깨관절(견관절)
바로 밑에 놓이게 한다.

2단계

들숨(흡기)을 쉬면서 왼쪽 다리를 몸과 같은
평면으로 되돌렸다가 이어서 몸 뒤로 살짝
움직인다. 다리를 앞뒤로 움직이는 동작을 5~8회
반복한다. 끝으로, 왼쪽 다리를 매트로 내려 몸통을
바로 세운다. 반대쪽에 동작을 반복한다.

앞정강근(전경골근)
장반지근(비복근)
큰허리근(대요근)
두덩정강근(박근)
긴모음근(장내전근)
넙다리빗근(봉공근)
넙다리곧은근(대퇴직근)
가쪽넓은근(외측광근)
안쪽넓은근(내측광근)

ⓘ 주의 사항

움직이지 않는 팔로 매트를 짚어 몸의 높이를
유지해야 하며, 부상이 일어날 수 있으므로
어깨관절이 앞뒤로 움직여서는 안 된다.
그러려면 양쪽 어깨뼈(견갑골)를 긴장시키고
가슴을 계속 펴고 있어야 한다.

아랫몸(하체)

움직이지 않는 다리의 엉덩관절 굽힘근과
넙다리네갈래근(대퇴사두근)이 길게 늘어난다.
위쪽 다리의 엉덩관절 굽힘근과 넙다리네갈래근이
긴장해서 엉덩관절 굽힘과 무릎관절 펌 동작을
일으킨다. 엉덩관절 가쪽돌림근, 큰볼기근(대둔근),
넙다리뒤근육(햄스트링)이 함께 긴장해 아래쪽
엉덩관절을 안정시킨다.

1단계

몸을 오른쪽으로 기울이면서 오른팔을 펴 매트를 짚는다.
오른팔이 어깨관절 밑에 놓이도록 하고 왼쪽 다리를
엉덩관절 높이로 들어 올린다. 왼팔을 굽혀 왼손으로 뒤통수를
짚고 팔꿈치가 천장을 향하게 한다. 날숨(호기)을 쉬면서 왼쪽
다리를 앞으로 최대한 움직인다. 이때 척주와 골반의 안정성을
잃어서는 안 된다.

사이드 벤드 옆굽히기 SIDE BEND

배빗근을 강화할 뿐만 아니라 균형감과 협응력을 향상하는 상급 동작이다. 위쪽에 놓이는 배빗근과 넓은등근이 길게 늘어난다. 난이도 높은 윗몸 운동이어서 어깨 안정성이 양호해야 한다. 동작 테크닉, 근지구력, 신체 인식에 중점을 두어야 한다.

동작의 핵심

위팔이 아니라 엉덩관절(고관절)과 척주로 몸을 움직여야 하며, 양쪽 어깨뼈(견갑골)를 뒤로 살짝 당겨 모아야 한다. 아래쪽 어깨관절(견관절)의 안정성을 유지하는 데 특히 주의를 기울여야 한다. 팔꿈관절(주관절)이나 무릎관절이 잠겨서는 안 된다. 초심자는 동작을 변경해체, 준비 자세에서 왼쪽 무릎을 내려 오른쪽 무릎과 붙인 다음, 굽힌 양무릎을 함께 들어 올릴 수 있다.

한쪽으로 동작을 3회 반복하고 나서 위치를 바꿔 왼쪽 엉덩이로 앉아서 시작하면 된다.

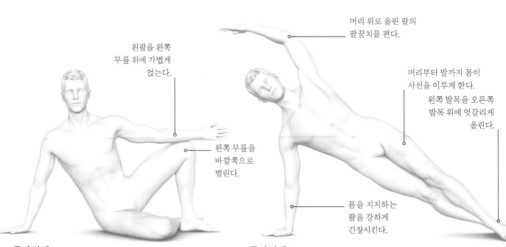

머리 위로 올린 팔의 팔꿈치를 편다.

왼팔을 왼쪽 무릎 위에 가볍게 얹는다.

머리부터 발까지 몸이 사선을 이루게 한다.

왼쪽 발목을 오른쪽 발목 위에 엇갈리게 올린다.

왼쪽 무릎을 바깥쪽으로 벌린다.

몸을 지지하는 팔을 강하게 긴장시킨다.

준비 단계 1

오른쪽 다리를 굽혀서 오른쪽 엉덩이를 바닥에 대고 앉는다. 양어깨와 골반이 몸 앞쪽을 향하게 한다. 왼쪽 발목을 오른쪽 다리와 수직으로 교차되게 놓는다. 왼발은 펴서 매트를 디디고, 오른팔로 몸을 지지한다. 들숨(흡기)을 쉬면서 중심근육(코어근육)과 볼기근(둔근)을 긴장시킨다.

준비 단계 2

날숨(호기)을 쉬면서 왼발을 강하게 디딘 채 골반을 들어 올린다. 양다리를 펴 넓적다리를 서로 붙이면 몸통이 모로 들어 올려진다. 오른쪽 어깨가 손목 위에 놓이게 한다. 위쪽 팔은 머리 위로 올린다. 들숨을 쉬면서 이 자세를 유지한다.

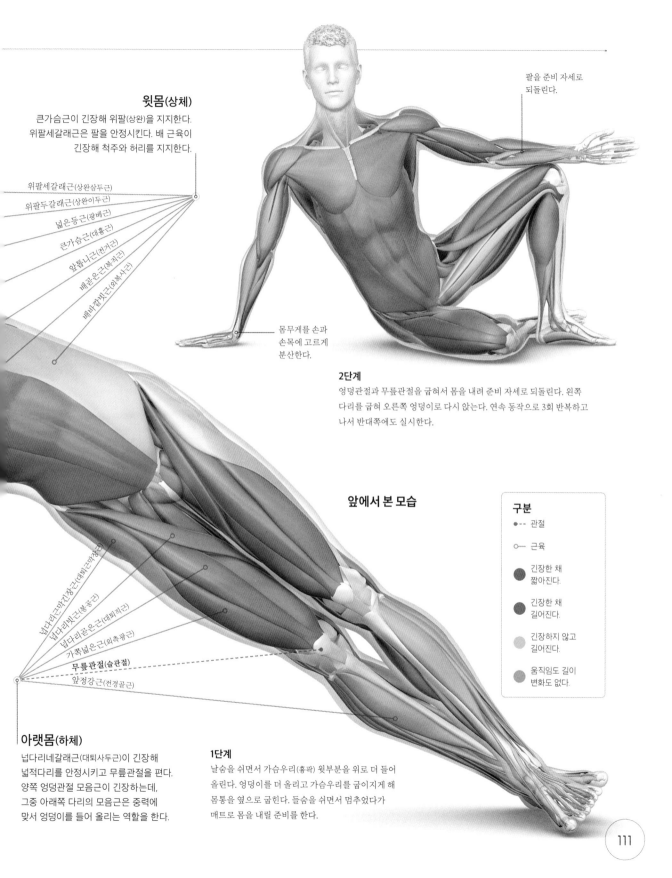

윗몸(상체)

큰가슴근이 긴장해 위팔(상완)을 지지한다.
위팔세갈래근은 팔을 안정시킨다. 배 근육이
긴장해 척주와 허리를 지지한다.

위팔세갈래근(상완삼두근)
위팔두갈래근(상완이두근)
넓은등근(광배근)
큰가슴근(대흉근)
앞톱니근(전거근)
배곧은근(복직근)
배바깥빗근(외복사근)

몸무게를 손과
손목에 고르게
분산한다.

팔을 준비 자세로
되돌린다.

2단계

엉덩관절과 무릎관절을 굽혀서 몸을 내려 준비 자세로 되돌린다. 왼쪽
다리를 굽혀 오른쪽 엉덩이로 다시 앉는다. 연속 동작으로 3회 반복하고
나서 반대쪽에도 실시한다.

앞에서 본 모습

넙다리근막긴장근(대퇴근막장근)
넙다리빗근(봉공근)
넙다리곧은근(대퇴직근)
가쪽넓은근(외측광근)
무릎관절(슬관절)
앞정강근(전경골근)

구분

- ●-- 관절
- ○— 근육
- ● 긴장한 채
  짧아진다.
- ● 긴장한 채
  길어진다.
- ● 긴장하지 않고
  길어진다.
- ● 움직임도 길이
  변화도 없다.

아랫몸(하체)

넙다리네갈래근(대퇴사두근)이 긴장해
넓적다리를 안정시키고 무릎관절을 편다.
양쪽 엉덩관절 모음근이 긴장하는데,
그중 아래쪽 다리의 모음근은 중력에
맞서 엉덩이를 들어 올리는 역할을 한다.

1단계

날숨을 쉬면서 가슴우리(흉곽) 윗부분을 위로 더 들어
올린다. 엉덩이를 더 올리고 가슴우리를 굽이지게 해
몸통을 옆으로 굽힌다. 들숨을 쉬면서 멈추었다가
매트로 몸을 내릴 준비를 한다.

» 응용 동작

기본 사이드 벤드 동작과 달리 다음 응용 동작들은 윗몸(상체)의 부담을
줄여 어깨 근육과 중심근육의 근력을 강화한다. 마지막 응용 동작은
팔과 다리 지렛대까지 이용해 중심근육을 더 강하게 긴장시키고 자세를
유지함으로써 중심근육과 볼기근(둔근)의 지구력을 키운다.

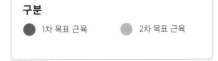

구분
● 1차 목표 근육 ● 2차 목표 근육

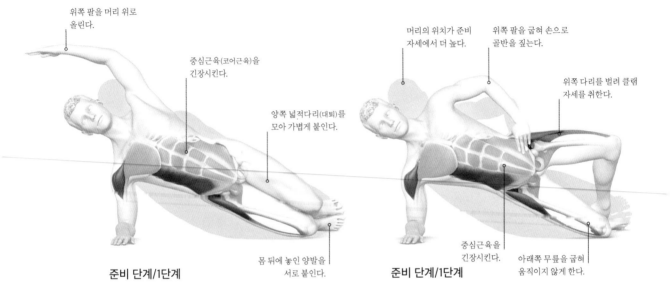

위쪽 팔을 머리 위로
올린다.

중심근육(코어근육)을
긴장시킨다.

양쪽 넓적다리(대퇴)를
모아 가볍게 붙인다.

몸 뒤에 놓인 양발을
서로 붙인다.

준비 단계/1단계

머리의 위치가 준비
자세에서 더 높다.

위쪽 팔을 굽혀 손으로
골반을 짚는다.

위쪽 다리를 벌려 클램
자세를 취한다.

중심근육을
긴장시킨다.

아래쪽 무릎을 굽혀
움직이지 않게 한다.

준비 단계/1단계

하프 사이드 벤드
반 옆굽히기 HALF SIDE BEND

양쪽 넓적다리와 양발을 붙이고 가슴우리(흉곽)와 중심근육의 연결
성에 집중해야 한다. 두덩뼈(치골)를 앞으로 내밀고 뒤쪽 볼기근을
긴장시켜야 한다. 아래쪽 어깨로 받치며 윗몸(상체)을 곧게 편다.

준비 단계
오른쪽 엉덩이로 앉아서 시작한다. 오른쪽 아래팔로 바닥을 짚고
오른쪽 어깨가 팔꿈치 위에 오도록 한다. 손바닥은 아래를 향한다.
무릎관절(슬관절)을 굽히고 양다리를 서로 붙인다.

1단계
날숨을 쉬며 몸을 매트에서 모로 들어 올린다. 엉덩이를 들어 올려 머리부터
무릎까지 몸이 사선을 이루게 한다. 동시에 위쪽 팔은 머리 위로 올린다.
들숨을 쉬면서 가슴우리 윗부분을 위로 더 들어 올린다.

2단계
날숨을 쉬면서 몸을 매트로 내린다. 동작을 4~6회 반복하고 좌우 위치를
바꾼다.

하프 사이드 벤드 위드 클램
클램 자세로 반 옆굽히기 HALF SIDE BEND WITH CLAM

하프 사이드 벤드에 클램(116쪽 참고)을 추가하면 위쪽 다리의 볼기
근(둔근)을 강화하면서 골반 안정성을 높일 수 있다. 두 동작을 결합
해 운동 강도를 높일 수 있는 좋은 방법이다. 동작 정점에서 자세를
유지하거나 위쪽 다리를 흔들면 강도를 더 높일 수 있다.

준비 단계
오른쪽 엉덩이로 앉아서 시작한다. 오른쪽 아래팔로 바닥을 짚고 오른쪽
어깨가 팔꿈치 위에 오도록 한다. 손바닥은 아래를 향한다. 무릎관절을
굽히고 양다리를 서로 붙인다. 위쪽 손은 골반을 짚는다.

1단계
몸을 매트에서 모로 들어 올린다. 날숨(호기)을 쉬면서 엉덩이를 부드럽게
위로 올려 머리부터 무릎까지 사선을 이루게 한다. 위쪽 엉덩관절과 무릎을
벌려 클램 자세를 취한다.

2단계
들숨(흡기)을 쉬면서 몸을 매트로 다시 내린다. 동작을 4~6회 반복하고 나서
좌우 위치를 바꾼다.

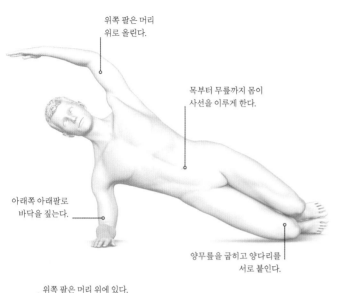

위쪽 팔은 머리 위로 올린다.

목부터 무릎까지 몸이 사선을 이루게 한다.

아래쪽 아래팔로 바닥을 짚는다.

양무릎을 굽히고 양다리를 서로 붙인다.

하프 사이드 벤드 위드 엘보 투 니
반 옆굽히기 자세로 팔꿈치 무릎 닿기
HALF SIDE BEND WITH ELBOW TO KNEE

척주는 중립으로, 몸통은 모로 들어 올린 자세로 유지한다. 위쪽 팔은 머리 위로 올리고 위쪽 다리는 바닥과 나란하게 뻗는다. 허리 양쪽의 길이를 의식적으로 그대로 유지하면서 팔꿈치와 무릎을 움직여 서로 닿게 한다.

준비 단계
오른쪽 엉덩이로 앉아서 시작한다. 오른쪽 아래팔로 바닥을 짚는다. 양무릎을 굽히고 양다리를 서로 붙인다. 날숨을 쉬면서 몸을 매트에서 모로 들어 올린다. 엉덩이를 들면서 위쪽 팔을 머리 위로 올린다.

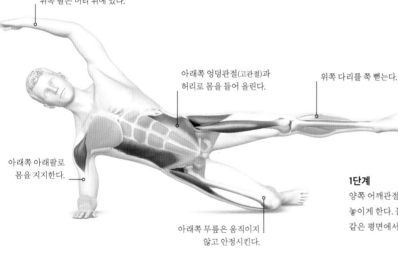

위쪽 팔은 머리 위에 있다.

아래쪽 엉덩관절(고관절)과 허리로 몸을 들어 올린다.

위쪽 다리를 쭉 뻗는다.

아래쪽 아래팔로 몸을 지지한다.

아래쪽 무릎은 움직이지 않고 안정시킨다.

1단계
양쪽 어깨관절(견관절)과 엉덩관절이 각각 아래위로 놓이게 한다. 들숨을 쉬면서 위쪽 다리를 몸통과 같은 평면에서 쭉 뻗어 발목을 편다(발바닥쪽굽힘).

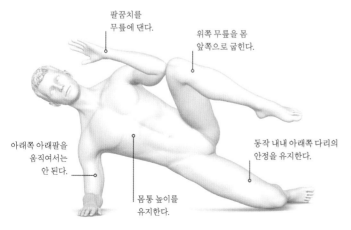

팔꿈치를 무릎에 댄다.

위쪽 무릎을 몸 앞쪽으로 굽힌다.

아래쪽 아래팔을 움직여서는 안 된다.

몸통 높이를 유지한다.

동작 내내 아래쪽 다리의 안정을 유지한다.

2단계
날숨을 쉬면서 무릎을 몸 앞쪽으로 굽힌다. 팔꿈치를 굽혀 무릎에 닿게 내린다. 들숨을 쉬면서 팔을 머리 위로 되돌리고 다리를 다시 편다. 이 동작을 4~6회 반복하고 좌우 위치를 바꾼다.

사이드 트위스트

옆으로 비틀기 | SIDE TWIST

사이드 벤드(110쪽 참고)보다 난이도가 높은 사이드
트위스트는 돌림(회전) 동작으로 척주의 가동성을 높인다.
그래서 높은 수준의 골반 안정성, 중심근육(코어근육) 근력,
어깨 근력이 필요하다. 대부분이 할 수 있는 동작이며, 고도의
회전 늑력과 제어력이 필요한 제조나 무술 같은 운동에 특히
유용하다.

동작의 핵심

준비 단계 2 자세에서 골반으로 동작을 시작한다. 골반을 들어
올려서 중심근육을 이용해 돌린다. 위쪽 팔은 척주와 함께 돌아
몸통 아래로 실을 때듯 움직인다. 자세를 제어해 팔이 아래로
처지지 않도록 해야 한다. 아래쪽 팔로 몸을 지지해 어깨의
안정성과 높이를 유지해야 한다. 양다리는 부드러운 자세 전환이
이루어지는 동안에 계속 서로 붙이고 있어야 한다.

1단계

날숨(호기)을 쉬면서 골반을 들어
올린다. 몸통을 매트 위로 돌려 위쪽
팔을 몸통 아래로 실을 때듯 움직인다.
아래쪽 팔은 몸을 지지한다.
들숨(흡기)을 쉬어서 단계 2 자세로

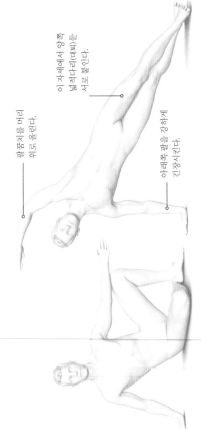

이 자세에서 양쪽
넓적다리(대퇴)를
서로 붙인다.

발끝치를 머리
위로 올린다.

아래쪽 팔을 강하게
긴장시킨다.

준비 단계 1

오른쪽 엉덩이로 앉아서 오른쪽 다리를 굽히고
양아래와 골반도 몸 옆쪽을 향하게 한다. 왼쪽
발목을 오른쪽 다리와 수직으로 교차되게 두고
오른쪽 팔로 몸을 지지한다. 들숨을 쉬면서
중심근육을 긴장시킨다.

준비 단계 2

날숨을 쉬면서 골반을 들어 올린다. 양다리를 펴
넓적다리를 붙이며 몸통이 모로 들어 올려져
몸이 사선을 이룬다. 위쪽 팔을 머리 위로 올리고
들숨을 쉰다.

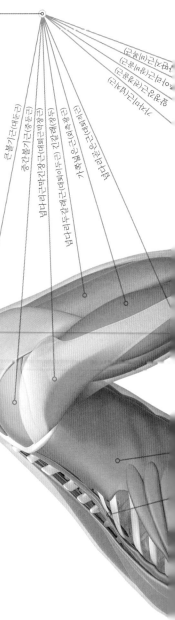

아랫몸 (하체)

엉덩관절(고관절) 굽힘근이 긴장해 엉덩관절을
굽힌다. 넙다리네갈래근(대퇴사두근)이 긴장해
무릎관절(슬관절)을 펴고 모음근(내전근)은
엉덩관절과 양다리를 안정시킨다. 붙기근(둔근),
넙다리뒤근육(햄스트링), 장딴지 근육을 길게 늘어난다.

큰볼기근(대둔근)
중간볼기근(중둔근)
넙다리근막긴장근(대퇴근막장근)
넙다리두갈래근(대퇴이두근 장두)
넙다리두갈래근(대퇴이두근 단두)
가쪽넓은근(외측광근)
넙다리곧은근(대퇴직근)

장딴지근(비복근)
안쪽넓은근(내측광근)
긴종아리근(장비골근)
앞정강근(전경골근)

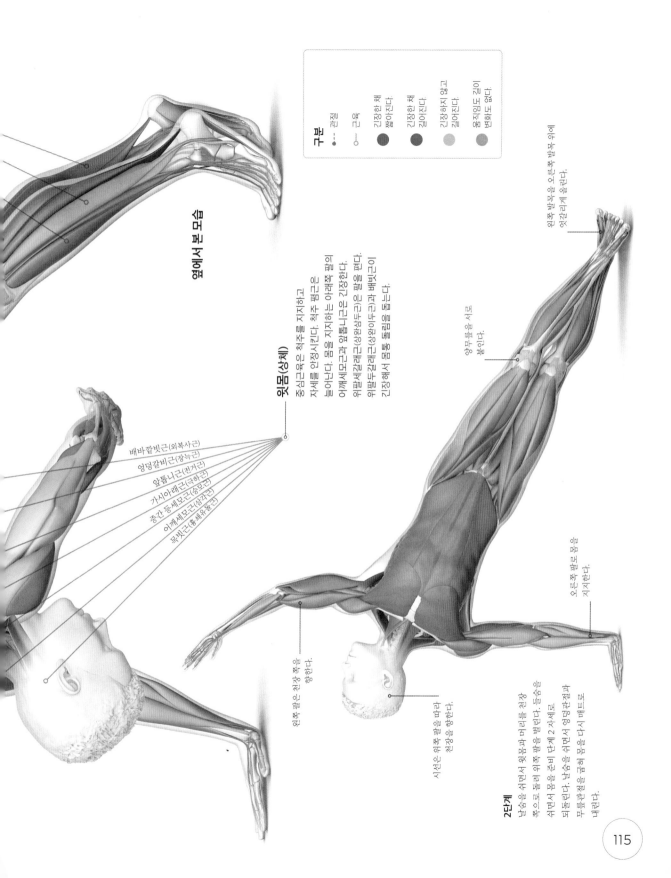

옆에서 본 모습

구분
- ● 관절
- ⊙ 근육
- 긴장한 채 짧아진다.
- 긴장한 채 길어진다.
- 긴장하지 않고 길어진다.
- 움직임도 길이 변화도 없다.

윗몸(상체)
중심근육은 척주를 지지하고 자세를 안정시킨다. 척추 폄근은 늘어난다. 몸을 지지하는 아래쪽 팔의 어깨세모근과 앞톱니근은 긴장한다. 위팔세갈래근(상완삼두근)은 팔을 편다. 위팔두갈래근(상완이두근)과 배빗근이 긴장해서 몸통 돌림을 돕는다.

배바깥빗근(외복사근)
엉덩갈비근(장늑근)
앞톱니근(전거근)
가시아래근(극하근)
중간 등세모근(승모근)
어깨세모근(삼각근)
목빗근(흉쇄유돌근)

왼쪽 발목을 오른쪽 발목 위에 엇걸리게 올린다.

양무릎을 서로 붙인다.

오른쪽 팔로 몸을 지지한다.

왼쪽 발은 천장 쪽을 향한다.

시선은 위쪽 발과 머리를 천장을 향한다.

2단계
날숨을 쉬면서 윗몸과 머리를 천장 쪽으로 돌려 위쪽 팔을 뻗는다. 들숨을 쉬면서 몸을 준비 단계 2자세로 되돌린다. 날숨을 쉬면서 엉덩관절과 무릎관절을 굽혀 몸을 다시 매트로 내린다.

클램 조개 자세
CLAM

볼기근(둔근)을 활성화하고 강화하며, 엉덩관절
돌림(회전)을 통해 중심근육 안정성을 향상한다.
마지막 자세를 (일정 시간) 유지하거나 마지막에 펄스
동작을 추가해 볼기근 지구력을 더 높일 수도 있다.
근력과 지구력을 함께 늘리는 이 동작은 엉덩관절의
힘을 키우는 데 도움이 된다.

주의 사항

모로 누워 엉덩관절 부위를 바닥에 대면 압력이 가해져 불편할 수 있기 때문에 모든
엉덩관절 가쪽 질환에 부적합할 수 있다. 궁둥구멍근(이상근)에서 통증이 느껴지는
경우에도 이 동작을 해서는 안 된다. 통증 때문에 관절 가동 범위가 제한되면 탄력
밴드를 양무릎에 걸어 등척성 클램 동작을 실시할 수 있다. 매 동작마다 5초 동안
위쪽 무릎을 들어 올려 저항 밴드를 늘이면 된다.

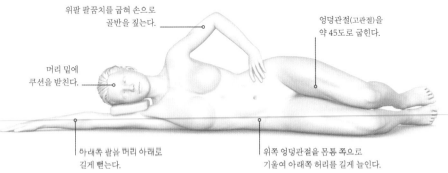

위팔 팔꿈치를 굽혀 손으로
골반을 짚는다.

엉덩관절(고관절)을
약 45도로 굽힌다.

머리 밑에
쿠션을 받친다.

아래쪽 팔을 머리 아래로
길게 뻗는다.

위쪽 엉덩관절을 몸통 쪽으로
기울여 아래쪽 허리를 길게 늘인다.

준비 단계

모로 누워서 양쪽 엉덩관절과 어깨관절(견관절)이
각각 아래위로 놓이게 한다. 척주와 골반을
중립으로 한다. 무릎관절(슬관절)을 굽혀 양발이
척주와 나란하게 하고 아래쪽 팔은 머리 아래로
길게 뻗는다. 쿠션을 귀와 어깨 사이에 끼운다.
위쪽 손은 골반을 짚고 양쪽 어깨뼈(견갑골)는
중립으로 한다.

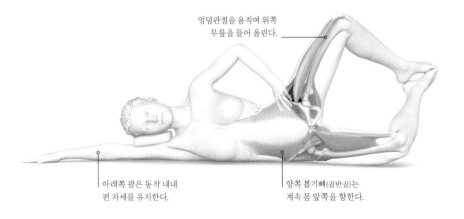

엉덩관절을 움직여 위쪽
무릎을 들어 올린다.

아래쪽 팔은 동작 내내
편 자세를 유지한다.

양쪽 볼기뼈(골반골)는
계속 몸 앞쪽을 향한다.

1단계

양발을 엉덩관절 높이로 올려 서로 붙이고
몸통을 중립으로 한다. 들숨(흡기)을 쉬면서
몸통을 늘인다. 날숨(호기)을 쉬면서 엉덩관절을
움직여 위쪽 무릎을 들어 올린다. 골반과 척주를
중립으로 유지한 채 최대한 들어 올린다.

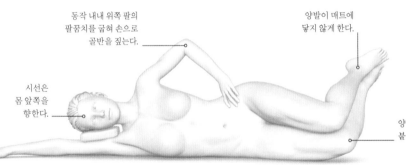

동작 내내 위쪽 팔의
팔꿈치를 굽혀 손으로
골반을 짚는다.

양발이 매트에
닿지 않게 한다.

시선은
몸 앞쪽을
향한다.

양무릎과 양쪽 넓적다리를
붙인다.

2단계

들숨을 쉬면서 무릎을 시작 위치로 되돌린다.
양무릎과 양쪽 넓적다리를 붙인 채 양발이
매트에 닿지 않게 한다. 동작을 8~10회
반복하고 나서 위치를 바꾸어 연속 동작을
반복한다.

레그 리프트 앤드 로어 모로 누워 다리 들기
LEG LIFT AND LOWER

이 단순한 엉덩관절 운동은 볼기근을 강화하고, 돌림 동작으로 엉덩관절의
안정성을 높인다. 균형감과 모로 누운 자세의 안정성을 높이는 모든
엉덩관절 프로그램의 시작 동작으로 적합하다. 사이드 킥(100쪽 참고)과 더블
레그 리프트(118쪽 참고)의 선행 동작으로 이용할 수도 있다.

구분		
● 1차 목표 근육		● 2차 목표 근육

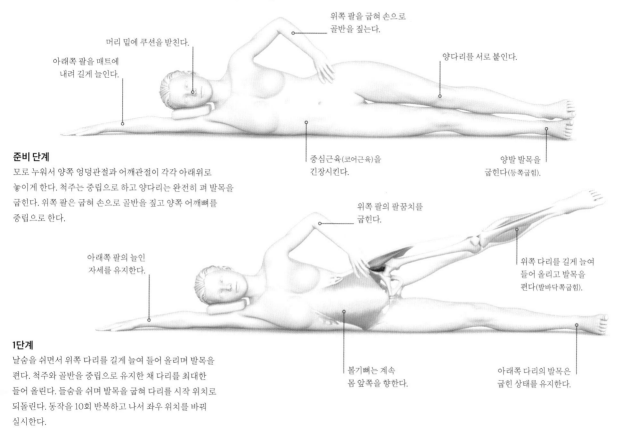

위쪽 팔을 굽혀 손으로
골반을 짚는다.

머리 밑에 쿠션을 받친다.

양다리를 서로 붙인다.

아래쪽 팔을 매트에
내려 길게 늘인다.

준비 단계
모로 누워서 양쪽 엉덩관절과 어깨관절이 각각 아래위로
놓이게 한다. 척주는 중립으로 하고 양다리는 완전히 펴 발목을
굽힌다. 위쪽 팔은 굽혀 손으로 골반을 짚고 양쪽 어깨뼈를
중립으로 한다.

중심근육(코어근육)을
긴장시킨다.

양발 발목을
굽힌다(등쪽굽힘).

아래쪽 팔의 늘인
자세를 유지한다.

위쪽 팔의 팔꿈치를
굽힌다.

위쪽 다리를 길게 늘여
들어 올리고 발목을
편다(발바닥굽힘).

1단계
날숨을 쉬면서 위쪽 다리를 길게 늘여 들어 올리며 발목을
편다. 척주와 골반을 중립으로 유지한 채 다리를 최대한
들어 올린다. 들숨을 쉬며 발목을 굽혀 다리를 시작 위치로
되돌린다. 동작을 10회 반복하고 나서 좌우 위치를 바꿔
실시한다.

볼기뼈는 계속
몸 앞쪽을 향한다.

아래쪽 다리의 발목은
굽힌 상태를 유지한다.

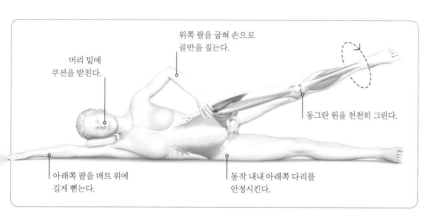

위쪽 팔을 굽혀 손으로
골반을 짚는다.

머리 밑에
쿠션을 받친다.

동그란 원을 천천히 그린다.

아래쪽 팔을 매트 위에
길게 뻗는다.

동작 내내 아래쪽 다리를
안정시킨다.

응용 동작
위 기본 동작의 준비 자세로 시작해 위쪽
다리를 엉덩관절 높이로 들어 올려 아래쪽
다리와 나란하게 한다. 발목은 편다. 들숨을
쉬면서 위쪽 다리와 몸통을 길게 늘인다.
날숨을 쉬면서 위쪽 다리를 움직여 동그란
원을 그린다. 들숨을 쉬며 다음 번 원을
그리고, 이어서 각각의 원마다 호흡을 바꾼다.
이 동작을 10회 반복하고 나서 원을 그리는
방향을 바꾸어 동작을 10회 반복한다. 좌우
위치를 바꾸어 반대쪽 다리로 연속 동작을
반복한다.

더블 레그 리프트 양다리 들기
DOUBLE LEG LIFT

볼기근(둔근)을 강화하고 엉덩관절 회전(돌림) 안정성을 높이고 모로 누운 자세에서의 균형감과 협응력을 향상하는 난이도 높은 동작이다. 사이드 킥(100쪽 참고)을 하기 전에 숙련하면 유용하며, 모음근(내전근)과 샅굴 부위(서혜부) 근육을 활성화하거나 재활하는 데 알맞은 기초 운동으로 이용할 수도 있다. 양무릎을 굽히면 중심근육과 모음근에 실리는 부하를 줄일 수 있으며, 1단계로 넘어가기 전 선행 동작으로 실시할 수 있다.

주의 사항

몸통 전체의 길이를 유지해 허리가 아래로 처지지 않도록 해야 한다. 통증, 특히 급성 허리통증이 있을 경우 이 동작을 해서는 안 된다. 양다리의 무게를 중심근육으로 지지할 수 있어야 하기 때문이다.

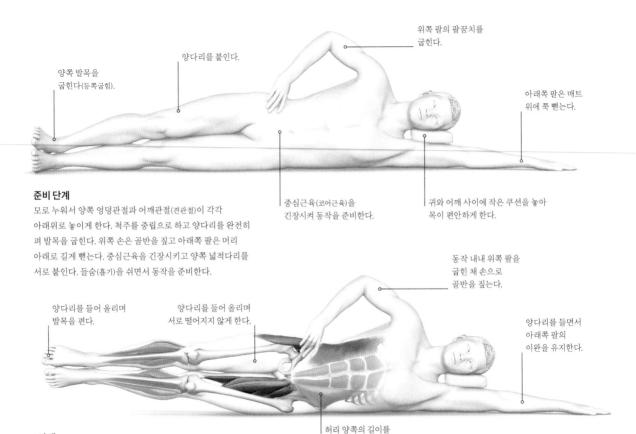

위쪽 팔의 팔꿈치를 굽힌다.

양다리를 붙인다.

양쪽 발목을 굽힌다(등쪽굽힘).

아래쪽 팔은 매트 위에 쭉 뻗는다.

준비 단계

모로 누워서 양쪽 엉덩관절과 어깨관절(견관절)이 각각 아래위로 놓이게 한다. 척주를 중립으로 하고 양다리를 완전히 펴 발목을 굽힌다. 위쪽 손은 골반을 짚고 아래쪽 팔은 머리 아래로 길게 뻗는다. 중심근육을 긴장시키고 양쪽 넓적다리를 서로 붙인다. 들숨(흡기)을 쉬면서 동작을 준비한다.

중심근육(코어근육)을 긴장시켜 동작을 준비한다.

귀와 어깨 사이에 작은 쿠션을 놓아 목이 편안하게 한다.

동작 내내 위쪽 팔을 굽힌 채 손으로 골반을 짚는다.

양다리를 들어 올리며 발목을 편다.

양다리를 들어 올리며 서로 떨어지지 않게 한다.

양다리를 들면서 아래쪽 팔의 이완을 유지한다.

1단계

날숨(호기)을 쉬면서 양다리를 길게 늘여 엉덩관절 높이로 들어 올리는 동시에 발목을 편다. 들숨을 쉬면서 자세를 유지한다. 날숨을 쉬면서 양다리를 매트로 내린다. 동작을 10회까지 반복하고 나서 좌우 위치를 바꾼다.

허리 양쪽의 길이를 일정하게 유지한다.

구분

● 1차 목표 근육   ● 2차 목표 근육

66 99

양다리를 올린 자세를 오래 유지하면 볼기근과 배빗근의 지구력을 강화할 수 있다.

원 레그 리프티드 외다리 든 채 양다리 들기
ONE LEG LIFTED

더블 레그 리프트를 하기 전에 선행 동작으로 할 수 있다.
양다리를 들어 올리는 단계에 대비해 모로 누운 자세에서의
균형감을 키울 수 있기 때문이다. 또한 지구력과 제어력도
향상할 수 있다.

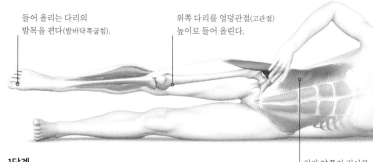

위쪽 팔의 팔꿈치를
굽힌다.

시선은 계속 몸
앞쪽을 향한다.

아래쪽 팔을 쭉
뻗는다.

양발 발목을
굽힌다(등쪽굽힘).

중심근육을 긴장시켜
동작을 준비한다.

준비 단계
더블 레그 리프트 준비 자세처럼 모로 누워서 양쪽 엉덩관절과
어깨관절이 각각 아래위로 놓이게 한다. 척주를 중립으로 하고
양다리를 완전히 편다. 머리 밑에 작은 쿠션을 받친다.

들어 올리는 다리의
발목을 편다(발바닥쪽굽힘).

위쪽 다리를 엉덩관절(고관절)
높이로 들어 올린다.

시선은 정면을
향한다.

아래쪽 팔의
이완을 유지한다.

허리 양쪽의 길이를
유지한다.

1단계
날숨을 쉬면서 위쪽 다리를 엉덩관절 높이로 들어 올려 발목을 편다.
이때 양다리를 길게 늘인다.

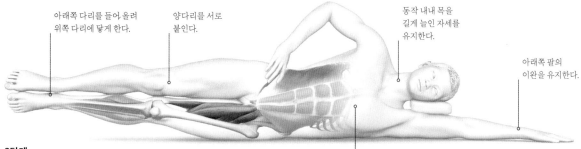

아래쪽 다리를 들어 올려
위쪽 다리에 닿게 한다.

양다리를 서로
붙인다.

동작 내내 목을
길게 늘인 자세를
유지한다.

아래쪽 팔의
이완을 유지한다.

2단계
들숨을 쉬면서 아래쪽 다리를 위로 들어 올려 위쪽 다리에 닿게 해
양다리를 서로 붙인다. 날숨을 쉬면서 이 자세를 유지한다. 들숨을
쉬면서 양다리를 함께 매트로 내린다. 동작을 10회까지 반복하고
나서 좌우 위치를 바꾼다.

가슴우리(흉곽)를 중립으로
한 채 골반 쪽으로 내린다.

119

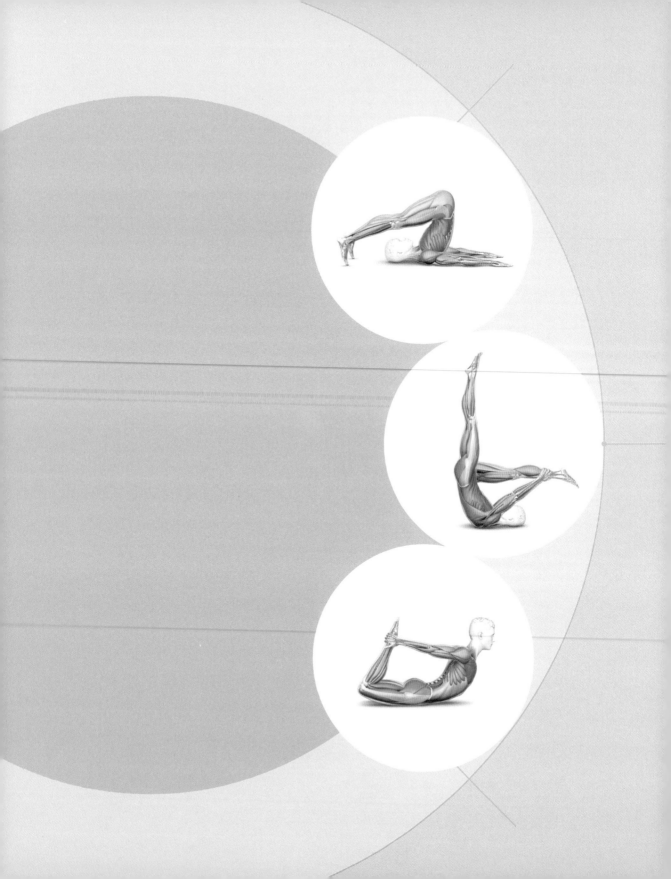

근력 동작

이 장의 동작들은 앞의 안정성 동작들에 기반을 두고 있으며 전신 근육, 특히

대근육(겉근육)을 이용해 움직임을 향상하고 일상 활동과 운동 능력의 기초를 튼튼히

한다. 근력 동작은 더 많은 근육군을 가동해 더 많은 근력을 발휘하는 데 초점을 맞춘다.

그래서 난이도를 높여 몸이 극복해 내도록 한다.

롤 업 ROLL UP

움직임을 최대한 제어하면서 배 근육을 강화하고 척추 가동성을 높이는 최고의 동작이다. 척추, 골반, 가슴우리 사이의 협응력을 기울 수 있으며, 윗몸을 다시 전천히 눕힐 때 뒤로 쓰러지지 않으려면 기본적인 근력과 제어력을 갖추고 있어야 한다.

동작의 핵심

호흡에 맞춰 진행해야 한다. 들숨(흡기)을 쉬면서 양팔과 함께 머리를 들어 올린다. 이어서 날숨(호기)을 쉬며 윗몸(상체)을 위쪽 앞으로 둥글게 일으킨다. 이때 중심근육을 긴장시켜 척주를 지지하고 눕힌다. 서로 강하게 붙인 양다리로 매트를 세게 내리눌러 몸을 바닥에 고정하고, 중심근육으로만 움직인다. 척주와 가슴을 일정하게 안정적으로 들어 올리면 윗몸의 자세가 흐트러지지 않는다.

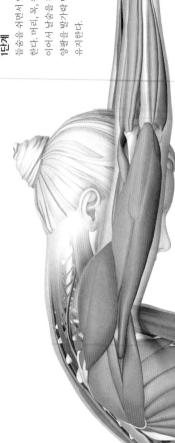

양팔을 머리 쪽으로 뻗어 손바닥이 위쪽을 향하게 한다.

양팔을 머리 쪽으로 뻗어서 다리를 곧게 펴며 손바닥이 위쪽을 향하게 한다.

중심근육을 긴장시키며 가슴 우리(흉곽)를 축소해 골반쪽으로 당긴다.

양발을 붙여 발목을 굽힌다(등쪽굽힘).

준비 단계

누워서 양다리를 뻗어 서로 붙이고 발목을 굽힌다. 척주는 중립으로 하고, 양팔을 머리 쪽으로 뻗어 바닥에 내린다.

> **! 주의 사항**
>
> 급성 허리통증이 있으면 적합하지 않다. 척추 가동 범위가 크고 척추에 가해지는 부하도 크기 때문에 병증이 악화될 수 있다.

1단계

들숨을 쉬면서 양팔을 어깨 위로 들어 올려 손바닥이 다리 쪽을 향하게 한다. 머리, 목, 윗몸을 앞듯이 들어 올리며 턱을 가슴 쪽으로 당긴다. 이어서 날숨을 천천히 쉬며 척주를 한 마디씩 들어 올려 앞으로 굽히고 양팔을 발가락 방향으로 뻗는다. 골반 위까지 일으킨 몸이 C자 모양을 유지한다.

옆에서 본 모습

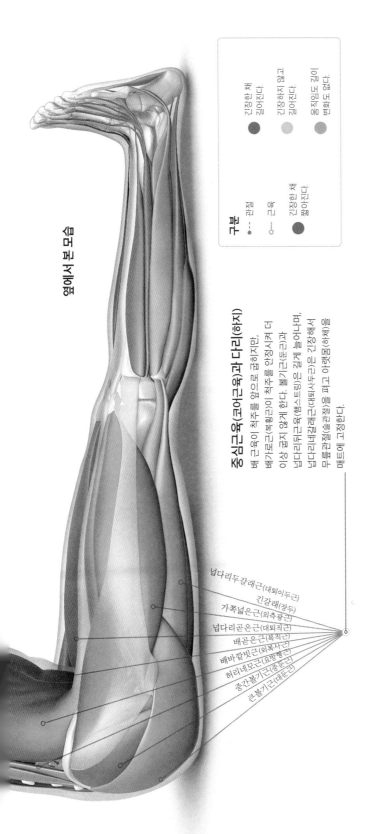

구분

- - - 관절
○— 근육
● 긴장한 채 짧아진다.
● 긴장한 채 길어진다.
● 긴장하지 않고 길어진다.
● 움직임도 길이 변화도 없다.

중심근육(코어근육)과 다리(하지)

배 근육이 척추를 앞으로 굽히지만, 배가로근(복횡근)이 척추를 안정시켜 더 이상 굽지 않게 한다. 볼기근(둔근)과 넙다리근육(헵스트링)은 길게 늘어나며, 넙다리네갈래근(대퇴사두근)은 긴장해서 무릎관절(슬관절)을 펴고 아랫몸(하체)을 매트에 고정한다.

넙다리두갈래근(대퇴이두근)
긴갈래(장두)
가쪽넓은근(외측광근)
넙다리곧은근(대퇴직근)
배곧은근(복직근)
배바깥빗근(외복사근)
허리네모근(요방형근)
중간볼기근(중둔근)
큰볼기근(대둔근)

몸을 뒤로 내리는 동안 시선은 계속 앞쪽을 향한다.

몸을 둥글게 일으키거나 뒤로 눕히면서 척주 마디마디의 관절을 순서대로 움직여야 한다.

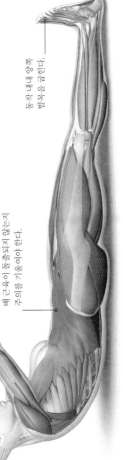

2단계
들숨을 천천히 쉬면서 척주와 배 근육을 연속적으로 제어해 몸을 다시 매트로 내린다. 준비 자세로 돌아가 다시 시작할 준비를 한다. 롤 업 동작을 3-5회 반복한다.

동작 내내 양쪽 발목을 굽힌다.

배 근육이 들뜰되지 않는지 주의를 기울여야 한다.

몸을 뒤로 내리는 동안 양팔은 사선을 이룬다.

» 응용 동작

다음 응용 동작들은 기본 롤 업 동작과 상당히 다르지만 똑같이
움직임을 통해 배 근육의 근력과 제어력을 향상한다. 다음 각각의
동작은 일상 생활(온 어 체어), 매트 필라테스(온 어 매트), 기구
필라테스(위드 밴드 서포트)에 적용할 수 있다.

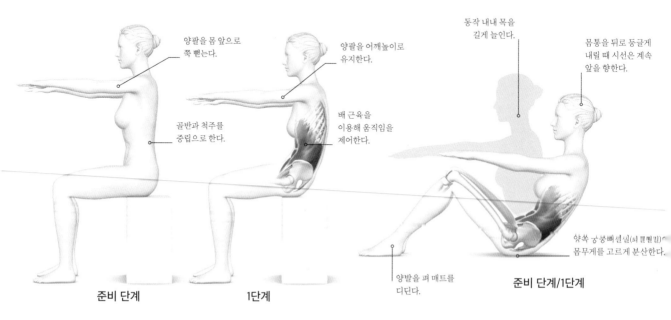

양팔을 몸 앞으로 쭉 뻗는다.

골반과 척주를 중립으로 한다.

양팔을 어깨높이로 유지한다.

배 근육을 이용해 움직임을 제어한다.

동작 내내 목을 길게 늘인다.

몸통을 뒤로 둥글게 내릴 때 시선은 계속 앞을 향한다.

양발을 펴 매트를 디딘다.

양쪽 궁둥뼈결절(되 벌릴깁)이 몸무게를 고르게 분산한다.

준비 단계   1단계

준비 단계/1단계

온 어 체어
의자 롤 업 ON A CHAIR

의자 가장자리에 걸터앉아 양발을 펴서 바닥을 디딘다. 몸통을
다시 둥글게 일으켜 세울 때 윗몸의 자세가 흐트러지지 않게 주
의한다. 척주와 양쪽 허리의 일정한 길이를 의식하면 자세 유지
에 도움이 된다.

준비 단계
의자에 똑바로 앉아 양쪽 궁둥뼈결절에 몸무게를 고르게 분산한다.
골반과 척주를 중립으로 하고 목을 길게 늘인다. 양팔을 몸 앞으로 뻗어
어깨높이로 들어 올리고 손바닥이 아래쪽을 향하게 한다.

1단계
날숨을 쉬며 골반을 뒤로 기울인다. 동시에 척주 마디마디를 순서대로
움직여 C자로 굽이지게 한다.

2단계
들숨을 쉬면서 똑바로 앉은 자세로 돌아온다. 윗몸을 살짝 앞으로 당기면
등 가운뎃부분에 이어 허리와 골반이 따라 움직인다. 동작을 8~10회
반복한다.

온 어 매트
매트 롤 업 ON A MAT

초심자가 롤 업 동작을 연습해 몸통을 둥글게 내리고 올리는 거리를 늘리는
데 유용할 수 있다. 자신이 늘리려는 거리만큼 몸통을 쉽게 일으킬 수 있는지
확인하면 된다. 동작 내내 배 근육을 긴장시켜야 하며, 배 근육이 바깥으로
돌출해서는 안 된다.

준비 단계
엉덩이를 매트에 대고 앉아서 양무릎을 굽힌다. 양발은 펴서 바닥을 디딘다. 골반과
척주는 중립으로 한다. 양팔을 어깨높이로 들어 올리고 손바닥이 아래를 향하게 한다.

1단계
날숨(호기)을 쉬며 골반을 뒤로 기울인다. 동시에 척주 마디마디를 순서대로 움직여
C자로 굽이지게 한다.

2단계
들숨(흡기)을 쉬면서 똑바로 앉은 자세로 돌아온다. 이때 윗몸을 살짝 앞으로 당기면
등 가운뎃부분에 이어 허리와 골반이 따라 움직인다. 매번 몸통을 뒤로 움직이는 거리를
조금씩 늘려 나가다가, 나중에는 몸통을 매트에 닿게 내렸다가 일으킬 수 있을 때까지
동작을 8~10회 반복한다.

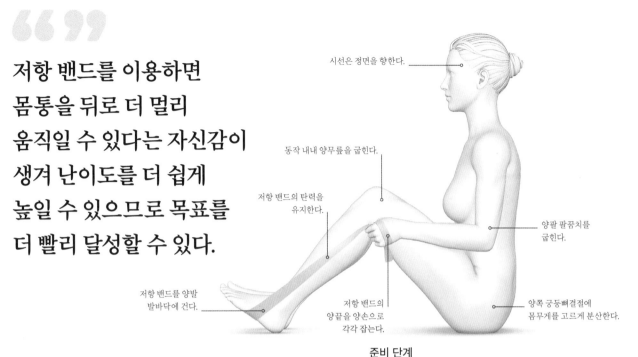

66 99

저항 밴드를 이용하면
몸통을 뒤로 더 멀리
움직일 수 있다는 자신감이
생겨 난이도를 더 쉽게
높일 수 있으므로 목표를
더 빨리 달성할 수 있다.

시선은 정면을 향한다.

동작 내내 양무릎을 굽힌다.

저항 밴드의 탄력을
유지한다.

양팔 팔꿈치를
굽힌다.

저항 밴드를 양발
발바닥에 건다.

저항 밴드의
양끝을 양손으로
각각 잡는다.

양쪽 궁둥뼈결절에
몸무게를 고르게 분산한다.

준비 단계

위드 밴드 서포트
저항 밴드 롤 업 WITH BAND SUPPORT

저항 밴드는 척주 굽히기와 제어력 발휘를 용이하게 하
는 유용한 기구이다. 저항 밴드가 탄탄할수록 지지력이 더
커진다. 양어깨와 양팔을 이완한 채 온전히 배 근육 단련을
목표로 해야 하며, 복장뼈(흉골)는 들어 올린 상태를 유지해
야 한다.

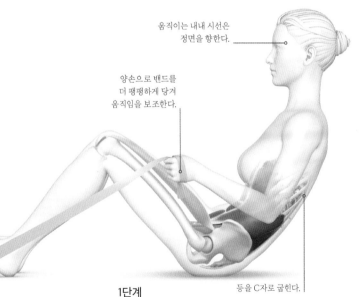

움직이는 내내 시선은
정면을 향한다.

양손으로 밴드를
더 팽팽하게 당겨
움직임을 보조한다.

저항 밴드의 탄력을 이용해
움직임을 제어한다.

등을 C자로 굽힌다.

1단계

준비 단계
매트에 똑바로 앉는다. 양발을 펴서 바닥을
디디고, 양발 발목을 굽힌다(등쪽굽힘). 골반과
척주를 중립으로 하고 목을 길게 늘인다. 저항
밴드를 양발에 건다.

1단계
양어깨를 아래로 이완시킨 다음, 날숨을 쉬며
골반을 뒤로 기울인다. 동시에 척주 마디마디를
순서대로 움직여 C자로 굽히게 한다. 이때 배
근육으로 움직임을 제어해야 한다.

2단계
들숨을 쉬면서 윗몸(상체)을 앞으로 당겨, 똑바로
앉은 자세로 부드럽게 돌아온다. 동작을 8~10회
반복하되, 저항 밴드의 지지력을 점점 줄이면서
윗몸을 뒤로 움직이는 거리를 늘려 나간다.

롤 오버 ROLL OVER

롤 오버는 롤 업(122쪽 참고)을 반대로 하는 **상급 동작이다.** 거꾸로 서는 동작으로 넓은
가동 범위를 움직이며 배 근육 근력과 척주 제어력에 초점을 맞춘다.

동작의 핵심

롤 오버를 하기 전에 척주 준비 운동을 해 가동성을 높여야
한다(46~47쪽 참고). 중심근육으로 움직임을 제어해야 하고,
양다리를 편 상태로 척주를 충분히 늘일 수 있어야 하며, 양발과
꼬리뼈(미추) 사이의 거리를 유지해야 한다. 동작 내내 가슴과
양어깨는 펴고 목을 길게 늘여야 한다. 처음에 양무릎을 굽히면 롤
오버 동작이 쉬울 수 있지만 무릎을 가슴 쪽으로 당겨서는 안 된다.
3~8회 반복하면 된다.

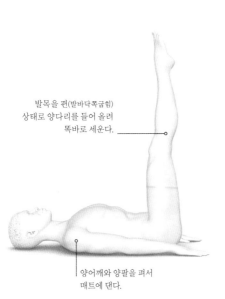

발목을 편(발바닥쪽굽힘)
상태로 양다리를 들어 올려
똑바로 세운다.

양어깨와 양팔을 펴서
매트에 댄다.

준비 단계
매트에 누워 양다리를 쭉 편다. 발목을 펴고
넓적다리(대퇴)를 서로 붙인다. 들숨(흡기)을 쉬면서
엉덩관절(고관절)을 90도로 굽혀 양다리가 천장을
향하게 한다.

주의 사항

목 부상을 입은 사람에게 적합하지 않다.
목에 과부하가 걸려 부상이 악화할 수 있다.
허리통증(요통)을 겪고 있다면 이 동작을
피해야 한다. 척주를 심하게 굽히면서 근력도
많이 써야 하기 때문이다.

긴종아리근(장비골근)
긴발가락폄근(장신건)
가자미근(넙치근)
앞정강근(전경골근)
장딴지근(비복근)
반힘줄근(반건양근)
넙다리두갈래근(대퇴이두근) 긴갈래
긴볼기근(대둔근)
긴발가락굽힘근(장지굴근)

다리(하지)
넙다리뒤근육(햄스트링)이 늘어나면서 긴장해 양다리를
위로 뻗은 자세를 유지한다. 넙다리네갈래근(대퇴사두근)이
긴장해 무릎관절(슬관절)의 폄 자세를 유지하고
다리가 몸통 쪽으로 쓰러지지 않게 한다. 발목관절(족관절)
등쪽굽힘근(배측굴근)이 긴장하면서
장딴지 근육이 늘어난다.

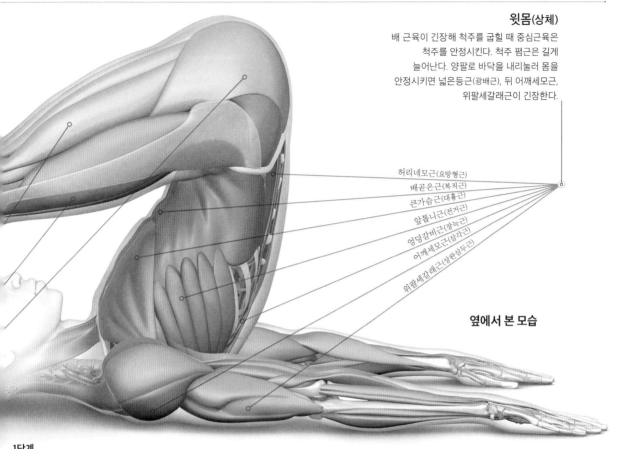

윗몸(상체)

배 근육이 긴장해 척주를 굽힐 때 중심근육은 척주를 안정시킨다. 척주 폄근은 길게 늘어난다. 양팔로 바닥을 내리눌러 몸을 안정시키면 넓은등근(광배근), 뒤 어깨세모근, 위팔세갈래근이 긴장한다.

허리네모근(요방형근)
배곧은근(복직근)
큰가슴근(대흉근)
앞톱니근(전거근)
엉덩갈비근(장늑근)
어깨세모근(삼각근)
위팔세갈래근(상완삼두근)

옆에서 본 모습

1단계

날숨(호기)을 쉬면서 골반과 척주를 순차적으로 들어 올린다. 양다리를 머리 위로 올려 매트와 나란하게 한다. 들숨(흡기)을 쉬면서 양다리를 어깨관절(견관절) 너비로 벌린다. 양쪽 발목을 굽히면서(등쪽굽힘) 양발을 매트 쪽으로 내린다. 양발을 매트 쪽으로 내리면서 척주를 움직여서는 안 된다.

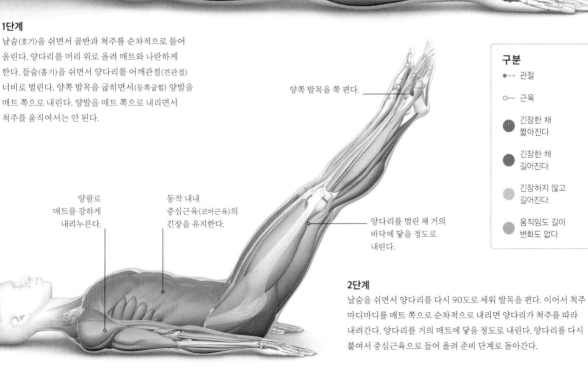

양쪽 발목을 쭉 편다.

양팔로 매트를 강하게 내리누른다.

동작 내내 중심근육(코어근육)의 긴장을 유지한다.

양다리를 벌린 채 거의 바닥에 닿을 정도로 내린다.

구분

- ●--- 관절
- ○— 근육
- ● 긴장한 채 짧아진다.
- ● 긴장한 채 길어진다.
- ● 긴장하지 않고 길어진다.
- ● 움직임도 길이 변화도 없다.

2단계

날숨을 쉬면서 양다리를 다시 90도로 세워 발목을 편다. 이어서 척주 마디마디를 매트 쪽으로 순차적으로 내리면 양다리가 척주를 따라 내려간다. 양다리를 거의 매트에 닿을 정도로 내린다. 양다리를 다시 붙여서 중심근육으로 들어 올려 준비 단계로 돌아간다.

코르크스크루 CORKSCREW

배 근육의 근력을 향상하고 척주와 골반의 안정성을 높일 뿐만 아니라, 내장 기관을 마사지한다. 이 상급
동작은 앞의 동작들에서 터득한 테크닉을 기반으로 한다. 코르크스크루를 하기 전에 로커 위드 오픈
레그(68쪽 참고), 롤 오버(126쪽 참고)를 완전히 익히는 것이 좋다.

동작의 핵심

척주 압박이 일어나지 않게 하려면 동작 내내 척주를 충분히 늘일 수 있어야 한다.
발끝까지 곧게 펴서 붙인 양다리를 머리 위로 들어 올리면서 양발로 천장을 디뎌
다리 근육을 활성화한다고 상상하면 된다. 양다리를 가쪽으로 돌릴 때 골반의
위치가 변해서는 안 되며, 이것이 가능하려면 중심근육(코어근육)을 활성화하고
움직임에 대한 신체 인식을 높이고 허리와 골반의 움직임을 분리할 수 있어야 한다.

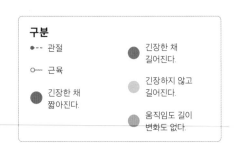

구분
- ●-- 관절
- ○— 근육
- ● 긴장한 채 짧아진다.
- ● 긴장한 채 길어진다.
- ● 긴장하지 않고 길어진다.
- ● 움직임도 길이 변화도 없다.

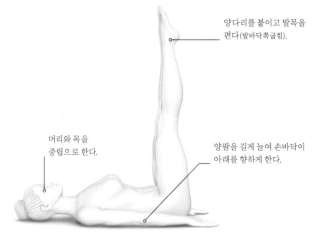

양다리를 붙이고 발목을
편다(발바닥쪽굽힘).

머리와 목을
중립으로 한다.

양팔을 길게 늘여 손바닥이
아래를 향하게 한다.

준비 단계
등을 대고 똑바로 누워 양다리를 펴서 붙인 자세로 시작한다. 양팔은
길게 늘여서 몸 옆에 내린다. 중심근육을 긴장시키고 발목을 편다.
들숨(흡기)을 쉬면서 양다리를 90도로 들어 올린다.

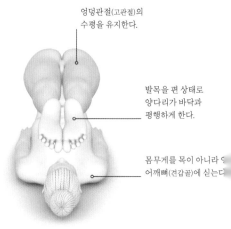

엉덩관절(고관절)의
수평을 유지한다.

발목을 편 상태로
양다리가 바닥과
평행하게 한다.

몸무게를 목이 아니라 ○
어깨뼈(견갑골)에 싣는다

1단계
날숨(호기)을 쉬면서 엉덩이를 들어 올린다.
발목을 편채 양다리를 머리 위로 올려 바닥과
평행하게 하고 척주를 길게 늘인다.

      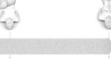

전체 동작

준비 단계	1	2	3	4	5	6

계속 »

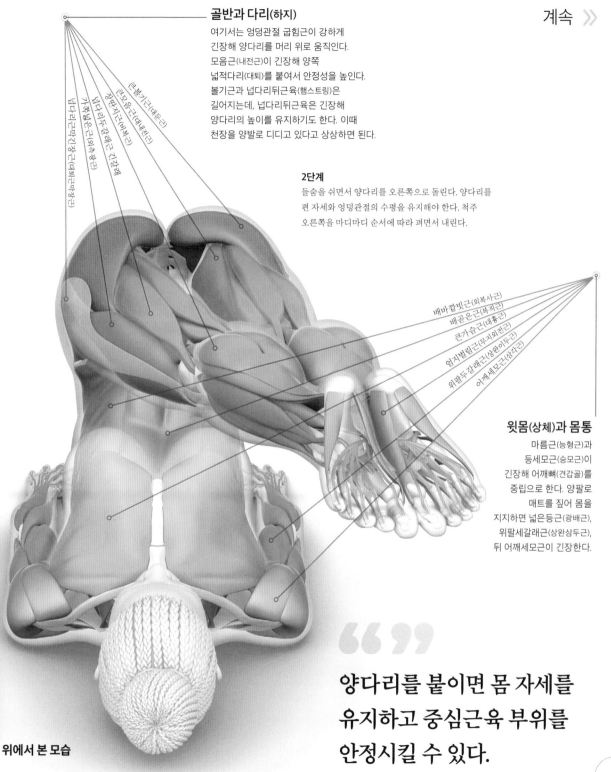

골반과 다리(하지)

여기서는 엉덩관절 굽힘근이 강하게
긴장해 양다리를 머리 위로 움직인다.
모음근(내전근)이 긴장해 양쪽
넓적다리(대퇴)를 붙여서 안정성을 높인다.
볼기근과 넙다리뒤근육(햄스트링)은
길어지는데, 넙다리뒤근육은 긴장해
양다리의 높이를 유지하기도 한다. 이때
천장을 양발로 디디고 있다고 상상하면 된다.

2단계

들숨을 쉬면서 양다리를 오른쪽으로 돌린다. 양다리를
편 자세와 엉덩관절의 수평을 유지해야 한다. 척주
오른쪽을 마디마디 순서에 따라 펴면서 내린다.

큰볼기근(대둔근)

모음근(내전근)

넙다리두갈래근(비복근)

정강뼈근(대내전근)

가쪽넓은근(외측광근)

넙다리곧은근/긴갈래(대퇴곧은갈래근)

배바깥빗근(외복사근)

배곧은근(복직근)

큰가슴근(대흉근)

엄지벌림근(무지외전근)

위팔두갈래근(상완이두근)

어깨세모근(삼각근)

윗몸(상체)과 몸통

마름근(능형근)과
등세모근(승모근)이
긴장해 어깨뼈(견갑골)를
중립으로 한다. 양팔로
매트를 짚어 몸을
지지하면 넓은등근(광배근),
위팔세갈래근(상완삼두근),
뒤 어깨세모근이 긴장한다.

위에서 본 모습

" "

양다리를 붙이면 몸 자세를
유지하고 중심근육 부위를
안정시킬 수 있다.

» 코르크스크루 CORKSCREW
(앞에서 계속)

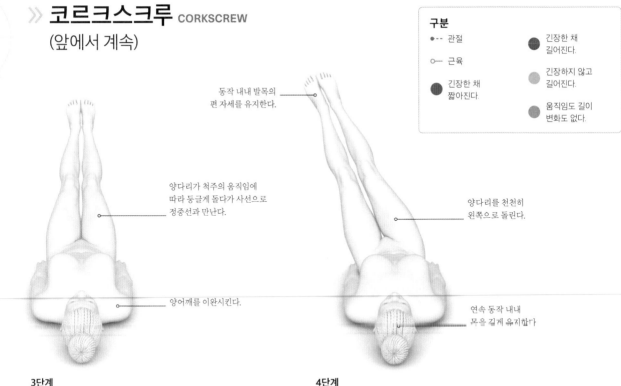

동작 내내 발목의 편 자세를 유지한다.

양다리가 척주의 움직임에 따라 둥글게 돌다가 사선으로 정중선과 만난다.

양어깨를 이완시킨다.

양다리를 천천히 왼쪽으로 돌린다.

연속 동작 내내 목을 길게 유지한다

3단계
골반이 매트에 닿을 때까지 척주 마디마디를 순차적으로 매트에 내려 몸통을 곧게 편다. 양다리가 척주의 움직임에 따라 둥글게 돌다가 수직에 가까운 사선으로 정중선과 만난다.

4단계
날숨을 쉬면서 양다리를 왼쪽으로 둥글게 돌린다.

윗몸(상체)과 몸통
큰가슴근이 늘어나 가슴을 편다. 배곧은근은 척주를 굽히고 배빗근은 몸통을 옆으로 돌린다. 뭇갈래근(다열근)이 중심근육과 함께 긴장해 척주를 지지하면 척주 폄근이 길게 늘어난다.

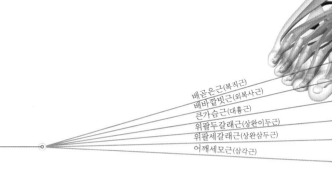

배곧은근(복직근)
배바깥빗근(외복사근)
큰가슴근(대흉근)
위팔두갈래근(상완이두근)
위팔세갈래근(상완삼두근)
어깨세모근(삼각근)

전체 동작

준비 단계   1   2   3   4   5   6

골반과 다리(하지)

동작 중에 중간볼기근(중둔근)과 작은볼기근(소둔근)이 넙다리근막긴장근과 함께 골반의 수평을 유지하는 동안 엉덩관절 가쪽돌림근이 엉덩관절을 안정시킨다. 넙다리네갈래근(대퇴사두근)이 긴장해 무릎관절(슬관절)을 펴고, 장딴지 근육이 긴장해 발목을 편다.

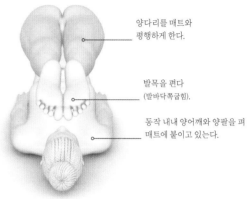

양다리를 매트와 평행하게 한다.

발목을 편다 (발바닥쪽굽힘).

동작 내내 양어깨와 양팔을 펴 매트에 붙이고 있다.

6단계

양다리를 머리 위로 똑바로 올려 매트와 평행하게 한다. 동시에 어깨뼈에 몸무게가 실릴 때까지 척주를 들어 올린다. 이번에는 양다리를 왼쪽으로 돌려 동작을 반복한다. 양쪽으로 실시하는 동작을 총 3회 반복한다. 동작을 마무리할 때에는 양다리를 붙인 채 양무릎을 굽혀 가슴 쪽으로 당긴다. 그리고 나서 척주의 움직임에 따라 양다리를 천천히 매트에 내린다.

> 코르크스크루 동작에서 양다리를 돌릴 때 탄력이 아니라 중심근육을 이용해야 한다.

5단계

척주 왼쪽을 마디마디 순서에 따라 굽혀 올리면서 양다리를 머리 위로 움직인다. 1단계에서처럼 양어깨에 몸무게가 실리지만 이번에는 양다리가 왼쪽에서 움직인다.

위에서 본 모습

넥 풀

목 당기기 NECK PULL

척주를 순차적으로 가동하면서 배 근육의 강한 근력을
발휘해야 하는 **하나의 연속적인 움직임으로 이루어져
있다.** 또한 넙다리뒤근육(햄스트링), 척주 폄근, 목뼈(경추)
폄근을 비롯한 몸 뒷부분의 근육을 길게 늘인다. 넥 풀을
하기 전에 롤 업(122쪽 참고)을 숙달해야 한다.

동작의 핵심

목을 길게 늘이고 가슴을 들어 올리고 양팔 팔꿈치
사이를 벌려 윗몸(상체) 전체의 자세를 유지해야
과다굽힘을 막을 수 있다. 가슴을 펴고 팔꿈치를
가쪽으로 벌린 자세를 옷걸이에 매달아 고정시킨
모습으로 상상하며 양팔의 힘이 아니라 중심근육으로
움직임을 일으켜야 한다. 어깨가 귀 쪽으로 당겨
올라가지 않게 양쪽 어깨뼈(견갑골)를 뒤로 부드럽게
당겨야 한다. 동작을 3~5회 반복한다.

주의 사항
목 부상을 입거나, 급성 허리통증이 있거나, 신경 압박으로
인한 좌골신경통이 있는 사람에게 적합하지 않다.

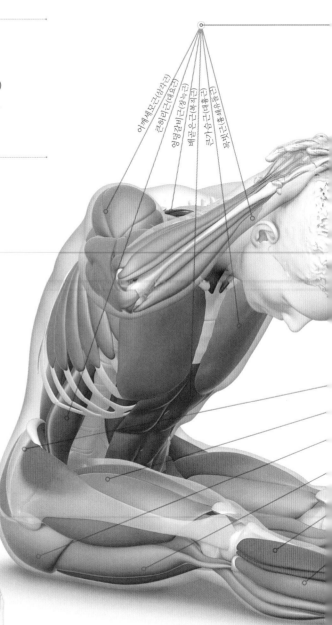

양팔 팔꿈치 사이를
넓게 벌린다.

중심근육(코어근육)을
긴장시켜 동작을
준비한다.

양다리를
엉덩관절 너비로
벌리고 발목을
굽힌다(등쪽굽힘).

준비 단계
누워서 척주와 골반을 중립으로 한다. 양다리를 엉덩관절(고관절)
너비로 벌리고 발목을 굽힌다. 양손으로 깍지를 껴 머리 뒤에 댄 채
양팔 팔꿈치 사이를 넓게 벌린다. 가슴을 펴고 중심근육을 긴장시킨다.

1단계
들숨(흡기)을 쉬면서 목을 늘이고 머리를 들어 올린다. 이어서 척주
마디마디를 순서대로 매트에서 들어 올려 윗몸이 위쪽으로 굽이지게
한다. 날숨(호기)을 쉬면서 윗몸을 앞쪽으로 더 굽혀 몸통이 다리 위에
놓이게 한다. 발꿈치를 내밀어 양다리를 더 길게 늘인다.

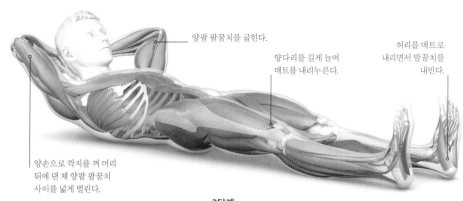

양팔 팔꿈치를 굽힌다.

양다리를 길게 늘여 매트를 내리누른다.

허리를 매트로 내리면서 발꿈치를 내민다.

윗몸(상체)

마름근(능형근), 중간과 아래 등세모근(승모근)이 어깨 자세를 중립으로 유지한다. 어깨세모근과 가시위근(극상근)은 양팔을 벌린다(외전). 머리로 양손을 살짝 내리누르면 목뼈(경추) 폄근이 긴장한다.

양손으로 깍지를 껴 머리 뒤에 댄 채 양팔 팔꿈치 사이를 넓게 벌린다.

2단계

들숨을 쉬면서 척주굽이를 펴 똑바로 앉는다. 목을 길게 늘여 양손 손바닥을 살짝 내리누른다. 날숨을 쉬면서 골반을 뒤로 기울인다. 동시에 배 근육으로 움직임을 제어해 골반, 허리, 등 가운뎃부분, 등 윗부분, 그리고 목과 머리를 순차적으로 다시 매트에 내려 준비 자세로 돌아간다.

아랫몸(하체)

넙다리네갈래근(대퇴사두근)은 무릎관절(슬관절)을 펴고 양다리를 바닥에 고정시킨다. 배 근육은 엉덩관절 굽힘근, 큰허리근(대요근)과 함께 몸통을 굽힌다. 발목관절(족관절) 등쪽굽힘근(배측굴근)이 발가락을 위쪽으로 당기면 발꿈치가 먼쪽(원위)으로 견인된다.

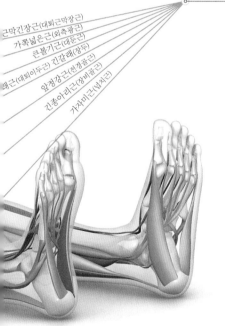

근막긴장근(대퇴근막장근)
가쪽넓은근(외측광근)
큰볼기근(대둔근)
근(대퇴이두근) 긴갈래(장두)
앞정강근(전경골근)
긴종아리근(장비골근)
가자미근(넘치근)

구분	
●--	관절
○—	근육
●	긴장한 채 짧아진다.
●	긴장한 채 길어진다.
●	긴장하지 않고 길어진다.
●	움직임도 길이 변화도 없다.

"

'넥 풀'이라는 이름은 오해를 일으킬 수 있다. 사실 목을 당기는 게 아니라 머리를 받친 양손을 당긴다.

옆에서 비스듬히 본 모습

잭 나이프 JACK KNIFE

이 고전적인 필라테스 동작은 다리 근육과

붙기근의 근력으로 몸을 지지하면서 몸통과 척추를 길게 늘이고 근력을 강화한다. 척추를 굽히면서 긴 다리 지렛대를 이용하고 거꾸로 선 자세를 취하므로 높은 수준의 제어력이 필요하다.

동작의 핵심

넙다리네갈래근(대퇴사두근)과 붙기근(둔근)을 긴장시켜 앞쪽 넓적다리(대퇴)를 붙인 자세로 시작한다. 중심근육의 연결을 강화해 몸을 들어 올린다. 양다리를 길게 쭉 펴고 허리를 넣어 척추를 올리면 앉아야 한다. 턱을 가슴 쪽으로 구부려서는 안 된다. 이 동작을 처음 한다면 양손으로 허리를 받쳐 1단계에서는 몸을 지지하고 2단계에서는 자세 전환을 용이하게 할 수 있다.

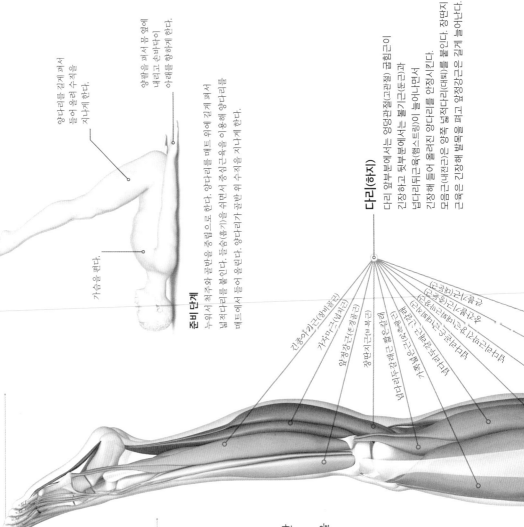

준비 단계

누워서 척주의 굽반을 중립으로 한다. 양다리를 매트 위에 길게 펴서 넓적다리를 붙인다. 등 굽힘기)을 쓰면서 중심근육을 이용해 양다리를 매트에서 들어 올린다. 양다리가 굽반 위 수직을 지나치게 한다.

양팔을 펴서 몸 옆에 내리고 손바닥이 아래를 향하게 한다.

양다리를 길게 펴서 들어 올려 수직을 지나게 한다.

발끝을 편다(발바닥굽힘).

가슴을 편다.

다리(하지)

다리 앞부분에서는 엉덩관절(고관절) 굽힘근이 긴장하고 뒷부분에서는 붙기근(둔근)과 넙다리뒤근육(햄스트링)이 늘어나면서 긴장해 들어 올려진 양다리를 안정시킨다. 모음근(내전근)은 양쪽 넓적다리(대퇴)를 붙인다. 정반지 근육은 긴장해 발목을 펴고 앞정강근은 길게 늘어난다.

넙다리곧은근(대퇴직근)
긴종아리근(장비골근)
가자미근(넙치근)
앞정강근(전경골근)
장딴지근(비복근)
넙다리두갈래근(대퇴이두근)
가쪽넓은근(외측광근)
넙다리근막긴장근(대퇴근막장근)
큰볼기근(대둔근)
반힘줄근(반건양근)
중간볼기근(중둔근)
넙다리빗근(봉공근)
모음근(내전근)

구분

- --●-- 관절
- ◯ 근육

🔴 긴장한 채 짧아진다.

🔴 긴장한 채 길어진다.
🟠 긴장하지 않고 길어진다.
⚪ 움직임도 길이 변화도 없다.

윗몸(상체)과 몸통

척추 폄근은 늘어나고 중심근육은 척추를 안정시킨다.
등세모근, 앞톱니근, 큰가슴근을 길게 늘어나고
목뼈(경추) 굽힘근은 긴장한다. 앞팔로 매트를 내리눌러
몸을 지지하면 넓은등근(광배근), 뒤 어깨세모근,
큰원근(대원근)이 긴장한다.

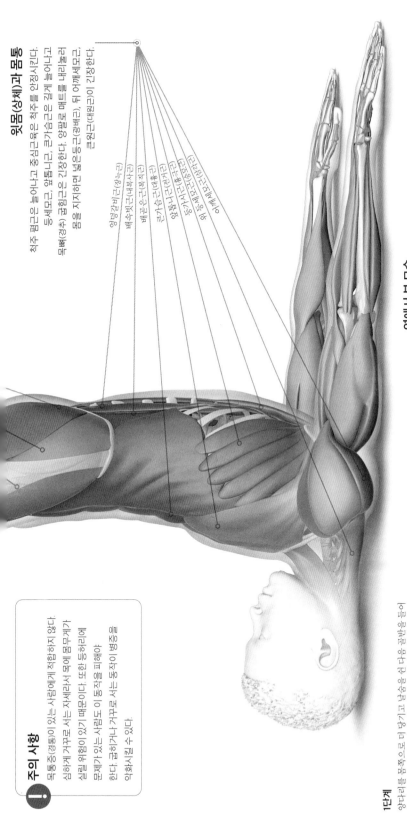

엉덩갈비근(장늑근)
배속빗근(내복사근)
배곧은근(복직근)
큰가슴근(대흉근)
앞톱니근(전거근)
등가시근육(척추기립근)
위 등세모근(상승모근)
아래세모근

옆에서 본 모습

! 주의 사항

목통증(경통)이 있는 사람에게 적합하지 않다.
심하게 거꾸로 서는 자세라서 목에 몸무게가
쏠린다. 척추를 매트와 수직이 되도록 들어 올려
몸을 지지하면 있기 때문이다. 또한 등허리에
문제가 있는 사람도 이 동작을 피해야
한다. 급허리나 거꾸로 서는 동작이 병증을
악화시킬 수 있다.

1단계

양다리를 몸쪽으로 더 당기고 날숨을 쉰 다음 골반을 들어
올린다. 척추를 매트에서 수직이 되도록 들어 올려 몸무게가
양쪽 어깨뼈(견갑골)에 실리도록 한다. 발뒤꿈치로 위 채 양다리를
위로 똑바로 세운다.

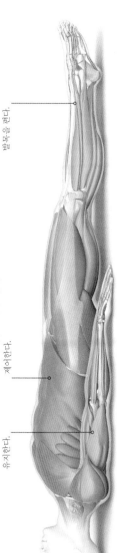

2단계

들숨을 쉬면서 척추를 천천히 내리는 동작을
제어한다. 척추 마디마디를 순서대로 다시
매트에 내린다. 이어서 곧반과 양다리를
내려 양다리를 매트에 붙인다. 전체 동작을
5회까지 반복한다.

양다리를 붙이고
발목을 편다.

중심근육(코어근육)을 강하게
수축시켜, 몸을 내리는 동작을
제어한다.

양팔을 곧게 눌러
몸 옆에 내린 자세를
유지한다.

티저 TEASER

재미있는 상급 동작인 티저는 흔히 모든 필라테스 동작이 집약된 것으로 여겨진다. 이 동작을 하려면 배 근육의 근력이 매우 강해야 하고 동작 내내 제어력을 발휘해야 하며 긴 팔다리 지렛대를 이용할 수 있어야 한다.

동작의 핵심

티저 동작에서는 양다리를 붙여서 길게 뻗은 자세를 유지해야 한다. 또한 중심근육으로 동작을 제어하기 때문에 양다리에 힘을 주지 말고 느슨한 상태를 유지해야 한다. 척주는 굽혀서 올리고 내릴 때 전체를 부드럽게 순차적으로 움직여야 하다. 양어깨와 귀 사이의 거리를 일정하게 유지해야 한다. 몸을 위로 뻗은 자세에서는 팔다리를 길게 늘이고 가슴을 펴야 하며, 하강 동작을 하기 전에 중심근육을 더 긴장시켜 균형을 잡아야 한다.

옆에서 비스듬히 본 모습

장딴지근(비복근)
가자미근(넙치근)
앞정강근(전경골근)
긴종아리근(장비골근)
넙다리두갈래근 짧은갈래
반힘줄근(반건양근)
넙다리곧은근(대퇴직근)
가쪽넓은근(외측광근)
넙다리두갈래근 긴갈래
넙다리근막긴장근(대퇴근막장근)
큰볼기근(대둔근)

다리(하지)

엉덩관절 굽힘근이 양다리를 들어 올리고 나서 등척성 수축을 해 넙다리네갈래근(대퇴사두근)과 함께 다리 자세를 유지한다. 넙다리네갈래근은 무릎관절(슬관절)을 편다. 모음근(내전근)은 긴장해 양쪽 넓적다리(대퇴)를 붙이고 넙다리뒤근육(햄스트링)은 길게 늘어난다. 관절이 굳어서 무릎을 완전히 펴지 못하면 살짝 굽혀도 된다.

발목을 편다(발바닥쪽굽힘).

중심근육(코어근육)을 긴장시켜 양다리를 들어 올린다.

양팔을 펴서 머리 쪽으로 길게 늘이되, 매트에 닿지 않게 한다.

양다리를 올려 엉덩관절(고관절)을 45도로 굽힌다.

준비 단계

누워서 양다리를 붙이고 발목을 편 자세로 시작한다. 양팔을 머리 쪽으로 쭉 펴고, 중심근육을 이용해 양다리를 매트에서 들어 올려 높은 사선을 이루게 한다.

1단계

들숨(흡기)을 쉬면서 중심근육을 이용해 머리, 목, 윗몸, 척주 순서로 매트에서 들어 올려 몸통과 다리가 V자 티저 자세를 이루도록 한다. 양다리와 양팔은 길게 늘인 상태를 유지한다.

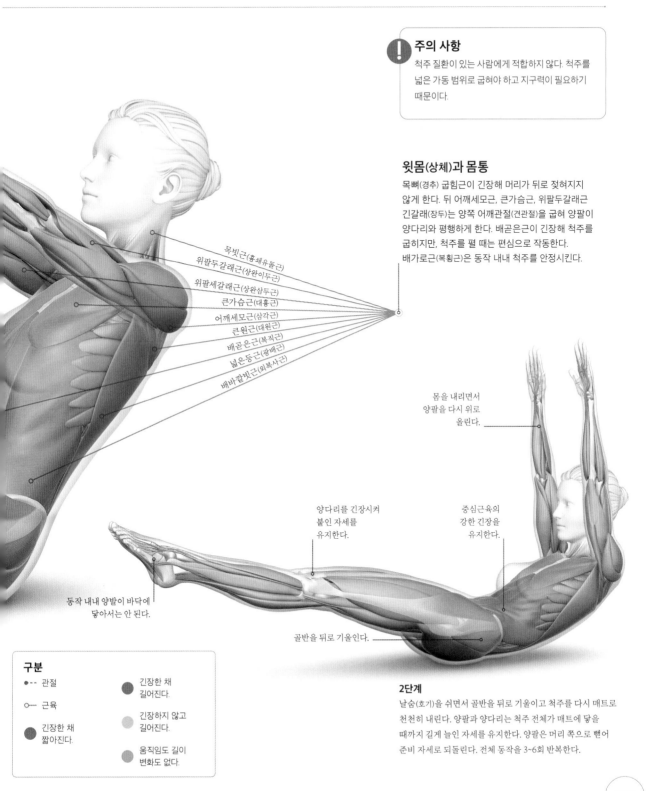

주의 사항

척주 질환이 있는 사람에게 적합하지 않다. 척주를
넓은 가동 범위로 굽혀야 하고 지구력이 필요하기
때문이다.

윗몸(상체)과 몸통

목뼈(경추) 굽힘근이 긴장해 머리가 뒤로 젖혀지지
않게 한다. 뒤 어깨세모근, 큰가슴근, 위팔두갈래근
긴갈래(장두)는 양쪽 어깨관절(견관절)을 굽혀 양팔이
양다리와 평행하게 한다. 배곧은근이 긴장해 척주를
굽히지만, 척주를 펼 때는 편심으로 작동한다.
배가로근(복횡근)은 동작 내내 척주를 안정시킨다.

목빗근(흉쇄유돌근)
위팔두갈래근(상완이두근)
위팔세갈래근(상완삼두근)
큰가슴근(대흉근)
어깨세모근(삼각근)
큰원근(대원근)
배곧은근(복직근)
넓은등근(광배근)
배바깥빗근(외복사근)

몸을 내리면서
양팔을 다시 위로
올린다.

양다리를 긴장시켜
붙인 자세를
유지한다.

중심근육의
강한 긴장을
유지한다.

동작 내내 양발이 바닥에
닿아서는 안 된다.

골반을 뒤로 기울인다.

구분

- ●-- 관절
- ○— 근육
- ● 긴장한 채
  짧아진다.
- ● 긴장한 채
  길어진다.
- ● 긴장하지 않고
  길어진다.
- ● 움직임도 길이
  변화도 없다.

2단계

날숨(호기)을 쉬면서 골반을 뒤로 기울이고 척주를 다시 매트로
천천히 내린다. 양팔과 양다리는 척주 전체가 매트에 닿을
때까지 길게 늘인 자세를 유지한다. 양팔은 머리 쪽으로 뻗어
준비 자세로 되돌린다. 전체 동작을 3~6회 반복한다.

» 응용 동작

기본 티저 동작은 난이도가 매우 높아서 초심자에게는 다음 응용 동작들이 훨씬 덜
힘든 선택지가 될 수 있다. 그렇지만 티저 자세를 취하는 것은 마찬가지여서 한쪽 다리나
팔을 이용해 지지력을 높이며, 그 자체로 근력을 강화하는 동작들이다.

싱글 레그 티저
외다리 티저 SINGLE LEG TEASER

한쪽 다리만 펴는 티저 자세와 롤 업 동작을 결합한 것이다. 자세
를 전환할 때 양쪽 넓적다리를 강하게 붙여서 지지력을 높인다.

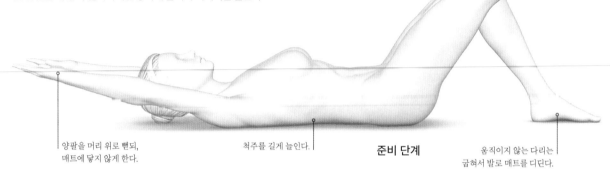

들어 올린
다리의 발목을
편다(발바닥쪽굽힘).

한쪽 다리를 사선으로 올린다.

양팔을 머리 위로 뻗되,
매트에 닿지 않게 한다.

척주를 길게 늘인다.

준비 단계

움직이지 않는 다리는
굽혀서 발로 매트를 디딘다.

준비 단계
등을 대고 누워서 엉덩관절과 무릎관절(슬관절)을 굽힌
채 시작한다. 양팔은 펴서 머리 쪽으로 뻗는다. 한쪽
다리를 펴 사선으로 들어 올린다.

1단계
들숨(흡기)을 쉬면서 척주를 순차적으로 들어 올려 V자
티저 자세를 취한다. 양팔은 앞으로 움직여서 들어 올린
다리와 평행하게 한다.

2단계
날숨(호기)을 쉬면서 척추뼈를 순차적으로 매트에
내리고 양팔을 머리 쪽으로 움직여 준비 자세로
돌아간다. 가능하다면 동작을 5회까지 반복하고 나서
다리를 바꿔 실시한다.

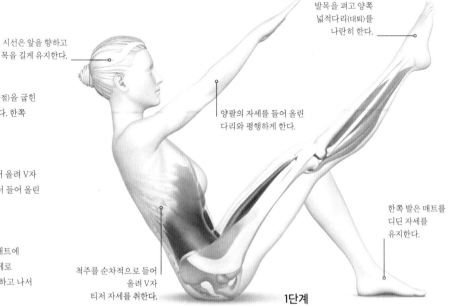

시선은 앞을 향하고
목을 길게 유지한다.

발목을 펴고 양쪽
넓적다리(대퇴)를
나란히 한다.

양팔의 자세를 들어 올린
다리와 평행하게 한다.

한쪽 발은 매트를
디딘 자세를
유지한다.

척주를 순차적으로 들어
올려 V자
티저 자세를 취한다.

1단계

" "

기본 티저 동작을 실시하기 전에 V자 티저 자세에서 궁둥뼈결절로 앉는 연습을 해야 한다.

티저 위드 서포트
양다리 잡은 티저 TEASER WITH SUPPORT

양팔을 이용해 몸통 굽힌 자세를 지지한다. 동작의 정점에서 멈춰 중심근육의 긴장을 유지한다. 양팔로 양다리 가쪽을 가볍게 잡아서, 뒤로 되구를 때 몸 지지력을 높인다.

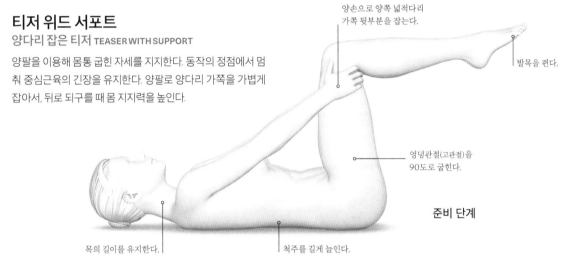

양손으로 양쪽 넓적다리 가쪽 뒷부분을 잡는다.

발목을 편다.

엉덩관절(고관절)을 90도로 굽힌다.

목의 길이를 유지한다.

척주를 길게 늘인다.

준비 단계

준비 단계
등을 대고 누워서 엉덩관절과 무릎관절을 굽혀 더블 테이블 톱 자세로 시작한다. 양쪽 넓적다리를 붙이고 양팔을 머리 쪽으로 쭉 편다. 그러고 나서 양팔을 앞으로 뻗어 양쪽 넓적다리 뒷부분을 잡는다.

1단계
들숨을 쉬면서 척주를 순차적으로 들어 올린다. 동시에 양다리를 펴서 높은 사선으로 들어 올려 V자 티저 자세를 취한다.

2단계
날숨을 쉬면서 척주를 다시 순차적으로 매트에 내린다. 동시에 양팔을 머리 쪽으로 되돌린다. 다시 양팔을 앞으로 뻗어 다리를 잡고 동작을 5회 반복한다.

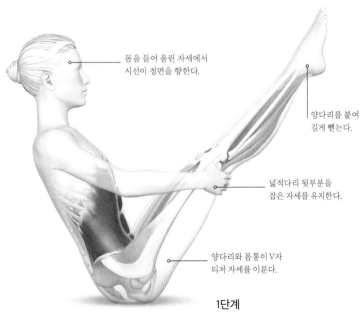

몸을 들어 올린 자세에서 시선이 정면을 향한다.

양다리를 붙여 길게 뻗는다.

넓적다리 뒷부분을 잡은 자세를 유지한다.

양다리와 몸통이 V자 티저 자세를 이룬다.

1단계

레그 풀 프런트

엎드려 다리 늘이기 LEG PULL FRONT

배 근육과 팔이음뼈(어깨이음구조) 근육의 **근력과 지구력을 제어해야 하기 때문에** 똑바로 엎드린 플랭크 자세와 비슷하다. 어깨와 골반의 안정성을 함께 향상하기에 좋은 방법이며, 중상급 수련자에게 적합하다.

동작의 핵심

레그 풀 프런트는 몸통을 비롯한 윗몸(상체)과 아랫몸(하체) 전체의 안정성을 유지하는 데 초점을 맞춘다. 중심근육(코어근육)의 긴장과 척주의 중립을 유지해 중심을 잡는다. 가슴의 높이를 일정하게 유지해야 하고 양다리도 계속 긴장시키고 있어야 한다. 들어 올린 다리를 여러 번 흔들거나, 무릎관절을 움직여 팔꿈치에 닿게 하거나, 좌우 다리를 교대하는 사이사이에 푸시 업(158쪽 참고)을 추가하는 식으로 동작을 변경할 수도 있다.

> **! 주의 사항**
>
> 어깨가 불안정하거나 양쪽 손목으로 몸무게를 편안하게 지탱할 수 없다면 이 동작을 해서는 안 된다. 주먹결절(너클)로 몸무게를 받쳐 손목의 부담을 줄이거나, 윗몸의 부하를 줄여주는 응용 동작을 할 수도 있다.

아랫몸(하체)

볼기근(둔근)이 넙다리뒤근육(햄스트링)과 함께 엉덩관절을 굽혀 다리를 들어 올린다. 넙다리네갈래근(대퇴사두근)이 긴장해 무릎관절의 편 자세를 유지한다. 장딴지 근육이 긴장해 발목관절(족관절) 펴면(발바닥쪽굽힘) 발목관절 등쪽굽힘근(배측굴근)이 늘어난다.

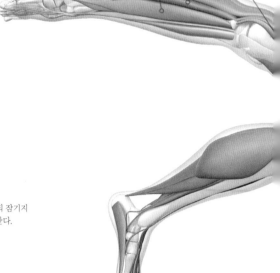

큰볼기근(대둔근)
중간볼기근(중둔근)
넙다리근막긴장근(대퇴근막장근)
넙다리곧은근(대퇴직근)
가쪽넓은근(외측광근)
안쪽넓은근(내측광근)
긴종아리근(장비골근)

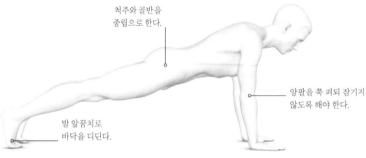

척주와 골반을 중립으로 한다.

양팔을 쭉 펴되 잠기지 않도록 해야 한다.

발 앞꿈치로 바닥을 디딘다.

준비 단계

양팔을 펴서 어깨관절이 손목관절 위에 놓이게 해 플랭크 자세를 취한다. 양다리와 양발을 엉덩관절 너비로 벌리고, 양다리는 완전히 펴 발 앞꿈치로 바닥을 디딘다. 척주와 골반을 중립으로 하고 목은 길게 늘인다. 시선은 아래를 향하게 하고, 중심근육을 긴장시킨다.

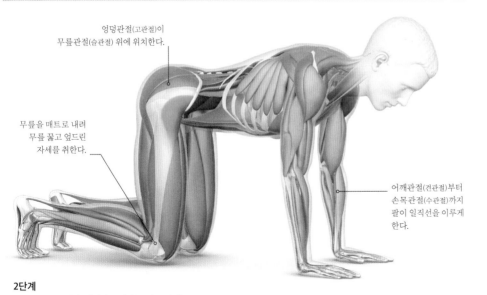

엉덩관절(고관절)이
무릎관절(슬관절) 위에 위치한다.

무릎을 매트로 내려
무릎 꿇고 엎드린
자세를 취한다.

어깨관절(견관절)부터
손목관절(수관절)까지
팔이 일직선을 이루게
한다.

2단계
필요한 만큼 동작을 반복하고 난 후 플랭크 자세를
푼다. 양무릎을 굽혀서 매트에 내려 무릎 꿇고 엎드린
자세를 취한다.

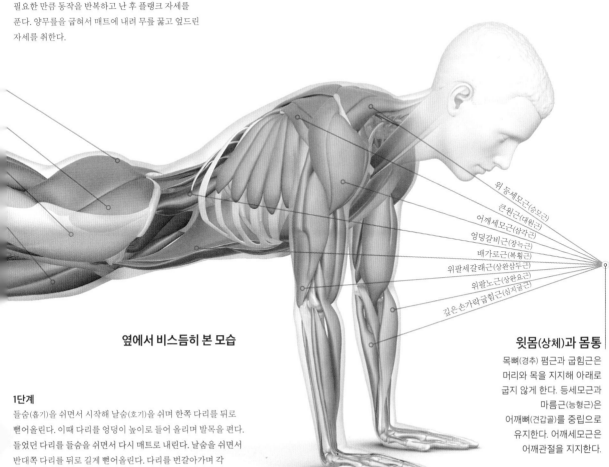

위 등세모근(승모근)
큰원근(대원근)
어깨세모근(삼각근)
엉덩갈비근(장늑근)
배가로근(복횡근)
위팔세갈래근(상완삼두근)
위팔노근(상완요근)
깊은손가락굽힘근(심지굴근)

옆에서 비스듬히 본 모습

윗몸(상체)과 몸통
목뼈(경추) 폄근과 굽힘근은
머리와 목을 지지해 아래로
굽지 않게 한다. 등세모근과
마름근(능형근)은
어깨뼈(견갑골)를 중립으로
유지한다. 어깨세모근은
어깨관절을 지지한다.

1단계
들숨(흡기)을 쉬면서 시작해 날숨(호기)을 쉬며 한쪽 다리를 뒤로
뻗어올린다. 이때 다리를 엉덩이 높이로 들어 올리며 발목을 편다.
들었던 다리를 들숨을 쉬면서 다시 매트로 내린다. 날숨을 쉬면서
반대쪽 다리를 뒤로 길게 뻗어올린다. 다리를 번갈아가며 각
다리에 3회씩 연속 동작으로 반복한다.

» 응용 동작

다음 응용 동작들은 각각의 목표가 다르기 때문에 레그 풀 프런트
루틴을 구성하는 데 이용할 수 있다. 하나의 서킷(동작 순환 단위) 안에서
각 동작을 1회씩 실행하되, 그 서킷을 3~5회 반복하면 된다. 아니면
각 동작을 5회씩 반복해 중심근육(코어근육)과 윗몸(상체)의 지구력을
향상할 수 있다.

구분

 1차 목표 근육   2차 목표 근육

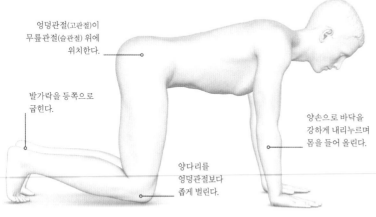

영덩관절(고관절)이
무릎관절(슬관절) 위에
위치한다.

발가락을 등쪽으로
굽힌다.

양손으로 바닥을
강하게 내리누르며
몸을 들어 올린다.

양다리를
영덩관절보다
좁게 벌린다.

준비 단계

호버
공중 정지 HOVER

단순한 동작이라서 몸통을 위아래로 움직이기만 한다.
하지만 배 근육을 잘 제어할 수 있고 윗몸의 안정성을 유
지할 수 있어야 한다. 양무릎 사이에 소프트볼을 끼워 강
하게 누르면 중심근육을 더 단련할 수 있다.

준비 단계
무릎 꿇고 엎드린 자세로 시작한다. 어깨관절이
손목관절(수관절) 위에, 영덩관절이 무릎관절 위에 오도록
한다. 양다리를 영덩관절 너비보다 약간 좁게 벌린다. 척추와
골반을 중립으로 하고 중심근육을 긴장시킨 후 들숨(흡기)을
쉰다.

1단계
날숨(호기)을 쉬면서 양손과 양발로 바닥을 내리누르며 몸을
들어 올린다. 그러면 양무릎이 매트 위로 약간 들려 '공중에서
정지'한다. 공중 정지 자세에서 발가락과 손의 자세도 그대로
유지한다.

2단계
들숨을 쉬면서 자세를 유지하다가 날숨을 쉬면서 무릎을 다시
매트로 내린다. 연속 동작으로 5회 반복한다.

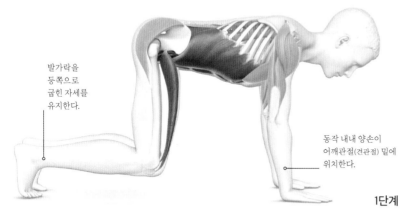

발가락을
등쪽으로
굽힌 자세를
유지한다.

동작 내내 양손이
어깨관절(견관절) 밑에
위치한다.

1단계

66 99

호버 동작은 중력에 맞서 배 근육을 제어하는
능력을 키우는 데 좋다. 또한 임신부나 산모가
하기에도 안전한 동작이다.

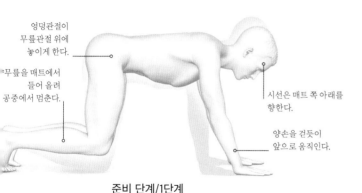

엉덩관절이
무릎관절 위에
놓이게 한다.

무릎을 매트에서
들어 올려
공중에서 멈춘다.

시선은 매트 쪽 아래를
향한다.

양손을 걷듯이
앞으로 움직인다.

준비 단계/1단계

호버 투 하이 플랭크
공중 정지 자세에서 엎드려뻗쳐 자세로
HOVER TO HIGH PLANK

호버 자세에서 하이 플랭크 자세로 부드럽게 바꾸었다가 다시 반대로 돌아간다. 동작 내내 척주의 중립과 가슴의 높이를 유지해야 한다. 엉덩이와 척주가 같은 평면에 있도록 해야 하며, 몸을 공중에 높이 들어 올릴수록 동작이 쉬워진다.

준비 단계
무릎 꿇고 엎드린 자세로 시작한다. 어깨관절이 손목관절 위에, 엉덩관절이 무릎관절 위에 오도록 한다. 양다리를 엉덩관절 너비로 벌린다. 척주와 골반을 중립으로 하고 중심근육을 긴장시킨다. 들숨을 쉬며 동작을 준비한다.

1단계
양손을 걷듯이 어깨 앞쪽으로 움직인다. 날숨을 쉬면서 양무릎을 매트에서 들어 올려 호버 자세를 취한다.

2단계
동작을 이어서 몸을 앞으로 움직여 어깨관절이 손목관절 위에 놓이도록 한다. 양다리를 길게 펴서 하이 플랭크 자세를 취한다. 몸무게를 손과 발가락으로 지탱한다. 전체 연속 동작을 5회 반복한다.

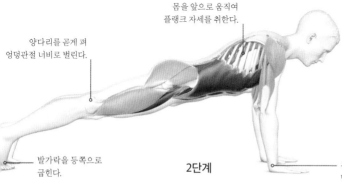

몸을 앞으로 움직여
플랭크 자세를 취한다.

양다리를 곧게 펴
엉덩관절 너비로 벌린다.

발가락을 등쪽으로
굽힌다.

2단계

몸무게를 손과
발가락으로 지탱한다.

레그 어브덕션
다리 벌림 LEG ABDUCTIONS

양다리를 벌린 채 자세를 유지함으로써 중심근육의 지구력을 강화한다. 엉덩관절 가쪽 근육들을 단련하는 좋은 방법이며, 엉덩이 근육의 근력을 다양한 방향으로 강화하는 운동 루틴에 레그 풀 프런트를 포함해 함께 실시할 수 있다.

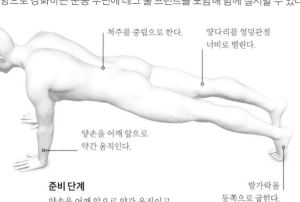

척주를 중립으로 한다.

양다리를 엉덩관절
너비로 벌린다.

양손을 어깨 앞으로
약간 움직인다.

발가락을
등쪽으로 굽힌다.

준비 단계
양손을 어깨 앞으로 약간 움직이고 발가락을 등쪽으로 굽힌 채 하이 플랭크 자세로 시작한다.

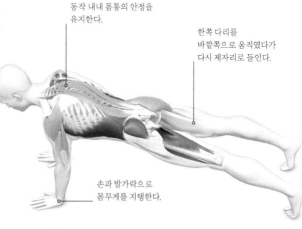

동작 내내 몸통의 안정을
유지한다.

한쪽 다리를
바깥쪽으로 움직였다가
다시 제자리로 들인다.

손과 발가락으로
몸무게를 지탱한다.

1단계
몸통을 안정시킨 상태에서 날숨을 쉬며 한쪽 다리를 바깥쪽으로 움직였다가 들숨을 쉬며 제자리로 들인다. 반대쪽 다리에도 실시하고, 각 다리에 5회씩 반복한다.

레그 풀 백

누운 자세로 다리 늘이기 LEG PULL BACK

레그 풀 프런트의 반대쪽 동작이다. 하지만 누운 자세로 엉덩이를 움직이면서 몸통의 안정을 유지하기 때문에 윗몸(상체)에 집중되는 부하가 더 크다. 윗몸 근력과 중심근육 제어력을 높은 수준으로 끌어올리고 싶어하는 사람에게 적합한 중상급 동작이다.

동작의 핵심

동작 내내 중심근육(코어근육)의 긴장을 유지해 척주를 안정시키고 몸통이 움직이지 않게 해야 한다. 엉덩관절(고관절)을 이용해 몸을 들어 올려 준비 자세를 취한 다음, 골반과 척주는 움직이지 않고 엉덩관절을 굽혀 다리를 들어 올린다. 무릎관절(슬관절)이 잠기지 않게 주의해야 하며, 가슴은 들어 올려 펴고 있어야 한다. 목을 길게 늘이고 시선은 앞을 향하게 한다.

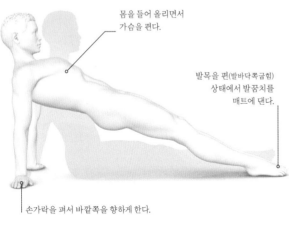

몸을 들어 올리면서 가슴을 편다.

발목을 편(발바닥쪽굽힘) 상태에서 발꿈치를 매트에 댄다.

손가락을 펴서 바깥쪽을 향하게 한다.

준비 단계
똑바로 앉아 양다리를 앞으로 펴서 붙이고 발목을 편다. 양팔을 펴서 손바닥으로 몸 뒤쪽 매트를 짚는다. 손가락은 바깥쪽을 향하게 한다. 양손으로 바닥을 강하게 내리누르며 골반을 들어 올린다. 몸통부터 발까지 몸이 바닥과 사선을 이루게 한다.

윗몸(상체)과 몸통
큰가슴근과 앞톱니근이 늘어난다. 뒤 어깨세모근과 작은원근(소원근)은 어깨관절(견관절)을 가쪽으로 돌리고 마름근(능형근), 중간과 아래 등세모근(승모근)은 어깨뼈(견갑골)를 안정시킨다. 손목관절(수관절) 폄근이 긴장해 몸무게를 지탱하고 손목관절 굽힘근은 늘어난다.

아래팔뒤침근육(후방전완근육)
위팔세갈래근(상완삼두근)
어깨세모근(삼각근)
앞톱니근(전거근)
작은원근(소원근)
배곧은근(복직근)
배바깥빗근(외복사근)

144

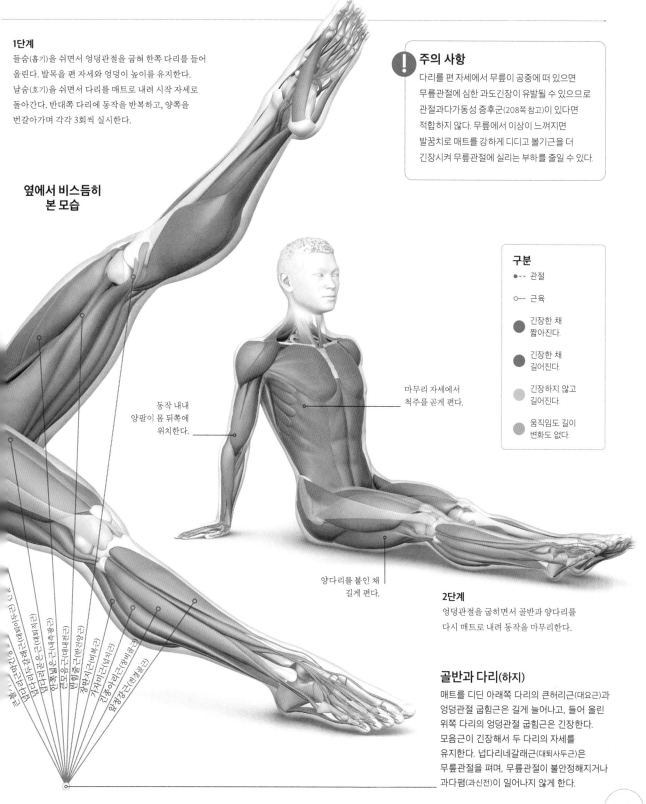

1단계

들숨(흡기)을 쉬면서 엉덩관절을 굽혀 한쪽 다리를 들어 올린다. 발목을 편 자세와 엉덩이 높이를 유지한다. 날숨(호기)을 쉬면서 다리를 매트로 내려 시작 자세로 돌아간다. 반대쪽 다리에 동작을 반복하고, 양쪽을 번갈아가며 각각 3회씩 실시한다.

옆에서 비스듬히 본 모습

동작 내내 양팔이 몸 뒤쪽에 위치한다.

주의 사항

다리를 편 자세에서 무릎이 공중에 떠 있으면 무릎관절에 심한 과도긴장이 유발될 수 있으므로 관절과다가동성 증후군(208쪽 참고)이 있다면 적합하지 않다. 무릎에서 이상이 느껴지면 발꿈치로 매트를 강하게 디디고 볼기근을 더 긴장시켜 무릎관절에 실리는 부하를 줄일 수 있다.

구분

- ●-- 관절
- ○— 근육
- ● 긴장한 채 짧아진다.
- ● 긴장한 채 길어진다.
- ● 긴장하지 않고 길어진다.
- ● 움직임도 길이 변화도 없다.

마무리 자세에서 척주를 곧게 편다.

양다리를 붙인 채 길게 편다.

2단계

엉덩관절을 굽히면서 골반과 양다리를 다시 매트로 내려 동작을 마무리한다.

골반과 다리(하지)

매트를 디딘 아래쪽 다리의 큰허리근(대요근)과 엉덩관절 굽힘근은 길게 늘어나고, 들어 올린 위쪽 다리의 엉덩관절 굽힘근은 긴장한다. 모음근이 긴장해서 두 다리의 자세를 유지한다. 넙다리네갈래근(대퇴사두근)은 무릎관절을 펴며, 무릎관절이 불안정해지거나 과다폄(과신전)이 일어나지 않게 한다.

»» 응용 동작

기본 동작을 세분화한 다음 응용 동작들은 양발로 매트를 디뎌 몸을
지지한 채 윗몸(상체)의 안정성을 높이는 데 초점을 맞춘다. 첫 번째
응용 동작은 무릎관절(슬관절)을 굽히고, 마지막 응용 동작은 기본
레그 풀 백의 준비 단계에서 한쪽 다리를 움직인다.

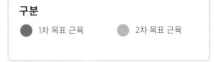

구분
- 1차 목표 근육
- 2차 목표 근육

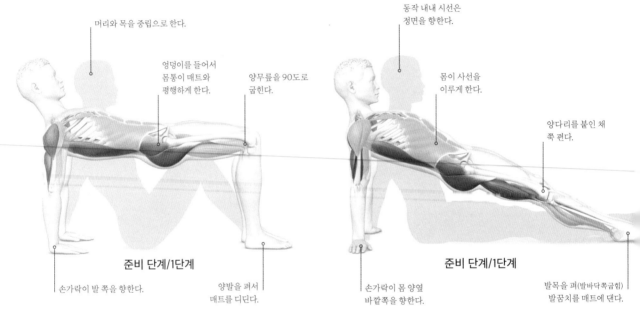

머리와 목을 중립으로 한다.

엉덩이를 들어서
몸통이 매트와
평행하게 한다.

양무릎을 90도로
굽힌다.

동작 내내 시선은
정면을 향한다.

몸이 사선을
이루게 한다.

양다리를 붙인 채
쭉 편다.

준비 단계/1단계

손가락이 발 쪽을 향한다.

양발을 펴서
매트를 디딘다.

준비 단계/1단계

손가락이 몸 양옆
바깥쪽을 향한다.

발목을 펴(발바닥쪽굽힘)
발꿈치를 매트에 댄다.

리버스 테이블 톱
거꾸로 탁자 상판 자세 REVERSE TABLE TOP

가슴을 펴면서 양쪽 어깨를 부드럽게 뒤로 모아 양쪽 어깨뼈(견갑골)
를 당긴다. 시선은 앞을 향한다. 엉덩이를 들어 올린다고 생각하지
말고 윗몸으로 동작을 일으킨다.

준비 단계
엉덩관절(고관절)과 무릎관절을 굽혀서 양발로 바닥을 디딘 채 앉는다. 양팔을
펴서 몸 뒤쪽 매트를 짚고 손가락이 발 쪽을 향하게 한다.

1단계
날숨(호기)을 쉬면서 양손과 양발로 바닥을 내리눌러 엉덩이를 들어 올린다.
몸통이 바닥과 평행을 이루게 한다. 들숨(흡기)을 쉬면서 이 자세를 유지한다.

2단계
날숨을 쉬면서 엉덩이를 다시 내린다. 6회까지 동작을 반복한다.

레그 풀 백 리프트
누운 자세로 다리 들어 늘이기 LEG PULL BACK LIFTS

몸을 들어 올리면서, 중심근육(코어근육)의 긴장을 유지하고 가슴우
리(흉곽)를 내려 중심근육과 연결함으로써 갈비뼈(늑골)가 돌출되지
않도록 하는 데 초점을 맞춘다. 팔꿉관절(주관절)이나 무릎관절이 잠
기지 않도록 주의해야 하며, 볼기근(둔근)을 긴장시켜 아래쪽에서(중
력을 거슬러) 몸을 지지해야 한다.

준비 단계
똑바로 앉아 양다리를 앞으로 펴서 붙이고, 발목을 편다. 양팔을 펴서 몸 뒤쪽
매트를 짚고 손가락이 양옆 바깥쪽을 향하게 한다.

1단계
날숨을 쉬면서 양손으로 바닥을 강하게 내리눌러 골반을 들어 올린다.
몸통부터 발까지 몸이 사선을 이루게 한다. 들숨을 쉬면서 이 자세를
유지했다가 날숨을 쉬면서 골반을 다시 내린다. 이 동작을 6회까지 반복한다.

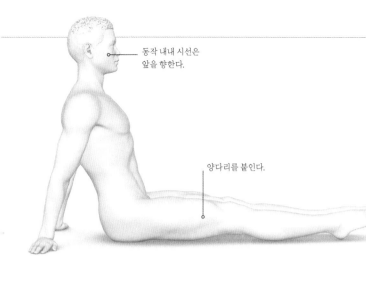

동작 내내 시선은
앞을 향한다.

양다리를 붙인다.

싱글 레그 슬라이드
외다리 끌어당기기 SINGLE LEG SLIDES

한쪽 다리를 몸쪽으로 부드럽게 당기기 전에 먼저 몸의 균
형을 잡아서 골반을 안정시켜 한쪽으로 기울지 않게 해야
한다. 볼기근 전체를 긴장시켜 지지력을 높이고, 바닥의 선
을 따라 미끄러지듯 발가락을 움직여 몸쪽으로 당긴다고 생
각하면 된다. 엉덩관절, 무릎관절, 발목관절(족관절)이 동작
내내 같은 평면에 있어야 한다.

준비 단계
똑바로 앉아 양다리를 앞으로 펴서 붙이고, 발목을
편다. 양팔을 펴서 몸 뒤쪽 매트를 짚고, 손가락이
바깥쪽을 향하게 한다.

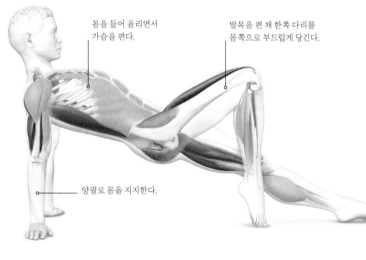

몸을 들어 올리면서
가슴을 편다.

발목을 편 채 한쪽 다리를
몸쪽으로 부드럽게 당긴다.

양팔로 몸을 지지한다.

움직이지 않는 발의
발목도 편다.

1단계
날숨을 쉬면서 양손으로 바닥을 강하게 내리눌러
골반을 들어 올린다. 몸통부터 발까지 몸이 사선을
이루게 한다. 들숨을 쉬면서 한쪽 발을 몸쪽으로
미끄러지듯 움직인다. 동시에 엉덩관절과 무릎관절을
굽히고, 발목을 편 자세와 엉덩이 높이를 유지해야
한다.

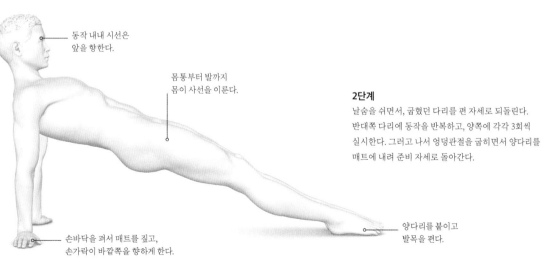

동작 내내 시선은
앞을 향한다.

몸통부터 발까지
몸이 사선을 이룬다.

손바닥을 펴서 매트를 짚고,
손가락이 바깥쪽을 향하게 한다.

양다리를 붙이고
발목을 편다.

2단계
날숨을 쉬면서, 굽혔던 다리를 편 자세로 되돌린다.
반대쪽 다리에 동작을 반복하고, 양쪽에 각각 3회씩
실시한다. 그러고 나서 엉덩관절을 굽히면서 양다리를
매트에 내려 준비 자세로 돌아간다.

부메랑 BOOMERANG

다양한 속도(템포)로 척주를 가동하고 제어하면서 **배 근육의 근력을 높이는 상급 동작이다.** 또한
긴 다리 지렛대를 이용해 엉덩관절의 안정성과 가동성을 향상한다. 실시하기 전에 부메랑 핵심
단계에 해당하는 롤 오버(126쪽 참고)와 티저(136쪽 참고)를 할 수 있는지 확인해 본다.

동작의 핵심

척주를 최대한 길게 늘여야 하며, 동작 내내 양다리를
곧게 뻗은 자세를 유지해야 한다. 빠른 속도로 1단계를
진행하고 나서 티저 자세로 잠시 멈춘 후 균형을 다시
잡고 5단계까지 실시한다. 양다리의 움직임을 따라
척주를 길게 늘인 후 잠시 멈춰서 더 늘여준다. 처음 할
때에는 3단계까지 연습하고, 나중에 전체 동작으로
넘어가면 된다.

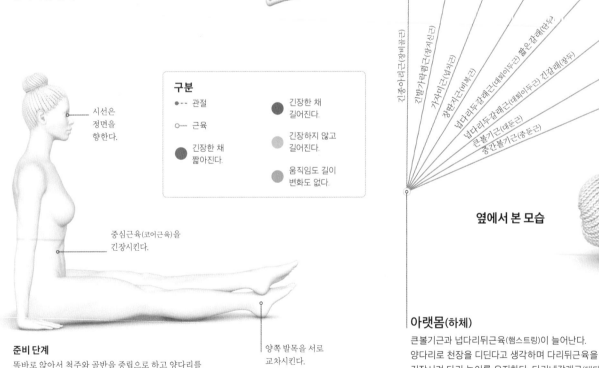

구분

- ●-- 관절
- ○- 근육
- ● 긴장한 채 짧아진다.
- ● 긴장한 채 길어진다.
- ● 긴장하지 않고 길어진다.
- ● 움직임도 길이 변화도 없다.

긴종아리근(장비골근)
긴발가락폄근(장지신근)
가자미근(넙치근)
장딴지근(비복근)
넙다리두갈래근(대퇴이두근) 짧은갈래(단두)
넙다리두갈래근(대퇴이두근) 긴갈래(장두)
큰볼기근(대둔근)
중간볼기근(중둔근)

옆에서 본 모습

시선은
정면을
향한다.

중심근육(코어근육)을
긴장시킨다.

양쪽 발목을 서로
교차시킨다.

준비 단계
똑바로 앉아서 척주와 골반을 중립으로 하고 양다리를
앞으로 펴서 붙인다. 양쪽 발목을 서로 교차시키고 발목을
편다(발바닥쪽굽힘). 양손은 펴서 엉덩이 양옆의 바닥을 짚고
손가락이 앞쪽을 향하게 한다.

아랫몸(하체)
큰볼기근과 넙다리뒤근육(햄스트링)이 늘어난다.
양다리로 천장을 디딘다고 생각하며 다리뒤근육을
긴장시켜 다리 높이를 유지한다. 다리네갈래근(대퇴
긴장해 무릎관절(슬관절)을 펴고, 양쪽의 중간볼기근고
작은볼기근은 긴장해서 골반을 안정시킨다.

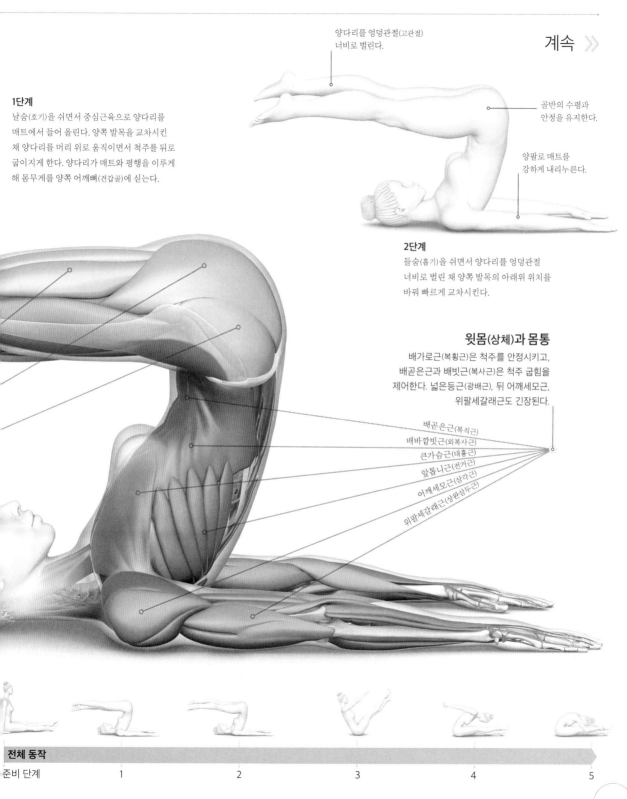

계속 »

양다리를 엉덩관절(고관절)
너비로 벌린다.

1단계
날숨(호기)을 쉬면서 중심근육으로 양다리를
매트에서 들어 올린다. 양쪽 발목을 교차시킨
채 양다리를 머리 위로 움직이면서 척주를 뒤로
굽이지게 한다. 양다리가 매트와 평행을 이루게
해 몸무게를 양쪽 어깨뼈(견갑골)에 싣는다.

골반의 수평과
안정을 유지한다.

양팔로 매트를
강하게 내리누른다.

2단계
들숨(흡기)을 쉬면서 양다리를 엉덩관절
너비로 벌린 채 양쪽 발목의 아래위 위치를
바꿔 빠르게 교차시킨다.

윗몸(상체)과 몸통

배가로근(복횡근)은 척주를 안정시키고,
배곧은근과 배빗근(복사근)은 척주 굽힘을
제어한다. 넓은등근(광배근), 뒤 어깨세모근,
위팔세갈래근도 긴장된다.

배곧은근(복직근)
배바깥빗근(외복사근)
큰가슴근(대흉근)
앞톱니근(전거근)
어깨세모근(삼각근)
위팔세갈래근(상완삼두근)

전체 동작

준비 단계   1   2   3   4   5

》 **부메랑** BOOMERANG
(앞에서 계속)

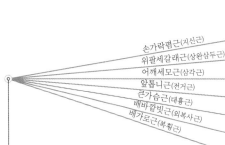

손가락폄근(지신근)
위팔세갈래근(상완삼두근)
어깨세모근(삼각근)
앞톱니근(전거근)
큰가슴근(대흉근)
배바깥빗근(외복사근)
배가로근(복횡근)

윗몸(상체)과 몸통

척주 굽힘근이 몸통을 앞으로 움직인다. 양팔을 뒤로 들어
올리면 몸통이 앞으로 더 숙여진다. 척주 폄근은 늘어난다.
양팔을 뒤로 뻗으면 마름근(능형근)과 등세모근이 양쪽
어깨뼈를 들이는데(뒤당김), 특히 아래 등세모근은 양쪽
어깨뼈를 정중선 쪽으로 끌어내린다.

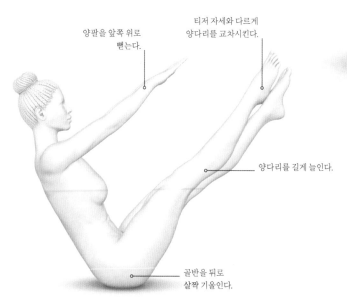

양팔을 앞쪽 위로
뻗는다.

티저 자세와 다르게
양다리를 교차시킨다.

양다리를 길게 늘인다.

골반을 뒤로
살짝 기울인다.

3단계
날숨을 쉬면서 척주를 앞으로 굴려 펴고 양다리를 앞으로
움직여 바닥과 높은 사선을 이루게 한다. 동시에 양팔을 앞쪽
위로 뻗어 티저(136쪽 참고) 자세를 취한다.

4단계
양다리를 시작 자세로 내리고 나서 들숨을
쉬면서 양팔을 뒤로 뻗어 양손으로 깍지를 낀다.
날숨을 쉬면서 척주를 앞으로 굽혀 길게 늘인다.
동시에 가슴을 무릎 쪽으로 움직이고 양팔을
뒤쪽 위로 더 뻗어올린다.

구분
●-- 관절
○- 근육
● 긴장한 채 짧아진다.
● 긴장한 채 길어진다.
● 긴장하지 않고 길어진다.
● 움직임도 길이 변화도 없다.

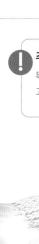

주의 사항

목뼈(경추)를 앞으로 굽힐 때 주의해야 한다.
고개가 떨구어지지 않게 제어해야 한다.

가슴과 머리를 무릎 쪽으로
움직인다.

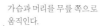

엉덩관절을 경첩처럼 접어
몸을 앞으로 굽힌다.

윗몸을 발목 쪽으로 더
당겨서 척주를 더 늘인다.

5단계

들숨을 쉬면서 양손 깍지를 풀고 양팔을 원을
그리듯 움직여 양손으로 발목을 잡은 다음 몸을
더 늘여준다. 끝으로, 날숨을 쉬면서 척주를
똑바로 세워 준비 단계로 돌아간다. 연속
동작으로 6회까지 반복한다.

옆에서 본 모습

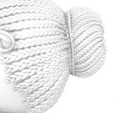

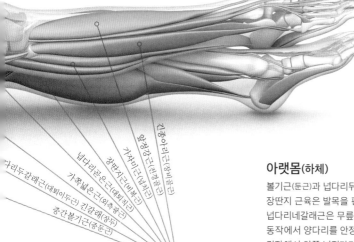

다리두갈래근(대퇴이두근) 긴갈래(장두)
중간볼기근(중둔근)
가쪽넓은근(외측광근)
넙다리곧은근(대퇴직근)
가쪽넓은근(외측광근)
장딴지근(비복근)
가자미근(넙치근)
앞정강근(전경골근)
긴종아리근(장비골근)

아랫몸(하체)

볼기근(둔근)과 넙다리뒤근육(햄스트링)이 늘어난다.
장딴지 근육은 발목을 편다(발바닥쪽굽힘).
넙다리네갈래근은 무릎관절을 펴고, 다리를 내리는
동작에서 양다리를 안정시킨다. 모음근(내전근)은
긴장해서 양쪽 넓적다리(대퇴)를 붙이거나, 양다리를
서로 교차시키는 동작을 보조한다.

 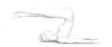 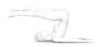

전체 동작

준비 단계   1   2   3   4   5

로킹 엎드려 몸 흔들거리기 ROCKING

척주 폄근의 가동성을 높이고 몸통 뒷부분 근육과
볼기근(둔근), 넙다리뒤근육의 근력을 강화하며, 스완
다이브(70쪽 참고)보다 난이도가 한 단계 높다. 이 상급
동작을 하려면 중심근육의 근력이 양호해야 하고
흔들거리는 동작을 의식적으로 제어할 수 있어야 한다.
중요한 점은 이 동작을 힘으로 하려고 해서는 안 된다는
것이다.

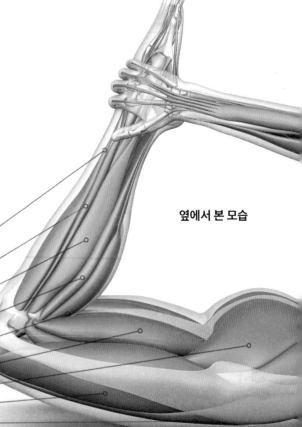

양손으로 발목을
잡는다.

이마를
매트에 댄다.

준비 단계
엎드려서 이마를 매트에 대고 양다리를 엉덩관절 너비로
벌린다. 양무릎을 굽혀서 발꿈치를 골반 쪽으로 움직인다.
양팔을 뒤로 뻗어 발목을 잡는다.

동작의 핵심

로킹의 핵심은 동작 내내 양다리와 척주가 이루는 자세를
유지해야 한다는 것이다. 앞으로 구를 때는 양다리를 위로
드는 데 중점을 두어야 하고, 뒤로 구를 때는 양발로 양손을
뒤로 끌어당겨야 한다. 자세가 흐트러지지 않으려면, 동작 내내
양팔을 펴고 척주를 길게 늘이고 중심근육(코어근육)을 적당히
긴장시키고 있어야 한다.

다리(하지)
넙다리뒤근육(햄스트링)이 수축해
무릎관절(슬관절)을 굽히면 엉덩관절(고관절)
굽힘근과 넙다리네갈래근(대퇴사두근)이
늘어난다. 또한 넙다리네갈래근은 양손으로
발목을 잡아 자세를 유지하는 동안 긴장
상태에 놓인다.

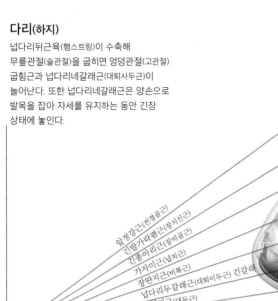

옆에서 본 모습

앞정강근(전경골근)
긴발가락폄근(장지신근)
긴종아리근(장비골근)
가자미근(넙치근)
장딴지근(비복근)
넙다리두갈래근(대퇴이두근) 긴갈래
큰볼기근(대둔근)
가쪽넓은근(외측광근)
넙다리곧은근(대퇴직근)

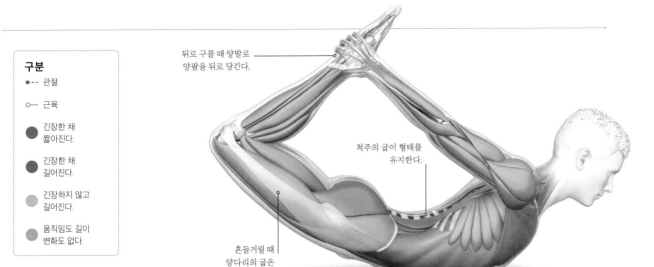

뒤로 구를 때 양발로
양팔을 뒤로 당긴다.

척주의 굽이 형태를
유지한다.

흔들거릴 때
양다리의 굽은
각도를 유지한다.

2단계

날숨(호기)을 쉬면서 가슴을 매트에 대며 앞으로 구른다. 이때
척주와 양다리의 굽이 형태를 유지해야 한다. 들숨을 쉬면서
양발로 양손을 뒤로 당겨 다시 뒤로 구른다. 앞으로 뒤로
구르며 흔들거리는 동작을 6회까지 연속으로 실시한다.

1단계

들숨(흡기)을 쉬면서 골반에
몸무게를 실으며 양손으로
양발을 잡는다. 볼기근과
넙다리뒤근육을 긴장시켜
가슴우리(흉곽) 전체가 매트에서
떨어질 때까지 윗몸(상체)과
머리를 들어 올린다.

> **로킹은 신체 자세를 개선하고
> 몸 뒷부분의 근력과 유연성을
> 높인다.**

! 주의 사항

허리나 무릎에 문제가 있다면 해서는 안 된다. 고강도
백 익스텐션(back extension)이나 무릎관절 굽힘
자세는 관절을 압박하거나 통증을 유발할 수 있다.

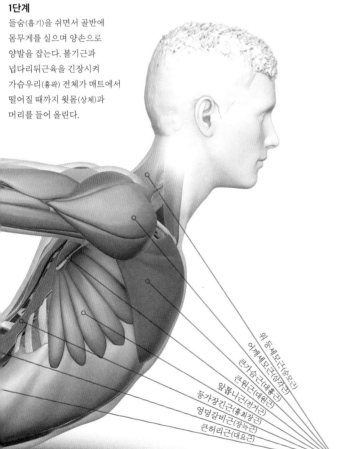

위등세모근(상승모근)
어깨세모근(삼각근)
큰가슴근(대흉근)
큰원근(대원근)
앞톱니근(전거근)
등가장긴근(흉최장근)
엉덩갈비근(장늑근)
큰허리근(대요근)

몸통

척주 폄근이 긴장한다. 배 근육과 큰허리근은 길게
늘어난다. 앞톱니근과 큰가슴근이 늘어나 가슴을 편다.
넓은등근(광배근)과 어깨세모근은 어깨를 펴고, 중간과
아래 등세모근은 양쪽 어깨뼈(견갑골)를 들인다(뒤당김).

브레스트스트로크 평영
BREASTSTROKE

수영 영법인 평영을 모방한 동작으로, 윗몸만 단련하고 척주
아랫부분은 펴지 않는다. 동작 내내 중심근육을 긴장시켜서 척주의
굽이 변화를 최소화한다. 시선은 계속 아래를 향한다.

주의 사항
허리, 어깨, 목에 문제가 있는 사람에게 적합하지
않을 수 있다. 이 동작에는 세 부위가 모두 이용되기
때문이다. 부적합한 경우에 해당한다면, 대신
스위밍(슬로 옵션) 응용 동작을 실시할 수 있다.

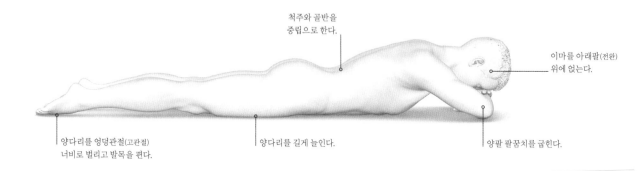

척주와 골반을
중립으로 한다.

이마를 아래팔(전완)
위에 얹는다.

양다리를 엉덩관절(고관절)
너비로 벌리고 발목을 편다.

양다리를 길게 늘인다.

양팔 팔꿈치를 굽힌다.

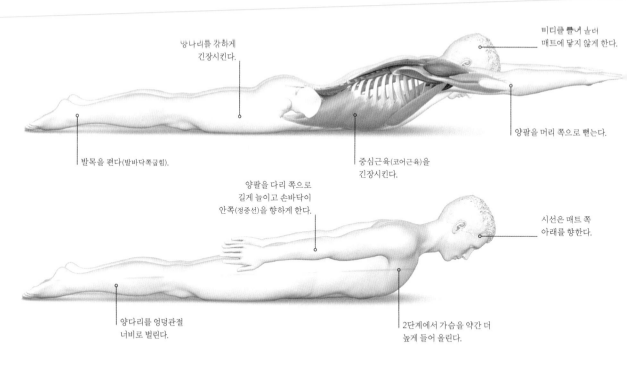

양다리를 강하게
긴장시킨다.

머리를 들어 눌러
매트에 닿지 않게 한다.

발목을 편다(발바닥쪽굽힘).

양팔을 머리 쪽으로 뻗는다.

중심근육(코어근육)을
긴장시킨다.

양팔을 다리 쪽으로
길게 늘이고 손바닥이
안쪽(정중선)을 향하게 한다.

시선은 매트 쪽
아래를 향한다.

양다리를 엉덩관절
너비로 벌린다.

2단계에서 가슴을 약간 더
높게 들어 올린다.

준비 단계
엎드려서 척주와 골반을 중립으로 하고 양다리를
엉덩관절 너비로 벌려 길게 늘인다. 양팔 팔꿈치를
굽히고 이마를 아래팔 위에 가볍게 얹는다.

1단계
날숨(호기)을 쉬면서 머리와 윗몸을 들어 올린다.
그러고 나서 들숨(흡기)을 쉬며 양팔을 머리
쪽으로 뻗고 손바닥이 아래를 향하게 한다.

2단계
날숨을 쉬면서 양팔을 양옆으로 원을 그리듯 움직여
다리 쪽을 향해 뻗는다. 동시에 가슴을 약간 더
높이 올린다. 들숨을 쉬면서 몸을 매트에 내려 준비
자세로 돌아간다. 연속 동작으로 8~10회 반복한다.

크리스 크로스 팔다리를 엇갈리게 교차시키기
CRISS CROSS

지구력 중심의 동작으로서 배 근육의 근력과 협응력, 윗몸의 돌림(회전) 가동성, 양다리 교대 동작 능력을 향상한다. 높은 수준의 정밀함과 제어력이 필요하다.

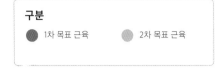

구분
- 1차 목표 근육
- 2차 목표 근육

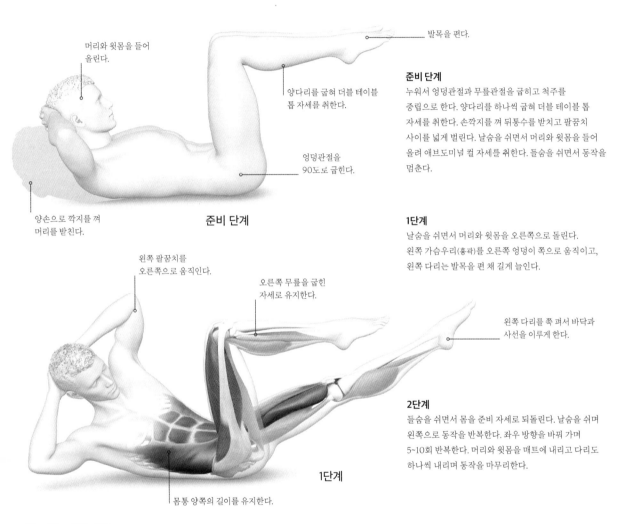

머리와 윗몸을 들어 올린다.

발목을 편다.

양다리를 굽혀 더블 테이블 톱 자세를 취한다.

엉덩관절을 90도로 굽힌다.

양손으로 깍지를 껴 머리를 받친다.

준비 단계

준비 단계

누워서 엉덩관절과 무릎관절을 굽히고 척주를 중립으로 한다. 양다리를 하나씩 굽혀 더블 테이블 톱 자세를 취한다. 손깍지를 껴 뒤통수를 받치고 팔꿈치 사이를 넓게 벌린다. 날숨을 쉬면서 머리와 윗몸을 들어 올려 애브도미널 컬 자세를 취한다. 들숨을 쉬면서 동작을 멈춘다.

1단계

날숨을 쉬면서 머리와 윗몸을 오른쪽으로 돌린다. 왼쪽 가슴우리(흉곽)를 오른쪽 엉덩이 쪽으로 움직이고, 왼쪽 다리는 발목을 편 채 길게 늘인다.

왼쪽 팔꿈치를 오른쪽으로 움직인다.

오른쪽 무릎을 굽힌 자세로 유지한다.

왼쪽 다리를 쭉 펴서 바닥과 사선을 이루게 한다.

2단계

들숨을 쉬면서 몸을 준비 자세로 되돌린다. 날숨을 쉬며 왼쪽으로 동작을 반복한다. 좌우 방향을 바꿔 가며 5~10회 반복한다. 머리와 윗몸을 매트에 내리고 다리도 하나씩 내리며 동작을 마무리한다.

1단계

몸통 양쪽의 길이를 유지한다.

크리스 크로스를 할 때는 힘이나 속도가 아니라 배빗근으로 제어해서 몸을 돌려야 한다.

155

컨트롤 밸런스 균형 잡기 CONTROL BALANCE

이 상급 동작에는 지금까지 익힌 필라테스 기본 동작들의 **모든 요소가 엮여 있어서,** 이 동작을 하려면 중심근육(코어근육)과 골반의 안정성이 매우 높아야 한다. 컨트롤 밸런스를 하기 전에 시저스(78쪽 참고), 로커 위드 오픈 레그(68쪽 참고)와 더불어 잭 나이프(134쪽 참고)를 숙달할 필요가 있다.

동작의 핵심

골반과 양다리를 길게 뻗어 척주를 충분히 늘임으로써 압박이 일어나지 않게 해야 한다. 두 다리를 이용하는 자세에서 다리를 계속 뻗고 있으면 몸을 들어 올리거나 몸통의 자세를 유지하는 데 용이하다. 몸무게는 머리와 목이 아니라 양쪽 어깨뼈(견갑골)에 실어야 한다. 몸을 뒤로 지나치게 많이 굴러서는 안 되며, 중심근육을 긴장시켜 제어해야 한다. 동작을 6회까지 반복한다.

구분

●-- 관절

○- 근육

● 긴장한 채 짧아진다.

● 긴장한 채 길어진다.

● 긴장하지 않고 길어진다.

● 움직임도 길이 변화도 없다.

윗몸(상체)과 몸통

양팔을 몸 앞으로 움직이면 앞톱니근이 수축하고, 양팔을 모아서(내전) 종아리(하퇴)를 향해 뻗으면 마름근(능형근)이 늘어난다. 중간볼기근과 넙다리근막긴장근은 가쪽에서 엉덩관절(고관절)을 안정시킨다.

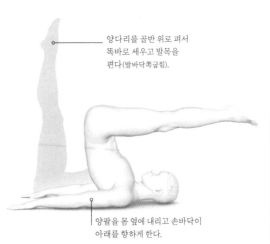

양다리를 골반 위로 펴서 똑바로 세우고 발목을 편다(발바닥쪽굽힘).

양팔을 몸 옆에 내리고 손바닥이 아래를 향하게 한다.

준비 단계
누워서 척주와 골반을 중립으로 한다. 양다리를 붙여 천장 쪽으로 펴서 수직으로 세우고 발목을 편다. 중심근육을 긴장시킨다.

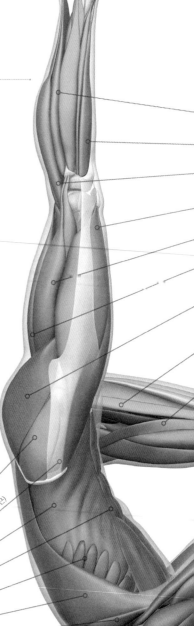

중간볼기근(중둔근)
넙다리근막긴장근(대퇴근막장근)
배바깥빗근(외복사근)
배곧은근(복직근)
앞톱니근(전거근)
넓은등근(광배근)
큰원근(대원근)
가시아래근(극하근)

주의 사항

목이나 척주 질환이 있는 사람에게 적합하지 않다. 굽힘 자세를 오랫동안 취해야 하고 목에 몸무게가 실릴 가능성이 있기 때문이다.

다리(하지)

넙다리네갈래근(대퇴사두근)이 긴장해 양쪽 무릎관절(슬관절)을 편다. 엉덩관절 굽힘근이 긴장해 엉덩관절을 안정시키면서 한쪽 다리를 머리 위로 긴다. 수직으로 곧추세운 다리의 엉덩관절 굽힘근, 볼기근(둔근), 넙다리뒤근육(햄스트링)도 긴장한다.

가자미근(넙치근)
앞정강근(전경골근)
장딴지근(비복근)
가쪽넓은근(외측광근)
근(대퇴이두근) 긴갈래(장두)
반힘줄근(반건양근)
큰볼기근(대둔근)
두덩정강근(박근)
넙다리빗근(봉공근)
안쪽넓은근(내측광근)

들어 올려진 척주의 자세를 중심근육(코어근육)을 이용해 유지한다.

오른쪽 다리를 천장 쪽으로 똑바로 편다.

2단계

날숨을 쉬면서 양다리의 위치를 바꿔 왼쪽 다리를 내리고 양손으로 왼쪽 발목을 잡는다. 오른쪽 다리는 천장 쪽으로 곧게 편다. 양쪽 엉덩관절과 어깨관절로 균형을 잡는다. 동작을 마무리할 때는 양다리를 붙인 채 바닥에 닿을 때까지 움직임을 제어해 척주 마디마디를 순차적으로 매트에 내려야 한다.

왼쪽 발목을 양손으로 잡는다.

동작 내내 머리와 목을 중립으로 유지한다.

옆에서 본 모습

1단계

날숨(호기)을 쉬면서 중심근육을 이용해 엉덩이와 척주 마디마디를 순차적으로 들어 올린다. 양다리를 머리 위로 움직여 매트와 거의 평행을 이루도록 해야 한다. 들숨을 쉬면서 양팔을 옆으로 원을 그리듯 움직여 오른발 발목을 잡는다. 동시에 왼발을 천장 쪽으로 펴서 수직으로 세운다.

66 99

컨트롤 밸런스란 양다리의 위치를 바꿔 길게 늘일 때 양쪽 어깨뼈로 균형을 잡는 것을 의미한다.

157

푸시 업 팔굽혀펴기 PUSH UP

윗몸의 근력과 안정성을 향상한다. 바닥으로 몸을 굽혀서 내려 팔굽혀펴기 자세를 취하는 동작은 척추의 가동성과 안정성, 제어력을 높인다. 이런 종합적인 특성 때문에 전신 운동에 해당한다.

동작의 핵심

푸시 업 동작 내내 중심근육(코어근육)을 긴장시켜 발꿈치부터 머리까지 전신을 일직선으로 유지한다. 유일한 움직임은 팔꿈치관절을 굽히는 것밖에 없다. 몸의 나머지 부분은 전체가 하나로 따라 움직인다. 전신 자세를 견고히 해 몸을 올리고 내리는 움직임을 제어해야 복부 도밍(doming)이나 척추 중립 이탈을 막을 수 있다.

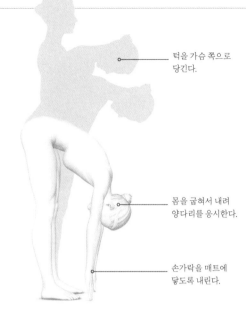

턱을 가슴 쪽으로 당긴다.

몸을 굽혀서 내려 양다리를 응시한다.

손가락을 매트에 닿도록 내린다.

준비 단계
똑바로 서서 양다리를 엉덩관절(고관절) 너비로 벌리고 척추와 골반을 중립으로 한다. 양팔은 몸 옆에 내린다. 턱을 가슴 쪽으로 당기고 양손이 매트에 닿을 때까지 척추 마디마디를 순차적으로 굽혀 내린다.

아랫몸(하체)
중심근육이 작동해 몸통의 긴장을 유지하고 척추를 안정시킨다. 큰볼기근이 긴장해 엉덩관절을 편 상태로 유지한다. 중간볼기근과 작은볼기근, 넙다리뒤근육(햄스트링), 모음근(내전근)도 엉덩관절을 안정시킨다. 장딴지 근육은 종아리(하퇴)를 안정시킨다.

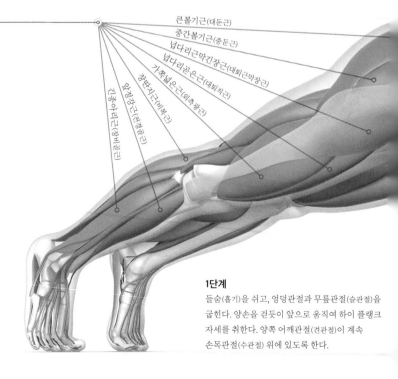

큰볼기근(대둔근)
중간볼기근(중둔근)
넙다리근막긴장근(대퇴근막장근)
넙다리곧은근(대퇴직근)
가쪽넓은근(외측광근)
장딴지근(비복근)
앞정강근(전경골근)
긴종아리근(장비골근)

1단계
들숨(흡기)을 쉬고, 엉덩관절과 무릎관절(슬관절)을 굽힌다. 양손을 걷듯이 앞으로 움직여 하이 플랭크 자세를 취한다. 양쪽 어깨관절(견관절)이 계속 손목관절(수관절) 위에 있도록 한다.

> **! 주의 사항**
> 몸을 굽혀 내리는 움직임은 몸 뒷부분에 문제가 있거나 신경 가동성 장애, 척추 관절 운동 이상이 있으면 적합하지 않다. 전체 동작을 실시하기 전 푸시 업만 할 수 있는지 확인한다. 160~161쪽 응용 동작으로 윗몸에 걸리는 부하를 줄이거나, 근력이 강화되기 전까지는 매번 몸을 다시 뒤로 세우는 동작을 생략할 수도 있다.

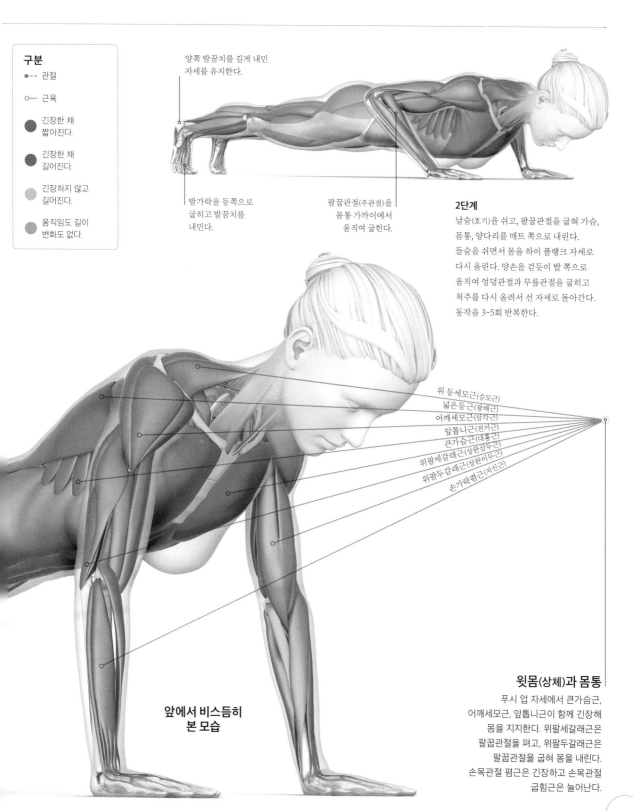

양쪽 발꿈치를 길게 내민
자세를 유지한다.

발가락을 등쪽으로
굽히고 발꿈치를
내민다.

팔꿈관절(주관절)을
몸통 가까이에서
움직여 굽힌다.

2단계

날숨(호기)을 쉬고, 팔꿈관절을 굽혀 가슴,
몸통, 양다리를 매트 쪽으로 내린다.
들숨을 쉬면서 몸을 하이 플랭크 자세로
다시 올린다. 양손을 걷듯이 발 쪽으로
움직여 엉덩관절과 무릎관절을 굽히고
척주를 다시 올려서 선 자세로 돌아간다.
동작을 3~5회 반복한다.

위 등세모근(승모근)
넓은등근(광배근)
어깨세모근(삼각근)
앞톱니근(전거근)
큰가슴근(대흉근)
위팔세갈래근(상완삼두근)
위팔두갈래근(상완이두근)
손가락폄근(지신근)

**앞에서 비스듬히
본 모습**

윗몸(상체)과 몸통

푸시 업 자세에서 큰가슴근,
어깨세모근, 앞톱니근이 함께 긴장해
몸을 지지한다. 위팔세갈래근은
팔꿈관절을 펴고, 위팔두갈래근은
팔꿈관절을 굽혀 몸을 내린다.
손목관절 폄근은 긴장하고 손목관절
굽힘근은 늘어난다.

» 응용 동작

앞의 기본 동작과 마찬가지로 선 자세에서 몸을 굽혀 내리는 것으로
시작한다. 다만 몸을 굽혀 내리는 동작은 푸시 업 자체를 편하게
실시할 수 있기 전까지 생략할 수 있다. 양손을 걷듯이 앞으로 움직여
푸시 업 자세를 취할 때 만약 필요한 만큼 무릎관절을 굽히게 되면
중심근육을 더 긴장시켜야 한다.

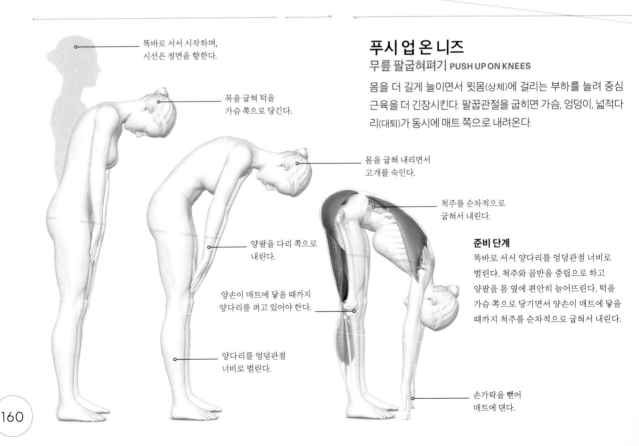

박스 푸시 업
상자 팔굽혀펴기 BOX PUSH UP

양팔과 양다리에 몸무게를 고르게 분산하므로 윗몸 무게
를 그리 어렵지 않게 지탱할 수 있다. 팔꿈치관절을 굽혀서 엉
덩이를 공중에 내민 자세를 취한다.

구분

● 1차 목표 근육   ● 2차 목표 근육

가슴을 들어 올려 양쪽
어깨뼈(견갑골)을 중립으로 한다.

척주를 길게 늘이고
중심근육(코어근육)을 긴장시킨다.

양다리의
무릎관절(슬관절)을
90도로 굽힌다.

양손이 어깨 밑에
놓이게 한다.

양발을 이완시켜
엉덩관절(고관절)
너비로 벌린다.

준비 단계
아래 다음 동작의 그림처럼 똑바로 선 자세에서 매트 쪽으로
몸을 굽혀 내린다. 무릎관절을 굽혀 무릎 꿇어 엎드린 자세를
취한다. 어깨관절(견관절)이 손목관절(수관절) 위에 놓이게 하고
몸 뒷부분을 곧게 편다. 시선은 매트 쪽을 향한다.

똑바로 서서 시작하며,
시선은 정면을 향한다.

목을 굽혀 턱을
가슴 쪽으로 당긴다.

푸시 업 온 니즈
무릎 팔굽혀펴기 PUSH UP ON KNEES

몸을 더 길게 늘이면서 윗몸(상체)에 걸리는 부하를 늘려 중심
근육을 더 긴장시킨다. 팔꿈치관절을 굽히면 가슴, 엉덩이, 넓적다
리(대퇴)가 동시에 매트 쪽으로 내려온다.

몸을 굽혀 내리면서
고개를 숙인다.

척주를 순차적으로
굽혀서 내린다.

양팔을 다리 쪽으로
내린다.

양손이 매트에 닿을 때까지
양다리를 펴고 있어야 한다.

준비 단계
똑바로 서서 양다리를 엉덩관절 너비로
벌린다. 척주와 골반을 중립으로 하고
양팔을 몸 옆에 편안히 늘어뜨린다. 턱을
가슴 쪽으로 당기면서 양손이 매트에 닿을
때까지 척주를 순차적으로 굽혀서 내린다.

양다리를 엉덩관절
너비로 벌린다.

손가락을 뻗어
매트에 댄다.

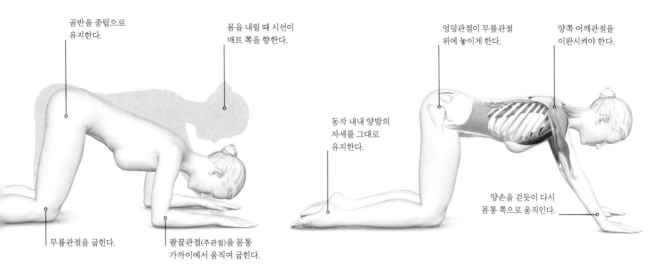

골반을 중립으로 유지한다.

몸을 내릴 때 시선이 매트 쪽을 향한다.

엉덩관절이 무릎관절 위에 놓이게 한다.

양쪽 어깨관절을 이완시켜야 한다.

동작 내내 양발의 자세를 그대로 유지한다.

양손을 걷듯이 다시 몸통 쪽으로 움직인다.

무릎관절을 굽힌다.

팔꿉관절(주관절)을 몸통 가까이에서 움직여 굽힌다.

1단계
양손을 걷듯이 움직여 약간 머리 앞으로 옮긴다. 날숨(호기)을 쉬면서 팔꿉관절을 굽혀 가슴을 매트 쪽으로 내린다. 동작 내내 팔꿉관절을 몸통 가까이에서 움직여야 한다.

2단계
들숨(흡기)을 쉬면서 몸을 들어 올리고, 이어서 양손을 발 쪽으로 걷듯이 움직여 다시 선 자세로 돌아간다. 동작을 3~6회 반복한다.

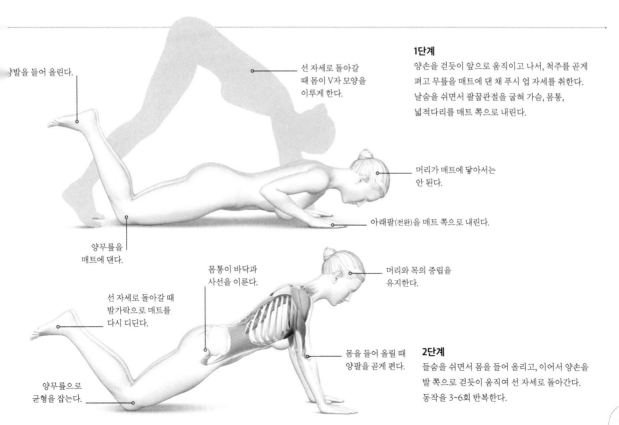

1단계
양손을 걷듯이 앞으로 움직이고 나서, 척주를 곧게 펴고 무릎을 매트에 댄 채 푸시 업 자세를 취한다. 날숨을 쉬면서 팔꿉관절을 굽혀 가슴, 몸통, 넓적다리를 매트 쪽으로 내린다.

발을 들어 올린다.

선 자세로 돌아갈 때 몸이 V자 모양을 이루게 한다.

머리가 매트에 닿아서는 안 된다.

아래팔(전완)을 매트 쪽으로 내린다.

양무릎을 매트에 댄다.

몸통이 바닥과 사선을 이룬다.

머리와 목의 중립을 유지한다.

선 자세로 돌아갈 때 발가락으로 매트를 다시 디딘다.

몸을 들어 올릴 때 양팔을 곧게 편다.

2단계
들숨을 쉬면서 몸을 들어 올리고, 이어서 양손을 발 쪽으로 걷듯이 움직여 선 자세로 돌아간다. 동작을 3~6회 반복한다.

양무릎으로 균형을 잡는다.

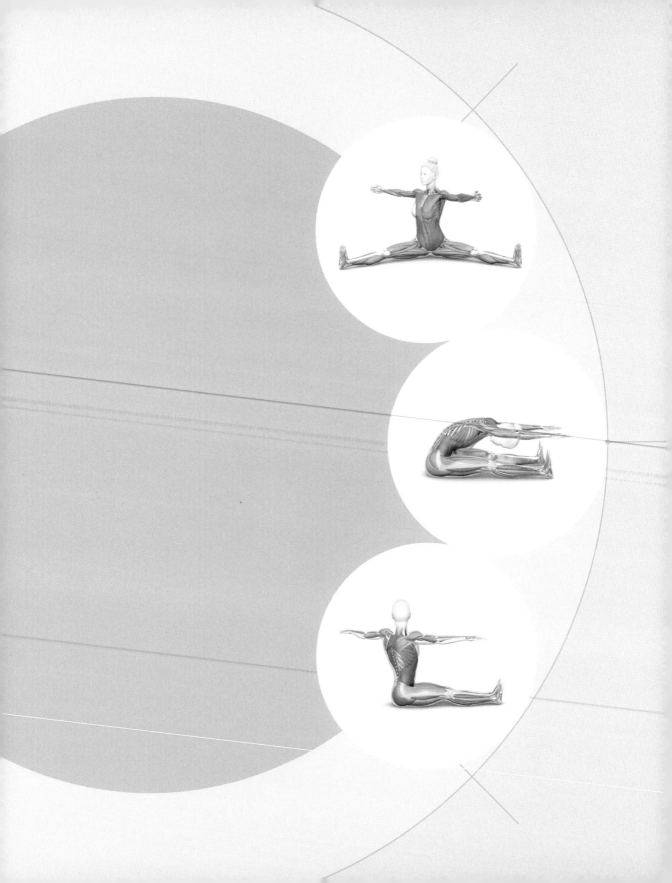

가동성 동작

이 장의 동작들은 앞에서보다 더 넓은 가동 범위에 걸쳐 움직이며 **균형을 유지**하고
부드럽게 근력을 강화한다. 그래서 관절 굳음(강직)을 완화하고 근육을 길게 늘이며,
몸과 마음을 자연스럽게 진정시키는 효과도 있다. 가동성 동작을 수련하면 근력 동작을
부족함 없이 보완할 수 있으며, 가동성을 높임으로써 균형 잡힌 동작 연습을 할 수 있다.

스파인 스트레칭

척주 스트레칭 SPINE STRETCH

굽히는 움직임으로 척주 가동성을 높이는 초급 동작이다. 이
움직임으로 중심근육(코어근육)을 활성화하면 척주 굽힘을
적절히 제어할 수 있다. 또한 척주와 넙다리뒤근육(햄스트링)의
유연성, 신체 자세도 개선할 수 있다.

동작의 핵심

몸무게를 양쪽 궁둥뼈결절(좌골결절)에 고르게 분산해야 하며, 동작
내내 엉덩이를 매트에 대고 있어야 한다. 몸을 앞으로 굽힐 때 한쪽으로
기울지 않고 정중선을 따라 똑바로 숙여야 한다. 몸을 앞으로 늘일 때는
날숨(호기)을 쉬어야 하는데, 이것은 배안(복강)의 공간을 줄여 저항 없이
굽히는 데 중요하다. 스파인 스트레칭은 3~6회 반복한다. 양다리 위로
몸을 뻗기 어렵다면 응용 동작을 먼저 연습해야 한다.

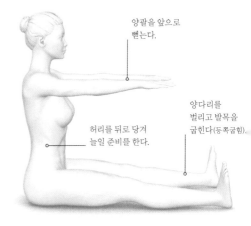

양팔을 앞으로
뻗는다.

양다리를
벌리고 발목을
굽힌다(등쪽굽힘).

허리를 뒤로 당겨
늘일 준비를 한다.

준비 단계
똑바로 앉아서 골반과 척주를 중립으로 하고 양다리를
엉덩관절(고관절) 너비보다 약간 넓게 벌려 발목을 굽힌다.
양팔을 나란히 펴서 어깨높이로 들어 올리고, 양쪽
어깨뼈(견갑골)를 이완시켜 내린다. 들숨(흡기)을 쉬며
척주와 목을 길게 늘인다.

아랫몸(하체)과 몸통
배곧은근은 배바깥빗근, 배속빗근(내복사근),
큰허리근(대요근), 작은허리근(소요근)과 함께 긴장해
척주를 굽힌다. 배가로근(복횡근)은 몸통의 굽힌
자세를 유지한다. 척주 폄근은 늘어나고, 척주
굽힘근은 동작 내내 긴장한다. 볼기근(둔근)과
넙다리뒤근육은 길게 늘어난다.

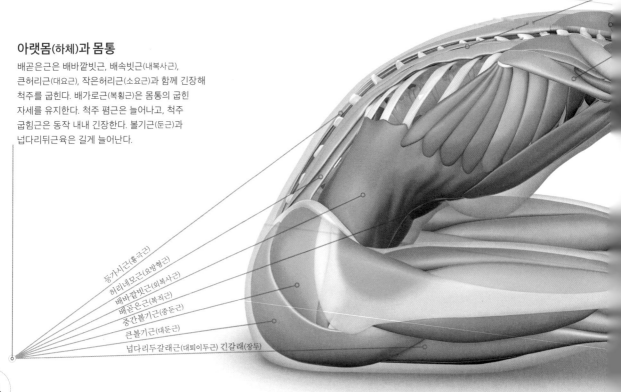

등가시근(홍극근)
허리네모근(요방형근)
배바깥빗근(외복사근)
배곧은근(복직근)
중간볼기근(중둔근)
큰볼기근(대둔근)
넙다리두갈래근(대퇴이두근) 긴갈래(장두)

응용 동작: 모디파이드 스파인 스트레칭

⚠ 주의 사항

팔을 앞으로 뻗을 때 몸통 자세가 흐트러져서는 안 된다. 중심근육을 긴장시켜 몸통을 들어 올리면서 척추의 관절과 분절을 제어하는 데 집중해야 한다. 이 테크닉을 이용하면 척추를 제대로 단련하면서 허리를 보호할 수 있다.

윗몸(상체)

척주 폄근과 넓은등근(광배근)은 늘어난다. 어깨세모근은 긴장해 어깨관절(견관절)을 굽히고, 중간과 아래 등세모근은 어깨뼈를 안정시킨다. 위팔세갈래근은 팔꿉관절(주관절)을 편다.

등가장긴근(흉최장근)
위 등세모근(승모근)
큰원근(대원근)
어깨세모근(삼각근)

위팔세갈래근(상완삼두근)
위팔노근(상완요근)
손가락폄근(지신근)

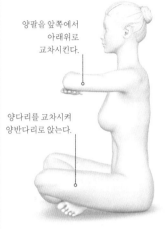

준비 단계

양팔을 앞쪽에서 아래위로 교차시킨다.

양다리를 교차시켜 양반다리로 앉는다.

양다리를 교차시켜 양반다리로 똑바로 앉는다. 양쪽 아래팔(전완)을 어깨높이에서 아래위로 교차시킨다. 들숨을 쉬면서 목과 척주를 길게 늘인다.

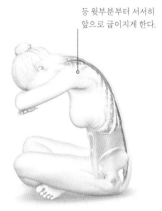

1단계

등 윗부분부터 서서히 앞으로 굽이지게 한다.

날숨을 쉬면서 척주를 등 윗부분부터 가운뎃부분과 허리까지 앞으로 굽이지게 한다. 들숨을 쉬면서 멈추었다가 날숨을 쉬면서 같은 방식으로 척주를 다시 똑바로 세운다.

옆에서 본 모습

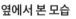

구분

● - 관절

○ - 근육

● 긴장한 채 짧아진다.

● 긴장한 채 길어진다.

● 긴장하지 않고 길어진다.

● 움직임도 길이 변화도 없다.

1단계

날숨을 쉬면서 머리와 목부터 시작해 등 윗부분과 중간부분, 허리까지 척주를 순차적으로 앞으로 숙인다. 동시에 손바닥이 아래를 향한 상태에서 양팔을 앞으로 쭉 뻗는다. 골반의 중립과 중심근육의 긴장을 유지한다. 들숨을 쉬면서 동작을 멈춘다. 날숨을 쉬면서 동작을 반대로 실시해, 척주 마디마디를 순차적으로 펴면서 바로 앉은 자세로 돌아간다. 양팔을 시작 자세로 되돌려 양다리와 평행하게 한다.

소 톱질 자세 SAW

돌리고 굽히는 움직임으로 척주 가동성을 높인다. 돌림(회전) 동작은 배빗근의
근력을 강화하고 굽힘(굴곡) 동작은 넙다리뒤근육(햄스트링)을 길게 늘인다. 소 동작을
마스터하면 몸통을 비틀거나 굽힐 때 바르게 움직이는 법을 터득하게 된다.

동작의 핵심

동작 내내 골반을 매트에 댄 채 중립을 유지해야 한다. 몸을 한쪽으로 돌릴
때 반대쪽 엉덩이가 뜨지 않게 주의해야 한다. 돌리는 동작에서는 몸의
중심부터 돌려야 하고, 앞으로 굽히는 동작에서는 척주 아랫부분부터
윗부분까지 순차적으로 굽혀야 한다. 팔은 어깨뼈(견갑골)를 들어 올리지
않고 척주 움직임에 따라 자연스럽게 멀리 뻗어야 한다.

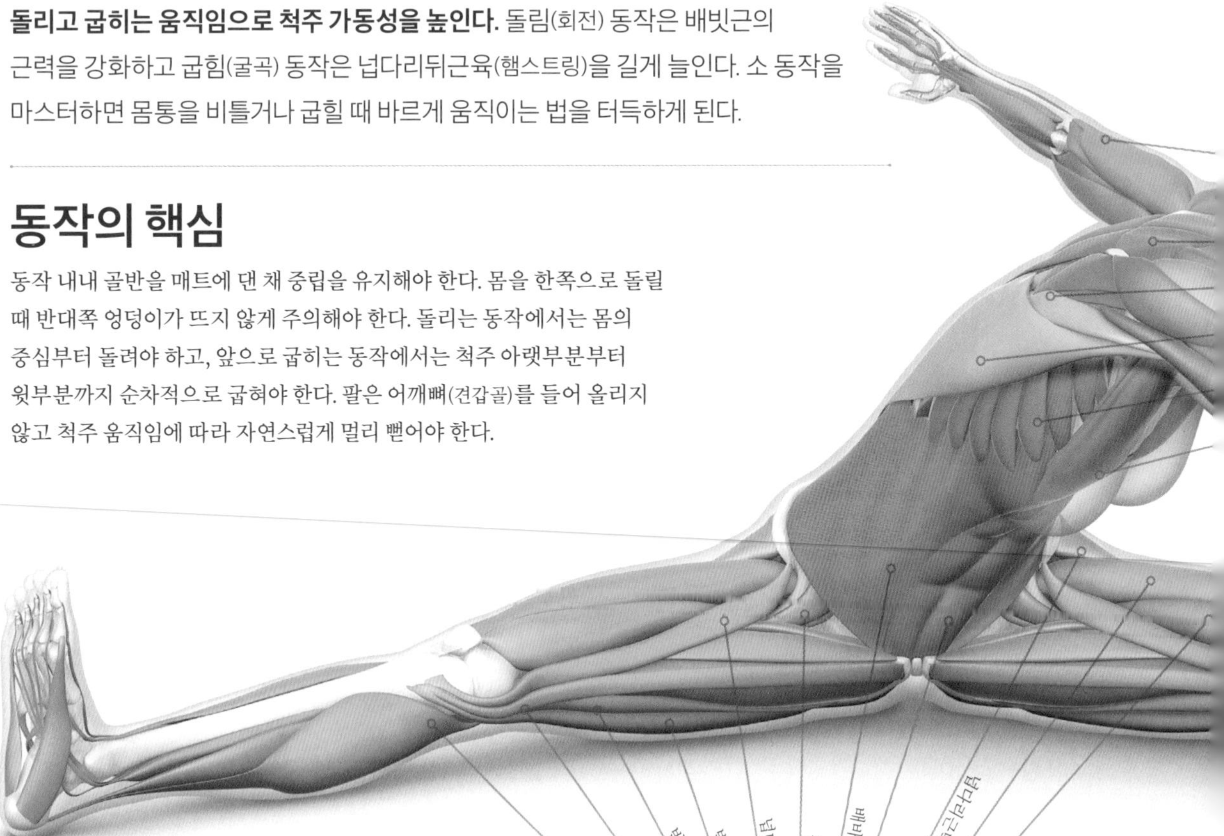

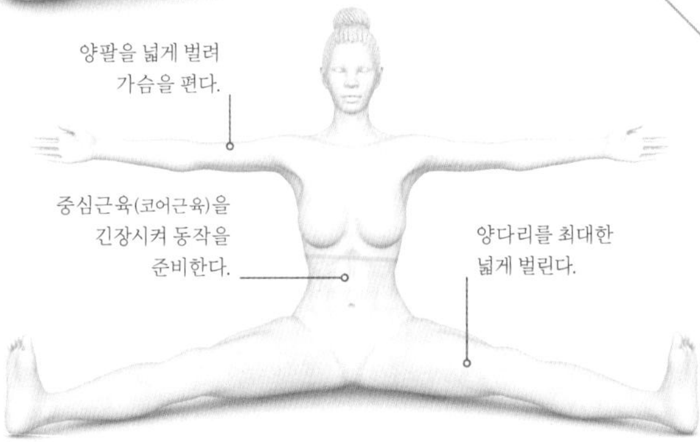

양팔을 넓게 벌려
가슴을 편다.

중심근육(코어근육)을
긴장시켜 동작을
준비한다.

양다리를 최대한
넓게 벌린다.

반막모양근(반막양근)
반힘줄근(반건양근)
넙다리빗근(봉공근)
큰모음근(대내전근)
긴모음근(장내전근)
장딴지근(비복근)
두덩정강근(박근)
궁둥구멍근(이상근)
중간볼기근(중둔근)
작은볼기근(소둔근)
넙다리네갈래근(대퇴사두근)
엉덩허리근(장요근)

준비 단계
똑바로 앉아서 양다리를 최대한 넓게 벌리고 발목을 굽힌다. 척주와
골반을 중립으로 하고 양팔을 어깨높이로 들어 가쪽으로 넓게
벌리고 손바닥이 앞쪽을 향하게 한다. 양쪽 어깨뼈를 중립으로 하고
중심근육을 긴장시킨다.

아랫몸(하체)
엉덩허리근(장요근)을 비롯한 엉덩관절(고관절)
굽힘근이 넙다리네갈래근(대퇴사두근)과 함께
긴장한다. 넙다리뒤근육, 모음근(내전근), 장딴지
근육은 모두 길게 늘어난다. 중간볼기근(중둔근)과
작은볼기근(소둔근), 궁둥구멍근(이상근)은 다 같이
긴장해 엉덩관절을 안정시킨다.

1단계

들숨(흡기)을 쉬면서 척주를 왼쪽으로 돌린다. 동시에 머리, 목, 팔이 따라 움직이게 한다. 날숨(호기)을 쉬면서 척주를 왼발 방향으로 굽힌다. 오른손을 왼발에 닿게 뻗어 사선을 이루게 하고, 왼팔은 몸 뒤쪽으로 뻗는다. 몸통을 더 깊이 숙이는 펄스 동작을 3회 실시해 척주 스트레칭을 강화한다.

윗몸(상체)과 팔(상지)

몸통을 앞으로 숙이면 척주세움근(척주기립근)과 넓은등근이 늘어난다. 이때 큰가슴근과 앞 어깨세모근은 어깨관절(견관절)을 굽히고 모은다. 위팔세갈래근은 팔꿈치관절(주관절)을 편다.

구분

●--- 관절

○— 근육

● 긴장한 채 짧아진다.

● 긴장한 채 길어진다.

● 긴장하지 않고 길어진다.

● 움직임도 길이 변화도 없다.

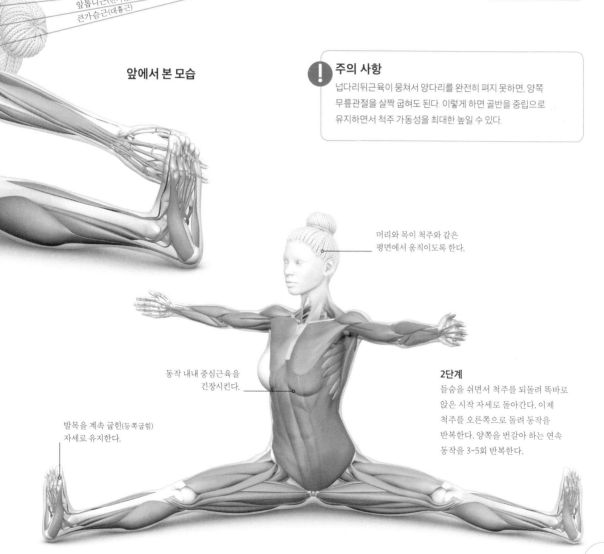

위팔세갈래근(상완삼두근)
어깨세모근(삼각근)
중간 등세모근(승모근)
큰원근(대원근)
넓은등근(광배근)
앞톱니근(전거근)
큰가슴근(대흉근)

앞에서 본 모습

❗ 주의 사항

넙다리뒤근육이 뭉쳐서 양다리를 완전히 펴지 못하면, 양쪽 무릎관절을 살짝 굽혀도 된다. 이렇게 하면 골반을 중립으로 유지하면서 척주 가동성을 최대한 높일 수 있다.

머리와 목이 척주와 같은 평면에서 움직이도록 한다.

동작 내내 중심근육을 긴장시킨다.

발목을 계속 굽힌(등쪽굽힘) 자세로 유지한다.

2단계

들숨을 쉬면서 척주를 되돌려 똑바로 앉은 시작 자세로 돌아간다. 이제 척주를 오른쪽으로 돌려 동작을 반복한다. 양쪽을 번갈아 하는 연속 동작을 3~5회 반복한다.

스파인 트위스트 척주 비틀기 SPINE TWIST

돌리는(회전) 움직임으로 척주 가동성을 높이는 초급 동작이다. 또한
넙다리뒤근육(햄스트링)을 길게 늘이면서 앉은 자세를 개선하고 균형감을
향상한다. 앉아서 일하거나 가벼운 허리통증(요통)이 있는 사람에 적합하다.

동작의 핵심

스파인 트위스트는 골반을
움직이지 않으면서 중심근육(코어근육)으로
움직임을 제어한다. 몸무게를 골반 양쪽에 고르게
분산해야 하며, 동작 내내 골반을 매트에 대고 있어야 한다. 척주를
수직으로 길게 늘여 허리 양쪽의 길이를 일정하게 유지해서 몸이
한쪽으로 기울지 않도록 해야 한다. 머리와 척주가 같은 평면에서
움직여야 한다. 양쪽 어깨뼈(견갑골)를 중립으로 유지해 윗몸과
반대쪽이 지나치게 돌지 않도록 해야 한다. 양팔을 편 채 척주를
비틀기 어렵다면, 양팔을 굽히는 스파인 트위스트 응용 동작을
먼저 연습해야 한다.

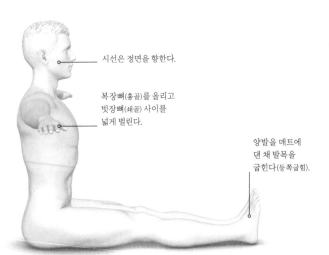

시선은 정면을 향한다.

복장뼈(흉골)를 올리고
빗장뼈(쇄골) 사이를
넓게 벌린다.

양발을 매트에
댄 채 발목을
굽힌다(등쪽굽힘).

뒤-옆에서 본 모습

준비 단계
똑바로 앉아서 골반과 척주를 중립으로 한다. 양다리를 앞으로
길게 펴고 넓적다리(대퇴)를 서로 붙인다. 양쪽 발목을 굽혀
발꿈치를 내민다. 양팔을 양옆으로 펴서 어깨높이로 들어 올리고
손바닥이 아래를 향하게 한다.

1단계
들숨(흡기)을 쉬며 척주를 길게 늘인다. 날숨(호기)을
쉬면서 몸통과 양팔을 한쪽으로 돌린다. 머리를 척주와
같은 평면에서 함께 움직인다. 시선은 어깨높이보다 높은
곳을 향한다. 가동 범위 끝에서 몸통을 더 돌리려는 펄스
동작을 2회 실시해 가동 범위를 더 늘린다. 들숨을 쉬면서
준비 자세로 돌아온다. 반대쪽으로 동작을 반복한다.
양쪽을 번갈아 하는 연속 동작을 6~8회 반복한다.

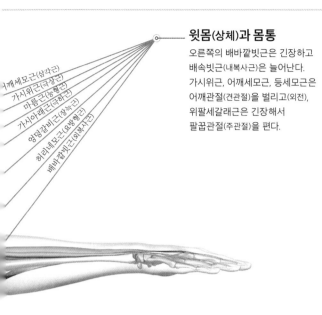

윗몸(상체)과 몸통

오른쪽의 배바깥빗근은 긴장하고
배속빗근(내복사근)은 늘어난다.
가시위근, 어깨세모근, 등세모근은
어깨관절(견관절)을 벌리고(외전),
위팔세갈래근은 긴장해서
팔꿉관절(주관절)을 편다.

어깨세모근(삼각근)
가시위근(극상근)
마름근(능형근)
가시아래근(극하근)
엉덩갈비근(장늑근)
허리네모근(요방형근)
배바깥빗근(외복사근)

아랫몸(하체)

양쪽 척주 폄근과
허리네모근(요방형근)이 긴장한다.
볼기근은 길게 늘어난다.
넙다리네갈래근(대퇴사두근)은
무릎관절(슬관절)을 펴고 양다리를
안정시킨다. 넙다리뒤근육은
늘어난다. 장딴지 근육은 늘어나고,
앞정강근(전경골근)과 발목관절(족관절)
등쪽굽힘근(배측굴근)은 긴장해서
발목을 굽힌다.

중간볼기근(중둔근)
큰볼기근(대둔근)
가쪽넓은근(외측광근)
넙다리두갈래근(대퇴이두근) 긴갈래(장두)
넙다리곧은근(대퇴직근)
넙다리두갈래근(대퇴이두근) 짧은갈래(단두)
앞정강근(전경골근)
장딴지근(비복근)
긴종아리근(장비골근)

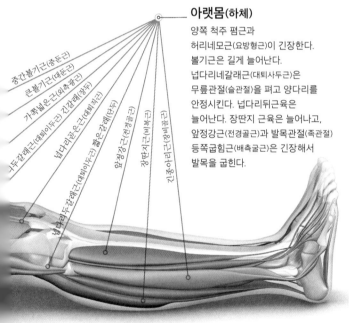

구분

● - - 관절

○ 근육

● 긴장한 채
짧아진다.

● 긴장한 채
길어진다.

● 긴장하지 않고
길어진다.

● 움직임도 길이
변화도 없다.

응용 동작: 모디파이드 스파인 트위스트

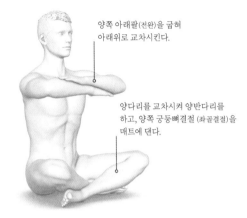

양쪽 아래팔(전완)을 굽혀
아래위로 교차시킨다.

양다리를 교차시켜 양반다리를
하고, 양쪽 궁둥뼈결절 (좌골결절)을
매트에 댄다.

준비 단계

똑바로 앉아서 골반과 척주를 중립으로 한다.
양다리를 교차시켜 양반다리를 한다. 양쪽 아래팔을
아래위로 교차시켜 어깨높이로 들어 올린다.

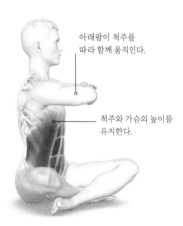

아래팔이 척주를
따라 함께 움직인다.

척주와 가슴의 높이를
유지한다.

1단계

들숨을 쉬면서 척주를 길게 늘인다. 날숨을 쉬면서
몸통을 한쪽으로 돌린다. 아래팔과 머리가 척주를
따라 함께 움직인다. 반대쪽에 동작을 반복한다.
양쪽을 번갈아 하는 연속 동작을 3~5회 반복한다.

코브라 COBRA

이 유명한 동작은 순차적으로 펴는 움직임으로 척주 가동성을 높인다. 몸 뒷부분의 근육을 위부터 차례로 강화하고 몸 앞부분의 근육을 위부터 차례로 늘인다. 일상에서 빈번하게 굽히는 움직임에서 비롯되는 과도긴장을 해소하는 데 적합하며 허리통증(요통) 치료에 도움이 될 수 있다.

동작의 핵심

몸을 위로 밀어올리는 것이 아니라 양어깨를 이완시키고 양팔을 이용해 부드럽게 몸을 움직인다. 머리를 천장 쪽으로 길게 뻗어올리면서 가슴, 가슴우리(흉곽), 배 근육 아랫부분, 복기뼈(골반골) 앞부분을 순차적으로 따라 움직여 척주를 늘인다. 처음에는 양팔을 편안하게 완전히 펼 수 있을 정도로 몸 앞쪽 먼 곳을 양손으로 짚는다. 동작 내내 궁둥이, 양다리, 발가락을 이완시킨다. 난이도를 높이려면 응용 동작인 트위스티드 코브라를 하면 된다.

옆에서 본 모습

아래팔(전완)과 손바닥을 바닥에 내린다.

꼬리뼈(미추)를 뒤로 내려 골반을 중립으로 한다.

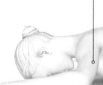

준비 단계
엎드려서 양다리를 엉덩관절(고관절) 너비보다 약간 넓게 벌린다. 이마를 매트에 댄 채 목을 길게 늘여 턱을 안쪽으로 살짝 당긴다. 양팔을 양옆으로 펴 팔꿈치관절(주관절)을 90도로 굽힌다. 들숨(흡기)을 쉬면서 머리를 길게 뻗어올리며 꼬리뼈를 뒤로 부드럽게 내린다.

양다리와 양발을 가쪽으로 돌린다.

구분

- ●-- 관절
- ○— 근육
- ● 긴장한 채 짧아진다.
- ● 긴장한 채 길어진다.
- ○ 긴장하지 않고 길어진다.
- ○ 움직임도 길이 변화도 없다.

윗몸(상체)

목뼈(경추) 폄근은 머리를 들어 올려 똑바로 세운 자세를 유지하고, 척주 폄근은 긴장해서 척주를 편다. 배 근육은 길게 늘어나고, 마름근(능형근)이 긴장해서 양쪽 어깨뼈(견갑골)를 당겨 정중선 쪽으로 모은다.

목빗근(흉쇄유돌근)
머리반가시근(두반극근)
어깨세모근(삼각근)
큰원근(대원근)
앞톱니근(전거근)
배바깥빗근(외복사근)
허리네모근(요방형근)
배속빗근(내복사근)

응용 동작: 트위스티드 코브라

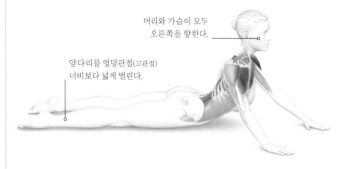

머리와 가슴이 모두 오른쪽을 향한다.

양다리를 엉덩관절(고관절) 너비보다 넓게 벌린다.

1단계

일단 몸을 들어 올려 기본 코브라 자세를 취하고 나서 양팔 팔꿈관절을 계속 편 채 양손을 오른쪽으로 부드럽게 걷듯이 움직인다. 몸통을 늘인 상태를 유지해 한쪽으로 기울지 않게 한다. 가슴을 들어 올린 높이와 양쪽 빗장뼈(쇄골) 사이의 간격을 유지한다. 들숨을 쉬면서 자세를 유지했다가 날숨을 쉬면서 양손을 왼쪽으로 걷듯이 움직인다. 이 동작을 3~5회 반복한다.

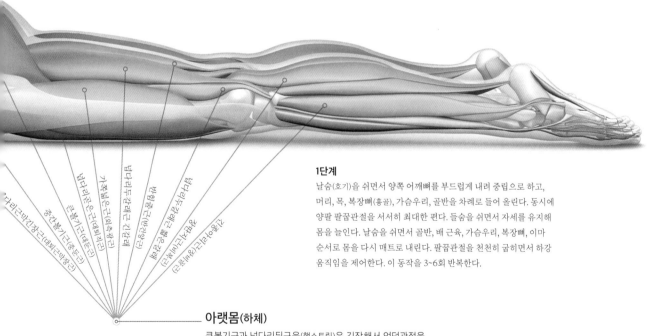

넙다리근막긴장근(대퇴근막장근)
중간볼기근(중둔근)
큰볼기근(대둔근)
가쪽넓은근(외측광근)
큰모음근(대내전근)
넙다리곧은근(대퇴직근)
넙다리두갈래근(대퇴이두근)
반힘줄근(반건양근)
종아리(비복)근(가쪽(외)갈래)
종아리(비복)근(안쪽(내)갈래)

1단계

날숨(호기)을 쉬면서 양쪽 어깨뼈를 부드럽게 내려 중립으로 하고, 머리, 목, 복장뼈(흉골), 가슴우리, 골반을 차례로 들어 올린다. 동시에 양팔 팔꿈관절을 서서히 최대한 편다. 들숨을 쉬면서 자세를 유지해 몸을 늘인다. 날숨을 쉬면서 골반, 배 근육, 가슴우리, 복장뼈, 이마 순서로 몸을 다시 매트로 내린다. 팔꿈관절을 천천히 굽히면서 하강 움직임을 제어한다. 이 동작을 3~6회 반복한다.

아랫몸(하체)

큰볼기근과 넙다리뒤근육(햄스트링)은 긴장해서 엉덩관절을 펴고, 엉덩관절 굽힘근은 길게 늘어난다. 중간볼기근과 작은볼기근은 약간의 가쪽돌림(외회전)이 일어나는 엉덩관절을 안정시킨다. 넙다리네갈래근(대퇴사두근)은 긴장해서 무릎관절(슬관절)을 편다.

암 오프닝 팔 벌리기
ARM OPENINGS

돌리는(회전) 움직임을 제어해 척주 가동성을 높이는 이완 동작이다.
가슴을 펴서 몸 뒷부분 근육을 가동하고 앞부분 근육을 늘임으로써
앞뒤 자세 균형을 회복하는 데 도움이 된다.

주의 사항
어깨통증(견통)이 있거나 어깨가 불안정하면, 팔의 지렛대
길이와 회전 동작을 줄인 모디파이드 암 오프닝(173쪽 참고)으로
연습하는 편이 낫다.

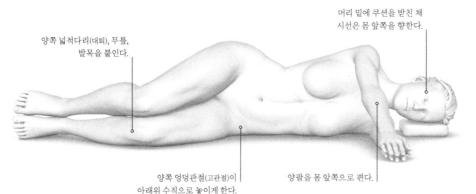

양쪽 넓적다리(대퇴), 무릎, 발목을 붙인다.

머리 밑에 쿠션을 받친 채 시선은 몸 앞쪽을 향한다.

양쪽 엉덩관절(고관절)이 아래위 수직으로 놓이게 한다.

양팔을 몸 앞쪽으로 편다.

준비 단계
모로 누워서 양쪽 엉덩관절과
어깨관절(견관절)이 각각 아래위로
놓이게 한다. 엉덩관절을 45도로 굽히고
무릎관절(슬관절)을 90도로 굽힌다.
머리 밑에 쿠션을 받쳐서 머리와 목을
중립으로 한다. 양팔을 앞으로 쭉 펴서
아래위로 놓이게 하고 손바닥을 맞댄다.

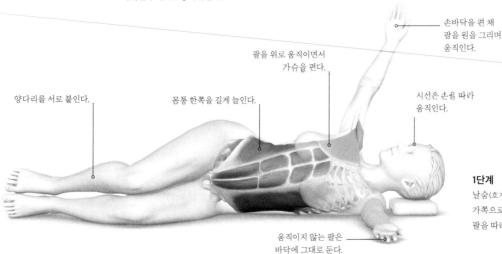

양다리를 서로 붙인다.

몸통 한쪽을 길게 늘인다.

팔을 위로 움직이면서 가슴을 편다.

손바닥을 편 채 팔을 원을 그리며 움직인다.

시선은 손을 따라 움직인다.

움직이지 않는 팔은 바닥에 그대로 둔다.

1단계
날숨(호기)을 쉬면서 팔을 올려 머리 위
가쪽으로 뻗는다. 동시에 척주와 머리가
팔을 따라 돈다.

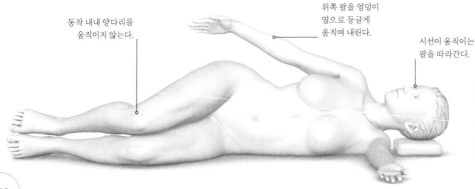

동작 내내 양다리를 움직이지 않는다.

위쪽 팔을 엉덩이 옆으로 둥글게 움직여 내린다.

시선이 움직이는 팔을 따라간다.

2단계
들숨(흡기)을 쉬며 팔을 계속 둥글게
움직여 엉덩이 옆을 지나게 한
다음 시작 위치로 되돌려서 양팔이
아래위로 놓이게 한다. 3~6회 동작을
반복하고 나서 반대쪽으로 실시한다.

» 응용 동작

암 오프닝은 지렛대 길이와 자세를 바꿔 다양한 응용 동작으로
실시할 수 있다. 그렇게 해도 모두 등뼈(흉추)를 돌려서 얻는 효과가
있다.

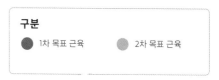

구분

● 1차 목표 근육   ● 2차 목표 근육

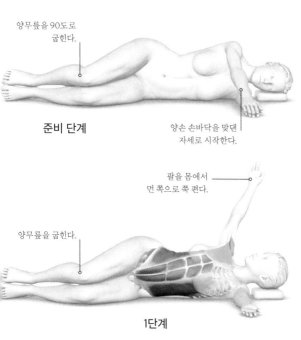

양무릎을 90도로
굽힌다.

양손 손바닥을 맞댄
자세로 시작한다.

준비 단계

팔을 몸에서
먼 쪽으로 쭉 편다.

양무릎을 굽힌다.

1단계

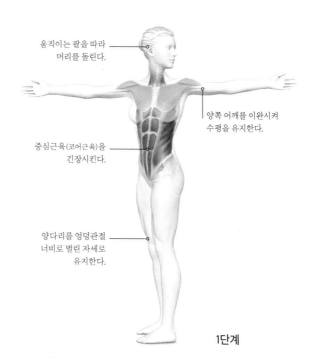

움직이는 팔을 따라
머리를 돌린다.

양쪽 어깨를 이완시켜
수평을 유지한다.

중심근육(코어근육)을
긴장시킨다.

양다리를 엉덩관절
너비로 벌린 자세로
유지한다.

1단계

모디파이드 암 오프닝
부분 변경 팔 벌리기 MODIFIED ARM OPENINGS

움직이는 팔의 지렛대 길이와 어깨관절의 회전 동작을 줄인 것으로,
초심자에게 좋은 선택지이다. 등뼈를 돌릴 때 갈비뼈(늑골)가 돌출
되지 않도록 몸통을 제어하는 법을 익힐 수 있다.

준비 단계
왼쪽 모로 누워 머리 밑에 쿠션을 받치고 준비 자세를 취한다. 양다리와
엉덩관절을 굽힌다. 양쪽 엉덩관절과 어깨관절이 각각 아래위로 놓이게
한다. 양팔은 몸 앞으로 뻗는다.

1단계
날숨을 쉬면서 오른팔 팔꿈치를 굽힌다. 이때 부드럽게 왼팔을 쓸듯
오른손을 움직여 가슴 쪽으로 당긴 후, 오른팔을 오른쪽 바깥으로
뻗는다. 동시에 척주와 머리도 함께 오른쪽으로 돌린다.

2단계
들숨을 쉬면서 머리와 척주를 시작 위치로 되돌린다. 팔도 시작 자세로
되돌린다. 이 동작을 3~6회 반복하고 나서 반대쪽으로 실시한다.

스탠딩 암 오프닝
서서 팔 벌리기 STANDING ARM OPENINGS

앞의 응용 동작보다 실용적이어서 운동 프로그램의 시작이나 끝에
추가할 수 있고 점심 휴식 시간에 할 수도 있다. 매트 위에서 하는 동
작처럼 몸통이 고정되지 않으므로 골반을 함께 돌릴 수 있다.

준비 단계
똑바로 서서 양발을 엉덩관절 너비로 벌리고 척주와 골반을
중립으로 한다. 양어깨를 이완시킨 채 양팔을 어깨높이로 올려
손바닥이 앞쪽을 향하게 한다.

1단계
날숨을 쉬면서 한쪽 팔을 같은 쪽 바깥으로 둥글게 움직여 몸 뒤로
최대한 벌린다. 동시에 척주와 목을 함께 움직인다. 반대쪽 팔은
길게 편 채 움직이지 않는다.

2단계
들숨을 쉬면서 시작 자세로 돌아간다. 반대쪽에 동작을 반복하고,
양쪽을 번갈아 하는 연속 동작을 3~6회 실시한다.

스레드 더 니들 실로 바늘 꿰기
THREAD THE NEEDLE

척주의 돌림(회전) 가동성을 높이고 가슴과 어깨를 펴는
단순하고 편안한 동작이다. 동작 내내 유지해야 하는 어깨
안정성을 향상하기도 한다.

주의 사항
움직이지 않는 팔의 어깨관절에 과부하가 실리지 않게 하려면,
또는 목에 과도긴장을 일으키지 않으려면 팔을 아래로 꿰거나
위로 올릴 때 엉덩이를 살짝 뒤로 빼야 한다. 모든 움직임이
부드럽게 끊김없이 이루어져야 한다.

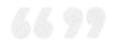

스레드 더 니들에서 몸통을 비트는 움직임은 소화기관을 부드럽게 마사지해 소화에 도움이 될 수 있다.

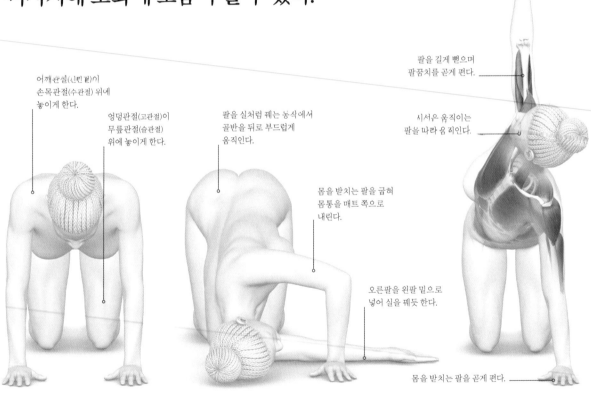

어깨관절(신틴 끝)이 손목관절(수관절) 위에 놓이게 한다.

엉덩관절(고관절)이 무릎관절(슬관절) 위에 놓이게 한다.

팔을 실처럼 꿰는 농식에서 골반을 뒤로 부드럽게 움직인다.

몸을 받치는 팔을 굽혀 몸통을 매트 쪽으로 내린다.

오른팔을 왼팔 밑으로 넣어 실을 꿰듯 한다.

팔을 길게 뻗으며 팔꿈치를 곧게 편다.

시서우 움직이는 팔을 따라 움 히인다.

몸을 받치는 팔을 곧게 편다.

준비 단계
무릎 꿇고 엎드려 어깨관절이 손목관절 위에,
엉덩관절이 무릎관절 위에 놓인 자세로
시작한다. 척주와 골반을 중립으로 한다.

1단계
날숨(호기)을 쉬면서, 손바닥이 위로 향한 오른손을 들어
올려 왼팔 아래로 실을 꿰듯 넣는다. 동시에 오른쪽 어깨와
귀를 매트 쪽으로 내리고 머리와 몸통을 왼쪽으로 돌린다.

2단계
들숨(흡기)을 쉬면서 오른팔을 시작 위치로 되돌리다가
계속 오른쪽으로 움직여 천장 쪽으로 뻗는다. 동작을
3~6회 반복하고 나서 반대쪽으로 실시한다.

≫ 응용 동작

스레드 더 니들은 윗몸(상체)이나 아랫몸(하체)의 움직임을
달리함으로써 등뼈(흉추)를 돌려 스트레칭을 강화하는
다양한 응용 동작이 가능하다.

구분
● 1차 목표 근육
● 2차 목표 근육

오른팔 팔꿈치를 굽힌다.

머리를 돌려 위를
바라본다.

움직이는 팔과 받치는
팔이 일직선을 이루게
한다.

몸통을 팔과 함께 돌린다.

양어깨와 가슴을 편다.

동작 내내 양발을
매트에서 떼지
않는다.

왼쪽 다리를
옆으로 쭉 편다.

몸을 받치는 팔을
곧게 편다.

오른팔을 같은 자세로
유지한다.

준비 단계/1단계

준비 단계/1단계

핸드 비하인드 헤드
뒤통수에 손 얹기 HAND BEHIND HEAD

손을 뒤통수에 얹으면 팔 지렛대 길이가 줄어들어 어깨가 결리거나
약한 사람에게 도움이 된다. 또한 팔로 움직임을 주도하지 않아 몸
통 돌리기에 더 집중할 수 있다. 이 응용 동작을 하는 동안 엉덩관절
을 움직여서는 안 된다.

준비 단계
무릎 꿇고 엎드려 어깨관절이 손목관절 위에, 엉덩관절이 무릎관절
위에 놓인 자세로 시작한다. 오른손을 들어 올려 뒤통수에 얹는다.

1단계
들숨을 쉬면서 윗몸을 돌려 가슴과 어깨를 오른쪽으로 편다. 시선은
오른쪽 위 천장을 향한다.

2단계
날숨을 쉬면서 무릎 꿇은 시작 자세로 돌아온다. 오른팔을 내리면서
시선이 다시 바닥을 향하게 한다. 이 동작을 3~6회 연속으로
반복하고 나서 반대쪽으로 실시한다.

스레드 더 니들 인 어덕터 스트레칭
모음근 스트레칭하며 실로 바늘 꿰기
THREAD THE NEEDLE IN ADDUCTOR STRETCH

안쪽 넓적다리 근육(모음근)을 늘이기에 적합하며, 등뼈와 윗몸 스
트레칭으로도 좋다. 온몸(전신)을 강하게 깊이 늘일 수 있다. 모음근
에 문제가 있거나 골반 통증이 있다면 주의해야 한다.

준비 단계
무릎 꿇고 왼쪽 다리를 옆으로 뻗은 자세로 시작한다. 날숨을 쉬면서 왼팔을
내려 오른팔 아래로 꿰듯이 움직이면 가슴과 왼쪽 어깨가 바닥 쪽으로
내려온다.

1단계
들숨을 쉬면서 왼팔을 바깥쪽으로 벌려 천장 쪽으로 들어 올린다. 몸통을
돌리면서 가슴과 머리도 함께 돌린다.

2단계
왼팔을 내려 다시 오른팔 아래로 꿰듯이 움직인다. 이 동작을 3~6회
연속으로 반복하고 나서 무릎 꿇은 준비 자세로 돌아가 반대쪽으로 같은
동작을 실시한다.

머메이드 인어공주 자세
MERMAID

이 가쪽 스트레칭 동작은 가슴우리(흉곽)에 공간을 만들어
가쪽호흡(lateral breathing)을 촉진하고 등뼈(흉추)의 가동성을
높이면서 몸 한쪽을 늘이고 편다. 서로 다른 자세를 취하는
동작들 간 부드러운 전환을 위해 실시하기에 알맞은 동작이다.

구분

● 1차 목표 근육　　● 2차 목표 근육

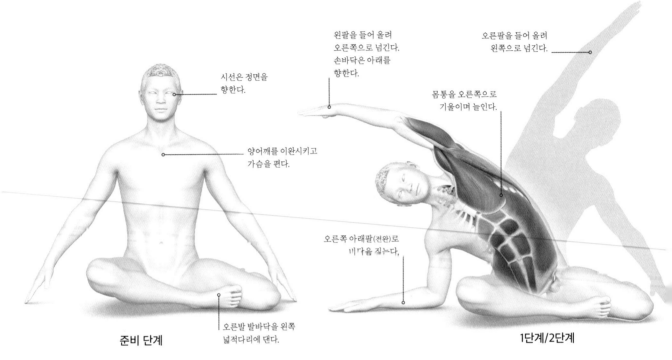

시선은 정면을
향한다.

왼팔을 들어 올려
오른쪽으로 넘긴다.
손바닥은 아래를
향한다.

오른팔을 들어 올려
왼쪽으로 넘긴다.

몸통을 오른쪽으로
기울이며 늘인다.

양어깨를 이완시키고
가슴을 편다.

오른쪽 아래팔(전완)로
바닥을 짚는다.

오른발 발바닥을 왼쪽
넓적다리에 댄다.

준비 단계

1단계/2단계

준비 단계
똑바로 앉아서 머리, 목, 척주, 골반을 중립으로
하고, 양다리를 굽혀 왼쪽을 향하게 한다. 오른발
발바닥을 왼쪽 넓적다리에 댄다. 양팔을 양옆으로
뻗어 손가락으로 가볍게 바닥을 짚는다.

1단계
들숨(흡기)을 쉬면서 왼팔을 옆으로 들어 머리 위로
올린다. 날숨(호기)을 쉬면서 왼팔을 오른쪽으로
넘기면 척주도 오른쪽으로 굽어진다. 이때 오른팔을
매트에 부드럽게 내려 아래팔로 바닥을 짚어
손바닥이 아래를 향하게 한다.

2단계
들숨을 쉬면서 똑바로 앉은 자세로 돌아간다. 날숨을
쉬면서 오른팔을 들어 왼쪽으로 넘기면 척주가
왼쪽으로 굽어진다. 양쪽 각각에 3~5회씩 반복하고
나서, 다리 자세를 바꾸어 오른쪽을 향하게 한다. 연속
동작을 똑같이 반복한다.

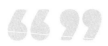

머메이드 동작은 필라테스 루틴의 준비 운동이나
마무리용 스트레칭으로 이용할 수 있다.

» 응용 동작

머메이드는 모든 필라테스 수련자에게 안전하며, 동작을 변경해 스트레칭을 추가하거나 방향을 바꾸거나 움직임을 늘려 효과를 극대화할 수 있다. 이런 변경 가능 요소 가운데 일부를 조합하면 운동의 흥미를 높일 수 있다!

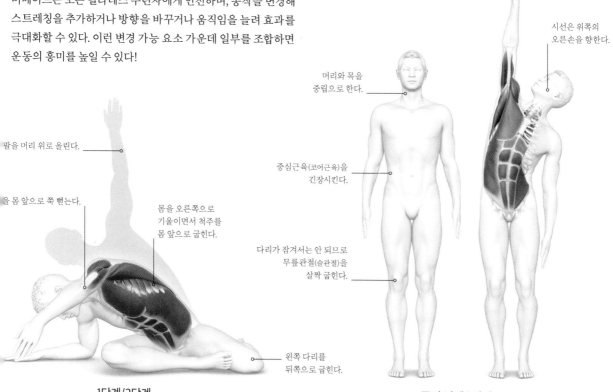

팔을 머리 위로 올린다.

을 몸 앞으로 쭉 뻗는다.

몸을 오른쪽으로 기울이면서 척추를 몸 앞으로 굽힌다.

1단계/2단계

오른손 손가락을 길게 뻗는다.

시선은 위쪽의 오른손을 향한다.

머리와 목을 중립으로 한다.

중심근육(코어근육)을 긴장시킨다.

다리가 잠겨서는 안 되므로 무릎관절(슬관절)을 살짝 굽힌다.

왼쪽 다리를 뒤쪽으로 굽힌다.

준비 단계/1단계

머메이드 위드 어 트위스트
인어공주 자세 비틀기 MERMAID WITH A TWIST

준비 단계에서 가쪽 굽힘, 1단계에서 (앞쪽) 굽힘, 2단계에서 (뒤쪽) 폄 동작을 해 사방으로 척추 가동성을 높인다. 척추 움직임 회복과 굳음(강직) 완화에 좋은 탁월한 척추 가동성 향상 동작이다.

준비 단계
머메이드 준비 자세를 취한 다음, 들숨을 쉬면서 왼팔을 옆으로 들어 머리 위로 올린다. 날숨을 쉬면서 왼팔을 오른쪽으로 뻗어 넘기면 척추도 오른쪽으로 늘어나면서 굽는다. 이때 오른팔을 부드럽게 매트로 내려 아래팔로 바닥을 짚는다. 손바닥은 아래를 향하게 한다.

1단계
들숨을 쉬면서 왼팔을 몸 앞으로 (정중선 기준) 뻗어 척추를 앞으로 굽힌다.

2단계
날숨을 쉬면서 왼팔과 가슴을 천장 쪽으로 돌려서 올린다. 들숨을 쉬면서 똑바로 앉은 자세로 돌아온다. 왼팔은 이완시켜 준비 자세처럼 옆으로 내린다. 동작을 3~5회 반복하고 나서, 반대쪽으로 실시한다.

스탠딩 머메이드
선 인어공주 자세 STANDING MERMAID

스탠딩 머메이드는 골반을 매트에 고정시키지 않고 무릎관절을 굽혀서 움직임이 더 원활하므로 척추 가동성을 더 많이 높일 수 있다. 한쪽 팔을 위로 뻗으면서 반대쪽 팔을 아래로 뻗으면 가쪽 스트레칭을 극대화할 수 있다.

준비 단계
양팔을 몸 옆에 길게 늘인 채 똑바로 선다. 손바닥이 몸쪽을 향하게 한다.

1단계
들숨을 쉬면서 동작을 준비해, 날숨을 쉬면서 왼팔을 왼쪽 아래로 뻗고 오른팔을 위로 길게 뻗는다. 오른손 손바닥은 가쪽을 향하게 하고 양무릎을 살짝 굽힌다. 머리를 돌려 오른손을 쳐다본다.

2단계
들숨을 쉬면서 시작 자세로 되돌리고 나서 반대쪽에 동작을 반복한다. 왼팔을 위로 뻗고 오른팔을 아래로 뻗는다. 양쪽을 번갈아 하는 연속 동작을 3~5회 반복한다.

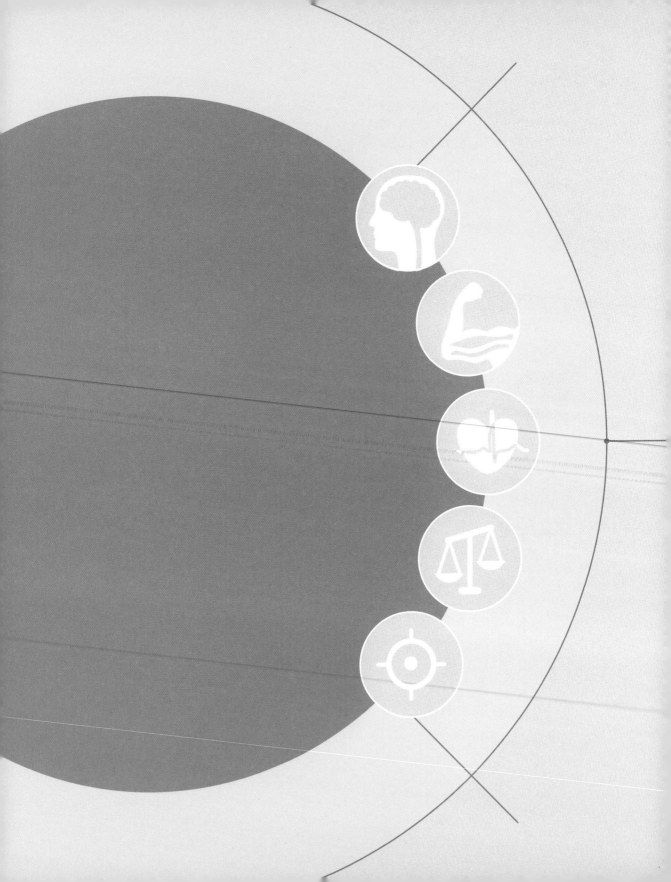

필라테스
프로그램

필라테스의 효과는 누구나 누릴 수 있다. 체력 수준, 운동 경험, 신체 능력, 질환, 부상 여부에 관계없이 필라테스의 기본 원리와 정신이 살아 있는 안전하고 효과적인 필라테스를 자신에게 적용할 수 있다. 이 장에서는 초심자, 중급자, 숙련자인 경우, 허리통증(요통)이나 관절염이 있는 경우, 사무직인 경우, 임신 중인 경우, 수영이나 달리기 같은 선호하는 스포츠를 잘하고 싶은 경우 등 다양한 상황에 맞는 운동법을 소개한다. 이 장을 따라 수련해 보면 필라테스가 모든 사람이 할 수 있는 운동임을 분명히 알 수 있다. 그런데 여기서 알 수 있는 더 중요한 점은 필라테스가 상황별 모든 요구 조건을 충족할 수 있는 탁월한 운동법이라는 사실이다.

보편적인 **피트니스**

필라테스 동작은 이 책에서 소개하는 모든 응용 동작을 통해 알 수 있듯이 **숙련도에 따라 얼마든지
변경할 수 있다.** 이 장에서는 각자 필라테스를 시작하거나 개선하려고 할 때 고려해야 할 중요한 점과,
프로그램 진행에 관한 조언을 들려준다. 자신의 몸에 주의를 기울여서 진행을 멈추거나 필요한 만큼
수준을 내려야 한다.

프로그램의 종류

이 장에서 소개하는 일반적인 필라테스 프로그램은 초심자용, 중급자용, 숙련자용으로
나뉘며, 각각의 프로그램에는 여러 동작 목록과 진행 순서가 들어 있다.

초심자용 프로그램

필라테스를 처음 하거나, 한동안 필라테스를
하지 않았거나, 부상이나 질병에서 회복되고
있다면 이 프로그램으로 시작하면 된다. 이
프로그램은 기초에 초심을 맞추고 있어서
준비 자세, 중심근육(코어근육)을 바르게
사용하는 방법, 기본적인 움직임 패턴을 익힐
수 있다. 이러한 것들은 난이도를 높여가면서
몸을 어떻게 움직이고 지지해야 하는지에
관한 튼튼한 기초를 다지는 데 중요하다.

이 단계에서 중심근육을 효율적으로
긴장시키지 못하거나, 낮은 수준의 부하를
감당하지 못한다면, 다른 어느 단계의
부하도 극복하지 못하거나 부상을 입을 수
있다. 시작부터 이런 취약성이 나타난다면,

거기에 맞게 동작을 변경할 수 있으며,
이후의 운동에 참고해야 한다. 작은 기구를
이용해 동작을 보조할 수도 있다. 이를테면
양무릎 사이에 소프트볼을 끼워 중심근육을
더 활성화하고 안정성을 높일 수 있다.
페이스(속도)를 늦추는 것 또한 필라테스
원리를 익히는 데 문제가 없으며, 그렇게 해도
수준을 높여 가면서 수련을 강화할 수 있다.

중급자용 프로그램

운동 목록에 많은 동작을 추가해서 테크닉
기반을 넓게 다진다. 반복 횟수와 서킷(동작
순환 단위)을 늘리고, 각 동작의 응용 동작도
더해 근력과 지구력을 강화한다. 각 동작의
난이도에 익숙해지고 나서 상급 동작으로

넘어갈 필요없이 작은 기구를 더 많이
이용함으로써 난이도를 높일 수도 있다.

필라테스 원리는 근력 운동이나 에어로빅
같은 다른 활동에서도 구현해, 테크닉
활용도를 높이거나 일상 생활 전반에서
마음과 몸의 연결을 강화할 수 있다.
필라테스는 그러한 활동의 준비 운동이나
운동 프로그램 말미의 부가 운동으로
이용하는 식으로 각자의 운동 일정에 추가할
수도 있다.

휴식 전까지 여러 동작을 순서대로
연속으로 하기 위해 운동 프로그램의
페이스를 높일 수도 있다. 하지만 휴식은
테크닉 수련을 최적화하는 방향으로
프로그램에 설정되어야 한다.

진도표

각각의 프로그램은 각자의 만족을 위해서든
필라테스 실력 향상을 위해서든, 원하는
횟수만큼 실시할 수 있다. 여기에 열거된 목표를
달성하면 다음 수준으로 넘어가는 것을 고려할
수 있다. 다음 수준이 너무 어렵게 느껴진다면,
두어 가지 새로운 동작을 골라 시도하고
나머지는 이전 수준의 동작들로 대체해도 된다.

초심자	중급자	숙련자
● 중심근육(코어근육)과 중립 자세를 **제어할 수 있는가?**	● 테크닉을 **의식하지 않고** 실행할 수 있는가?	● 동작을 능숙하게 **지속적으로** 할 수 있는가?
● 움직임과 호흡을 **맞출 수 있는가?**	● **신체 보상(body compensation)**이 전혀 일어나지 않는가?	● 움직임과 호흡을 **완벽하게** 맞출 수 있는가?
● 각각의 동작을 쉽게 **할 수 있는가?**	● 작은 기구를 이용하는 방법이나 응용 동작을 **스스로 생각해** 낼 수 있는가?	● 동작 전환이 매우 **원활한가?**

숙련자용 프로그램

이 프로그램도 몇몇 난이도 낮은 동작으로 시작해 준비 운동을 한다. 하지만 동작 진도가 더 빠르고 포함된 동작도 더 많다. 또한 각 동작에 대해 아래위로 흔들거나 자세를 유지하는 응용 동작도 추가되어 다음 동작으로 넘어가기 전에 몸을 더 단련하고 지구력을 강화한다.

수준 높은 테크닉을 지속적으로 실시하면서 자세 변화의 빈도를 높이면 몸을 계속 움직이는 상태로 유지할 수 있고 심박수도 늘릴 수 있다. 그러면 테크닉에 대한 이해가 높아져 매번 몸의 시작 자세를 재설정함으로써 고난도의 상급 동작을 할 수 있는 수준으로 발전하게 된다. 상급 동작들은 설명이 덜 필요하다. 관련 지식과 테크닉을 앞의 프로그램에서 습득하기 때문이다. 휴식 주기는 최소한으로 설정해야 프로그램의 페이스를 유지하고 강도를 높일 수 있다. 아니면 넉넉한 휴식을 취하지 않고 활동성 휴식 주기를 도입해 난이도 낮은 동작을 휴식 대신 실시할 수도 있다.

> " "
> **규칙적인 필라테스 수련은 신체 건강과 정신 건강 모두에 유익하다.**

수준 비교표

필라테스 프로그램은 세션의 수준에 맞춰 구성할 수 있다. 각자의 프로그램 내에서 적절한 균형을 갖추는 데 도움이 되는 대략적인 지침을 아래에 소개한다. 각자가 필요한 만큼 취사 선택할 수 있다.

구분	초급	중급	상급
동작 수	3~6회	8~10회	10회
세트와 반복 횟수	5~10회 반복, 1~2서킷	8~10회 반복, 2~3서킷	8~12회 반복, 3~4서킷
동작 사이 휴식	필요하면 충분히	적절히	최소
부하	작음	보통	큼
자세 변화	최소로, 2~3회	적절히, 3~4회	많이, 빈번하게
수업 속도	느림	보통	간간이 속도를 높여 다양하게

초심자 운동 계획

여기서는 초심자용 3가지 프로그램을 상세히 소개한다. 시작할 때는 먼저 체크 리스트를 확인한 후
기본 동작 세션으로 넘어간다. 여러 번 반복해 익숙해지면, 프로그램 1안의 다른 세션으로 넘어가 1주당
1~2세션을 실시한다.

시작 전 체크 리스트

✔ 누운 자세, 모로 누운 자세, 엎드린 자세,
무릎 꿇고 엎드린 자세에서 척주와 골반을
중립으로 하는 법을 익혀야 한다.

✔ 양다리를 나란히 바르게 정렬하고,
가슴우리(흉곽)를 골반 쪽 아래로 끌어내리고,
어깨와 팔을 이완시키고, 머리를 중립으로 한
채 목을 길게 늘일 수 있어야 한다.

✔ 중심근육을 30퍼센트가량 부드럽게
긴장시켜 아랫배 근육을 안쪽으로 당길 수
있어야 한다(억지로 안쪽으로 당기거나 바깥쪽을
조여서는 안 된다).

✔ 늘숨과 날숨을 3~5회 똑같이 쉬면서 배
근육의 수축을 유지할 수 있어야 한다.

✔ 기본 동작 세션에 위의 동작 원리를
적용할 수 있어야 한다.

기본 동작

반복 횟수: 동작당 8회
서킷 수: 1

1. 펠빅 틸트 47쪽

2. 오버헤드 암 서클 47쪽

3. 힙 트위스트(레그스 온 매트) 107쪽

4. 원 레그 스트레칭(비기너 레벨) 62쪽

5. 숄더 브리지(베이직) 86쪽

6. 애브도미널 컬 48쪽

프로그램 1

척주 가동성과 중심근육(코어근육)

반복 횟수: 동작당 8~10회
서킷 수: 1~2

1. 펠빅 틸트 47쪽

2. 숄더 브리지(베이직) 86쪽

3. 시저스(싱글 레그 리프트) 80쪽

4. 헌드레드(싱글 테이블 톱) 54쪽

5. 애브도미널 컬 48쪽

6. 코브라 170쪽

어깨관절과 엉덩관절

반복 횟수: 동작당 8~10회
서킷 수: 1~2

1. 숄더 브리지(베이직) 86쪽

2. 원 레그 서클(레그 벤트) 98쪽

3. 클램 116쪽

4. 레그 리프트 앤드 로어 117쪽

5. 사이드 벤드(하프 사이드 벤드) 112쪽

6. 스위밍(슬로워 옵션) 90쪽

온몸(전신) 1

반복 횟수: 동작당 8~10회
서킷 수: 1~2

1. 원 레그 스트레칭(저항 밴드) 63쪽

2. 시저스(싱글 레그 리프트) 80쪽

3. 오블리크 컬 49쪽

4. 사이드 킥(와이드 니 플렉스드) 102쪽

5. 스완 다이브(어퍼 보디 온리) 72쪽

6. 레그 풀 프런트(호버) 142쪽

온몸(전신) 2

반복 횟수: 동작당 8~10회
서킷 수: 1~2

1. 헌드레드(싱글 테이블 톱) 54쪽

2. 시저스(싱글 레그 리프트) 80쪽

3. 힙 트위스트(레그스 온 매트) 107쪽

4. 롤 업(저항 밴드) 125쪽

5. 스완 다이브(어퍼 보디 온리) 72쪽

6. 스위밍(슬로워 옵션) 90쪽

프로그램 2

척주 가동성과 중심근육(코어근육)

반복 횟수: 동작당 8~10회
서킷 수: 2~3

1. 힙 트위스트(레그스 온 매트) 107쪽
2. 숄더 브리지(힙 어덕션) 86쪽
3. 헌드레드(싱글 테이블 톱) 54쪽
4. 시저스(싱글 레그 리프트) 80쪽
5. 암 오프닝 172쪽
6. 애브도미널 컬 48쪽

어깨관절과 엉덩관절

반복 횟수: 동작당 8~10회
서킷 수: 2~3

1. 오버헤드 암 서클 47쪽
2. 원 레그 스트레칭(저항 밴드) 63쪽
3. 원 레그 서클(저항 밴드) 99쪽
4. 클램 116쪽
5. 푸시 업(박스) 160쪽
6. 사이드 벤드(하프 사이드 벤드) 112쪽

온몸(전신)

반복 횟수: 동작당 8~10회
서킷 수: 2~3

1. 롤 업(저항 밴드) 125쪽
2. 오블리크 컬 49쪽
3. 숄더 브리지(힙 어덕션) 86쪽
4. 사이드 킥(위드 니 플렉스드) 102쪽
5. 스위밍(포 포인트 닐링) 91쪽
6. 레그 풀 프런트(호버) 142쪽

프로그램 3

척주 가동성과 중심근육(코어근육)

반복 횟수: 동작당 8~10회
서킷 수: 2~3

1. 숄더 브리지(베이직) 86쪽
2. 헌드레드(싱글 테이블 톱) 54쪽
3. 힙 트위스트(레그스 온 매트) 107쪽
4. 애브도미널 컬 48쪽
5. 스파인 스트레칭(모디파이드) 165쪽
6. 시저스(싱글 레그 리프트) 80쪽

어깨관절과 엉덩관절

반복 횟수: 동작당 8~10회
서킷 수: 2~3

1. 머메이드 176쪽
2. 원 레그 서클(원 레그 익스텐디드) 98쪽
3. 클램 116쪽
4. 레그 리프트 앤드 로어 117쪽
5. 사이드 벤드(하프 사이드 벤드) 112쪽
6. 푸시 업(박스) 160쪽

온몸(전신)

반복 횟수: 동작당 8~10회
서킷 수: 2~3

1. 스레드 더 니들 174쪽
2. 애브도미널 컬 48쪽
3. 오블리크 컬 49쪽
4. 스위밍(슬로워 옵션) 90쪽
5. 스위밍(포 포인트 닐링) 91쪽
6. 스파인 트위스트(모디파이드) 169쪽

중급자 운동 계획

다음 프로그램들에서는 초급 동작들을 확장해 그 동작들을 창의적으로 섞어서 할 수 있어야 한다. 우선
초심자용 프로그램을 제대로 할 수 있는지 확인하고 나서 다음 각 프로그램을 시작하기 전 준비 운동을 실시하고
끝난 후에는 정리 운동을 한다. 각 동작에서 테크닉과 호흡 조절에 집중해야 이어지는 다음 단계들을 제대로
해낼 수 있다.

준비 운동

반복 횟수: 동작당 6~8회
서킷 수: 1

1. 머메이드 176쪽
2. 오버헤드 암 서클 47쪽
3. 펠빅 틸트 47쪽
4. 숄더 브리지(베이직) 86쪽
5. 원 레그 스트레칭(싱글 레그 옵션) 67쪽
6. 시저스(싱글 레그 리프트) 80쪽

정리 운동

반복 횟수: 동작당 6~8회
서킷 수: 1

1. 캣 카우 46쪽
2. 셀 스트레칭 47쪽
3. 힙 트위스트(레그스 온 매트) 107쪽
4. 소 166쪽
5. 스레드 더 니들 174쪽
6. 스탠딩 암 오프닝 173쪽

프로그램 1: 전통적 순서

반복 횟수: 동작당 8~10회
서킷 수: 2~3

1. 헌드레드(더블 테이블 톱) 54쪽
2. 롤 업(온 어 매트) 124쪽
3. 원 레그 스트레칭 60쪽
4. 롤링 백 56쪽
5. 원 레그 스트레칭(더블 테이블 톱) 63쪽
6. 시저스 78쪽
7. 숄더 브리지(레그 익스텐션) 87쪽
8. 사이드 킥(보스 레그스 엘리베이티드) 103쪽
9. 스위밍 88쪽
10. 레그 풀 백 144쪽
11. 스파인 트위스트 168쪽
12. 브레스트스트로크 154쪽

프로그램 2: 온몸(전신)

반복 횟수: 동작당 8~10회
서킷 수: 2~3

1. 오블리크 컬 49쪽
2. 크리스 크로스 155쪽
3. 롤 업 122쪽
4. 롤 오버 126쪽
5. 레그 풀 백(싱글 레그 슬라이드) 147쪽
6. 힙 트위스트 104쪽
7. 소 166쪽
8. 더블 레그 리프트 118쪽
9. 사이드 킥 인 닐링 108쪽
10. 사이드 벤드(하프 사이드 벤드 위드 클램) 112쪽
11. 스위밍 88쪽
12. 스완 다이브(프레퍼레이션) 73쪽

프로그램 3:
윗몸(상체) 중심

반복 횟수: 동작당 8~10회
서킷 수: 2~3

1. 코브라 170쪽

2. 브레스트스트로크 154쪽

3. 스완 다이브(프레퍼레이션) 73쪽

4. 사이드 벤드(하프 사이드 벤드 위드 엘보 투 니) 113쪽

5. 암 오프닝 172쪽

6. 더블 레그 스트레칭(위드 애브도미널 컬) 67쪽

7. 레그 풀 백(리프트) 146쪽

8. 스파인 스트레칭 164쪽

9. 스위밍(포 포인트 닐링) 91쪽

10. 레그 풀 프런트(호버) 142쪽

11. 푸시 업(온 니즈) 160쪽

12. 셸 스트레칭 47쪽

프로그램 4:
아랫몸(하체) 중심

반복 횟수: 동작당 8~10회
서킷 수: 2~3

1. 숄더 브리지(레그 익스텐션) 87쪽

2. 힙 트위스트(보스 레그스 무브) 107쪽

3. 원 레그 서클 96쪽

4. 시저스 78쪽

5. 바이시클 82쪽

6. 사이드 킥 100쪽

7. 더블 레그 리프트 118쪽

8. 스위밍(포 포인트 닐링) 91쪽

9. 레그 풀 프런트 140쪽

10. 레그 풀 프런트(레그 어브덕션) 143쪽

11. 스레드 더 니들 인 어덕터 스트레칭 75쪽

12. 넥 풀 132쪽

프로그램 5:
온몸(전신)

반복 횟수: 동작당 8~10회
서킷 수: 2~3

1. 원 레그 스트레칭(더블 테이블 톱) 63쪽

2. 더블 레그 스트레칭(싱글 레그 코디네이션) 67쪽

3. 힙 트위스트(보스 레그스 무브) 107쪽

4. 크리스 크로스 155쪽

5. 롤 업 122쪽

6. 숄더 브리지 84쪽

7. 클램 116쪽

8. 사이드 킥(보스 레그스 엘리베이티드) 103쪽

9. 브레스트스트로크 154쪽

10. 레그 풀 프런트(호버 투 하이 플랭크) 143쪽

11. 푸시 업 158쪽

12. 실 92쪽

숙련자 운동 계획

상급 매트 필라테스 프로그램은 중급자용 프로그램에 완전히 익숙해진 후에 시도해야 한다. 각각의
프로그램을 시작하기 전에 준비 운동을 하고, 마치면서 정리 운동을 한다. 다음 프로그램들을 순서대로
하기 전에 우선 각각의 동작을 완벽하게 하는 것을 목표로 한다.

준비 운동

반복 횟수: 동작당 6~8회
서킷 수: 1

1. 캣 카우 46쪽

2. 머메이드(트위스트) 177쪽

3. 오버헤드 암 서클 47쪽

4. 숄더 브리지(베이직) 86쪽

5. 원 레그 스트레칭(싱글 레그 옵션) 64쪽

6. 시저스(리시프로컬 레그) 80쪽

정리 운동

반복 횟수: 동작당 6~8회
서킷 수: 1

1. 코브라 170쪽

2. 셀 스트레칭 47쪽

3. 스레드 더 니들 인 어덕터 스트레칭 75쪽

4. 힙 트위스트(레그스 온 매트) 107쪽

5. 푸시 업(온 니즈) 160쪽

6. 스탠딩 머메이드 177쪽

프로그램 1: 전통적 순서

반복 횟수: 동작당 8~12회
서킷 수: 2~4

1. 헌드레드(더블 테이블 톱 앤드 애브도미널 컬) 55쪽

2. 롤 업 122쪽

3. 원 레그 스트레칭 60쪽

4. 윈 레그 서클 96쪽

5. 더블 레그 스트레칭 64쪽

6. 시저스(리시프로컬 레그 익스텐디드) 81쪽

7. 숄더 브리지 84쪽

8. 스파인 트위스트 168쪽

9. 스위밍 88쪽

10. 레그 풀 프런트 140쪽

11. 사이드 벤드 110쪽

12. 푸시 업 158쪽

프로그램 2: 온몸(전신)

반복 횟수: 동작당 8~12회
서킷 수: 2~4

1. 시저스(리시프로컬 레그) 80쪽

2. 더블 레그 스트레칭(위드 애브도미널 컬) 67쪽

3. 크리스 크로스 155쪽

4. 스파인 스트레칭 164쪽

5. 사이드 킥 인 닐링 108쪽

6. 사이드 벤드 110쪽

7. 사이드 트위스트 114쪽

8. 푸시 업 158쪽

9. 코브라 170쪽

10. 더블 레그 킥 76쪽

11. 스위밍 88쪽

12. 레그 풀 프런트 140쪽

**프로그램 3:
윗몸(상체) 중심**

반복 횟수: 동작당 8~12회
서킷 수: 2~4

1. 애브도미널 컬 48쪽

2. 크리스 크로스 155쪽

3. 스파인 스트레칭 164쪽

4. 레그 풀 백 144쪽

5. 암 오프닝 172쪽

6. 스위밍 88쪽

7. 브레스트스트로크 154쪽

8. 셸 스트레칭 47쪽

9. 레그 풀 프런트(호버 투 하이 플랭크) 143쪽

10. 푸시 업 158쪽

11. 스완 다이브 70쪽

12. 사이드 트위스트 114쪽

**프로그램 4:
아랫몸(하체) 중심**

반복 횟수: 동작당 8~12회
서킷 수: 2~4

1. 숄더 브리지 84쪽

2. 원 레그 서클 96쪽

3. 시저스(리시프로컬 레그 익스텐디드) 81쪽

4. 바이시클 82쪽

5. 클램 116쪽

6. 레그 리프트 앤드 로어 117쪽

7. 더블 레그 킥 76쪽

8. 사이드 킥 인 닐링 108쪽

9. 컨트롤 밸런스 156쪽

10. 소 166쪽

11. 원 레그 킥 74쪽

12. 스위밍 88쪽

**프로그램 5:
온몸(전신)**

반복 횟수: 동작당 8~12회
서킷 수: 2~4

1. 롤 업(온 어 매트) 124쪽

2. 더블 레그 스트레칭 64쪽

3. 티저 136쪽

4. 잭 나이프 134쪽

5. 코르크스크루 128쪽

6. 부메랑 148쪽

7. 넥 풀 132쪽

8. 사이드 킥(온 엘보 위드 보스 레그스 엘리베이티드) 103쪽

9. 사이드 벤드(하프 사이드 벤드 위드 엘보 투 니) 113쪽

10. 원 레그 킥 74쪽

11. 스위밍 88쪽

12. 레그 풀 프런트(레그 어브덕션) 143쪽

달리기를 위한 필라테스

연구에 따르면 **필라테스는 달리기 주자의 부상률을 낮출 수 있다.** 또한 효과적인 준비
운동, 정리 운동, 그리고 달리기 프로그램을 보충하는 근력 강화 루틴의 일부로 이용할
수 있다.

흔한 달리기 부상

매년 달리기 관련 부상을 입는 비율이 달리기 주자의 80퍼센트에 달한다. 부상의
원인은 다양하지만, 대부분은 적절한 중재로 예방할 수 있다.

달리기 주자는 왜 부상을 자주 입는가?

달리기는 가장 흔하고 쉽게 할 수
있는 유형의 운동 중 하나이며, 다른
많은 스포츠의 기초이기도 한다.
과다사용(overuse) 부상의 높은 비율은
강하고 지속적이고 반복적인 충격이
가해지는 달리기의 특성과 관련 있다. 부상은
주로 다리(하지)에 일어나며, 60퍼센트는
잘못된 훈련의 결과이다. 이것은 그저
달리는 거리, 속도, 또는 지나치게 빨리
달리는 빈도의 문제이다. 그래서 증가된
달리기 부하는 몸이 감당할 수 있는 능력을
초과하게 된다.

달리기 주자의 테크닉은 자신의 달리기
능력과 부상 위험에 중대한 영향을 미친다.
발 뒷부분으로 강하게 디디는(뒤꿈치로
세게 디디는) 주자는 무릎에 실리는 부하가
증가하기 때문에 부상을 입을 가능성이
더 높다. 엉덩이 근육의 근력이 부족하면
엉덩관절이 안쪽으로 돌아(내전) 무릎관절과
발목관절까지 그러할 수 있다(오른쪽 그림
참고). 그러면 바닥을 강하게 디뎌서 생긴
힘이 다리로 잘못 전달되어 근육과 관절에
과부하가 걸리게 된다.

필라테스는 어떻게 도움이 되는가?

척주와 골반을 중립으로 하고 전신
자세를 바르게 하는 것은 필라테스
수련의 기초에 해당한다. 필라테스를
통해 중심근육을 제대로 이용하는 법을
터득하며 소근육을 안정시켜 근육 지지를
늘림으로써 팔다리를 효과적으로 놀릴
수 있다. 그러면 달리기에 필요한 팔다리의
상호 협응력을 높이고, 중심근육과
배빗근(복사근)에서 움직일 힘을 발생시킬
수 있다. 또한 중심근육의 지구력은 장거리
달리기 주자가 피로를 덜 느끼면서 올바른
테크닉을 지속적으로 발휘할 수 있게 한다.
오른쪽에서 추천하는 중심근육 운동을
통해 중심근육 부위를 단련할 수 있다.

필라테스는 엉덩관절과 무릎관절을
제어하고 엉덩관절 가쪽 근육들을
강화함으로써 다리의 생물 역학적 상태를
개선할 수 있다. 그러면 엉덩관절 안쪽
돌림, 즉 모음(내전)을 막고 다리 정렬을
향상할 수 있다. 엉덩관절을 펴는 볼기근의
근력에 초점을 맞춘(오른쪽 참고) 동작들은
몸을 앞으로 추진하고 달리기에 필요한
힘을 발생시키는 메커니즘을 향상한다.

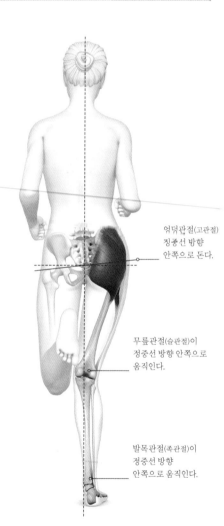

엉덩관절(고관절)
정중선 방향
안쪽으로 돈다.

무릎관절(슬관절)이
정중선 방향 안쪽으로
움직인다.

발목관절(족관절)이
정중선 방향
안쪽으로 움직인다.

부실한 근력의 위험

달리기 주자의 엉덩이 근육이 약하면 무릎관절이
안쪽으로 움직여 가쪽휜무릎(외반슬)이 일어날
수 있고, 발목관절이 안쪽으로 움직여 발목관절
엎침(회내)이 일어날 수 있다.

준비 운동

달리기 준비 운동은 능동적이고 역동적인 움직임으로 구성되어야 척주, 어깨관절(견관절), 무릎관절, 발목관절의 관절 가동성을 높이고 근육 굳음(강직)을 줄일 수 있다. 또한 볼기근, 엉덩관절 벌림근(외전근), 중심근육 같은 주요 근육을 활성화해서 자극해야 달리기 준비 상태를 갖출 수 있다.

다음 준비 운동은 모두 매트 동작이며 달리기 전에 할 수 있다. 또한 스파인 트위스트, 시저스, 클램 동작은 똑바로 선 자세에서도 동일한 움직임을 실시할 수 있다. 그러면 더 기능적인 자세로 근육 활성을 높이고 다리를 포함한 온몸을 달리기 움직임에 맞춰 준비할 수 있다.

준비 운동 계획

반복 횟수: 동작당 6~8회
서킷 수: 1

1. 스레드 더 니들 174쪽

2. 스위밍(포 포인트 닐링) 91쪽

3. 숄더 브리지(베이직) 86쪽

4. 힙 트위스트(싱글 레그) 106쪽

5. 스파인 트위스트(모디파이드) 169쪽

6. 시저스(리시프로컬 레그) 80쪽

7. 클램 116쪽

8. 사이드 킥(와이드 니 플렉스드) 102쪽

정리 운동

달리는 동안 근육은 끊임없이 수축하고 이완함으로써 바닥을 디뎌서 생기는 반복적 부하와 지면반력(ground reaction force)을 견뎌낸다. 달리기를 마친 후의 가동성 동작과 스트레칭(아래 참고)은 누적되는 근육 피로를 완화할 수 있다.

5~30초 동안 실시하는 동작들로 근육 힘줄 굳음을 완화하고 관절 가동성을 높일 수 있다. 이런 동작들을 느린 호흡 패턴에 맞춰 실시하면 심박수를 줄이고 안정감을 되찾고 달리기의 심리적 효과를 느낄 수 있다. 효과적인 움직임과 호흡 조절이 함께 잘 어우러지면 필라테스는 달리기 후의 정리 운동으로 안성맞춤이다.

중심근육(코어근육) 운동 계획

반복 횟수: 동작당 8~10회
서킷 수: 2~3

1. 헌드레드 52쪽

2. 시저스(리시프로컬 레그 익스텐디드) 81쪽

3. 원 레그 스트레칭 60쪽

4. 더블 레그 스트레칭 64쪽

5. 시저스 78쪽

6. 바이시클 82쪽

7. 크리스 크로스 155쪽

8. 레그 풀 프런트 140쪽

엉덩이/볼기근(둔근) 운동 계획

반복 횟수: 동작당 8~10회
서킷 수: 2~3

1. 숄더 브리지 84쪽

2. 원 레그 서클 96쪽

3. 힙 트위스트(싱글 레그) 106쪽

4. 클램 116쪽

5. 레그 리프트 앤드 로어 117쪽

6. 사이드 벤드(하프 사이드 벤드 위드 클램) 112쪽

7. 사이드 킥 100쪽

8. 스위밍(포 포인트 닐링) 91쪽

정리 운동 계획

반복 횟수: 동작당 4~6회
서킷 수: 1~2

1. 푸시 업 158쪽

2. 코브라 170쪽

3. 셸 스트레칭 47쪽

4. 스파인 트위스트(모디파이드) 169쪽

5. 머메이드 176쪽

6. 소 166쪽

7. 힙 트위스트(레그스 온 매트) 107쪽

8. 스레드 더 니들 인 어덕터 스트레칭 74쪽

수영을 위한 필라테스

수영은 접촉 지점 없이 계속 떠 있으면서 물의 저항을 거슬러 운동하는 고유한 특성을 지니고 있다. 수영을 할 때 자신의 중심근육을 지지대로 삼고 전체 운동사슬(kinetic chain)에 내재된 힘을 이용해 추진력을 만들어 낸다. 필라테스는 비접촉성, 중심근육을 이용하는 움직임, 몸통과 팔다리의 동작 분리를 통해 수영 능력을 보완한다.

수영의 **생물 역학**

수영의 목표는 특정 거리를 가장 짧은 시간 안에 헤엄쳐 가는 것이다. 이 목표는 물의 저항을 최소화하는 방식으로 몸을 물속에서 가속해야 달성할 수 있다.

수영하는 영자는 몸의 자세를 가급적 수평으로, 유선형으로(주로 자유형에서) 유지해야 하며, 모든 영법에서 몸통 자세를 긴히게 유지해야 한다. 중심근육이 강하면 팔다리로 에너지를 더 많이 전달할 수 있고, 팔다리는 몸통과 움직임이 분리되어야 추진력을 만들어 내고 물의 항력을 넘어설 수 있다.

또한 몸이 대칭적으로 움직여야 양쪽에 똑같은 추진력을 만들어 내서 더 효율적인 스트로크로 더 먼 거리를 더 빠르게 갈 수 있다. 하지만 수영하는 영자의 몸은 대개 대칭적으로 발달하지 않아서 근육 불균형이

있으며, 일부 근육을 평소보다 더 많이 사용해 상쇄함으로써 전체 근력을 동일하게 발생시킨다.

목뼈(경추)와 등뼈(흉추)의 가동성과 더불어 이깨 안정성은 수영 스트로크를 할 때 어깨 늘임과 어깨뼈(견갑뼈) 가쪽 돌림에 매우 중요하다. 하반신에서 발생하는 힘은 주로 골반과 허리뼈(요추)가 안정적인 상태에서 엉덩관절을 펴서 만들어진다. 끝으로, 스트로크와 잘 맞는 규칙적인 호흡 패턴은 전체 스트로크의 조화를 유지하는 데 필수적이다.

수영 능력 향상을 위한 필라테스

필라테스의 주요 이점 가운데 하나는 몸통 안정성을 위한 중심근육의 연결성을 유지하면서 특정 관절만 따로 움직여 그것을 안정시키는 근육들을 국소적으로 강화할 수 있다는 것이다. 이것은 자유형 능력에 긍정적인 영향을 미치는 것으로 밝혀졌으며, 반환점을 돈 이후의 전반적인 수영 속도와 기록을 크게 향상시킨다.

넓은등근은 등에서 가장 큰 근육으로서 머리 위로 젓는 스트로크 동작을 일으키며, 몸을 끌어당겨 물속에서 나아가게 한다.

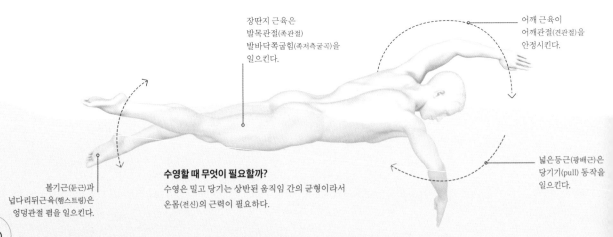

장딴지 근육은 발목관절(족관절) 발바닥쪽굽힘(족저측굴곡)을 일으킨다.

어깨 근육이 어깨관절(견관절)을 안정시킨다.

볼기근(둔근)과 넙다리뒤근육(햄스트링)은 엉덩관절 폄을 일으킨다.

수영할 때 무엇이 필요할까?
수영은 밀고 당기는 상반된 움직임 간의 균형이라서 온몸(전신)의 근력이 필요하다.

넓은등근(광배근)은 당기기(pull) 동작을 일으킨다.

뒤빗슬링(후사슬링)에 초점을 맞춘 필라테스 동작들은 근육이 발휘할 수 있는 힘을 극대화할 수 있다.

수영 훈련과 장거리 달리기에는 지속적인 몸통 지지와 온몸으로의 힘 전달을 위한 중심근육의 강력한 지구력이 필요하다. 중심근육을 대상으로 하는 필라테스 동작들에는 수영과 매우 밀접한 관련이 있는 움직임이 들어 있다. 이를테면 롤링 백과 롤 오버는 실제로 반환점을 돌 때의 구르는 동작과 관련이 있으며, 이 특정 목적에 맞게 중심근육을 강화한다.

수영을 위한 필라테스 프로그램에서는 수영의 전신 운동에 맞춰 온몸을 단련해야 한다. 특별히 약한 부위가 있으면 그 부위를 대상으로 프로그램을 변경해 온몸의 대칭성을 회복할 수 있다. 수영에 중요한 부위를 따로 단련하는 동작에는 다음과 같은 것이 있다.

- **어깨/등 윗부분 동작:**
  브레스트스트로크(154쪽), 스완 다이브(70쪽), 푸시 업(158쪽), 사이드 벤드(110쪽).

- **엉덩이 동작:** 숄더 브리지(84쪽), 레그 리프트 앤드 로어(117쪽), 원 레그 서클(96쪽), 원 레그 킥(74쪽).

- **중심근육(코어근육) 동작:** 헌드레드(52쪽), 더블 레그 스트레칭(64쪽), 크리스 크로스(155쪽), 오블리크 컬(49쪽), 티저(136쪽), 힙 트위스트(104쪽), 잭 나이프(134쪽), 코르크스크루(128쪽), 레그 풀 프런트(140쪽).

- **턴(turn)을 위한 중심근육 동작:** 롤링 백(56쪽), 롤 오버(126쪽), 롤 업(122쪽).

운동 계획

다음 운동 계획은 수영장 밖에서 고강도로 훈련을 강화할 수 있게 설계되어 있다. 수영을 쉬는 날이나 수영 훈련을 하기 몇 시간 전에 실시하면 된다.

초급

반복 횟수: 동작당 8~10회
서킷 수: 2

1. 헌드레드(더블 테이블 톱) 54쪽

2. 원 레그 스트레칭(더블 테이블 톱) 63쪽

3. 힙 트위스트(레그스 온 매트) 107쪽

4. 레그 풀 백(리버스 테이블 톱) 146쪽

5. 사이드 벤드(하프 사이드 벤드) 112쪽

6. 스위밍(슬로워 옵션 헤드 다운) 90쪽

7. 레그 풀 프런트(호버 투 하이 플랭크) 143쪽

8. 스레드 더 니들(핸드 비하인드 헤드) 175쪽

초중급

반복 횟수: 동작당 10회
서킷 수: 2~3

1. 롤링 백 56쪽

2. 더블 레그 스트레칭(싱글 레그 코디네이션) 67쪽

3. 오블리크 컬 49쪽

4. 하프 사이드 벤드(와이드 엘보 투 니) 113쪽

5. 브레스트스트로크 154쪽

6. 스위밍 88쪽

7. 스위밍(포 포인트 닐링) 91쪽

8. 푸시 업 158쪽

중상급

반복 횟수: 동작당 10~12회
서킷 수: 4

1. 헌드레드 52쪽

2. 더블 레그 스트레칭 64쪽

3. 크리스 크로스 155쪽

4. 티저 136쪽

5. 더블 레그 리프트 118쪽

6. 사이드 트위스트 114쪽

7. 레그 풀 프런트(양쪽 다리 10회씩 반복) 140쪽

8. 로킹 152쪽

근력 운동을 위한 필라테스

웨이트 리프팅 같은 근력 운동과 필라테스는 매우 다른 유형의 운동이지만 그 방법이 서로 무관하지는 않다. 둘 다 근력, 근지구력, 중심근육(코어근육) 근력을 향상하는 것을 최종 목표로 하는 저항 운동(resistance training)의 일종이다.

리프팅을 위한 필라테스

스쿼트, 데드리프트, 벤치 프레스 같은 근력 운동 동작은 주로 선형 운동으로, 특정 근육(군)에 초점을 맞추며 척추가 튼튼해야 하고 하나의 움직임 패턴을 따른다.

근력 운동 동작은 외부의 중량체(웨이트)나 몸무게를 움직이며 거기에 저항하는 것이다. 이것은 복합 근육군(여러 근육군과 관절) 또는 동작이거나 단일 근육군 동작일 수 있다. 두 동작 모두 대체로 하나의 운동면에서의 움직임이나. 이것은 특정한 움직임으로 근력을 발달시키지만, 움직임 패턴에서 벗어나거나 기능 장애가 발생하면 전반적인 운동 능력이 떨어질 수 있다.

각 동작을 반복하면 해당 움직임으로 근력을 더 키울 수는 있지만 약한 개별 부위를 해결하지는 못한다. 운동 장애는 숙련된 트레이너의 경우 증상이 없는 경우가 많으며 부상을 유발할 수 있다. 필라테스는 자세를 자주 바꾸어 가급적 온몸(전신)을 움직이게 한다. 신체 자세, 신체 인식, 올바른 움직임 패턴을 끊임없이 의식하게 한다.

여기서는 3가지 주요 복합 리프트 동작을 살펴보고 각 동작에서 필라테스가 어떤 역할을 할 수 있는지 알아본다.

스쿼트

큰볼기근과 넙다리뒤근육(햄스트링)이 주도한다. 중간볼기근은 골반을 안정시켜 엉덩관절 모음(내전)이 일어나지 않게 한다. 스쿼트 수행 능력이 낮은 것은 엉덩관절 허약과 관련 있다. 클램(116쪽 참고), 레그 리프트 앤드 로어(117쪽)처럼 모로 누워 하는 필라테스 동작은 중간볼기근만 따로 단련해 골반 안정성을 회복시킬 수 있다.

데드리프트

중심근육이 안정적이지 않은 상태에서 과도한 하중을 들어 올리거나 테크닉이 서툴러서 허리통증(요통)이 생기는 경우가 많다. 리프팅을 하기 전에 중심근육을 활성화하고 강화하는 법을 익히면 허리뼈(요추)를 보호할 수 있다. 또한 소근육(속근육)을 이용하면 척주세움근(척주기립근) 같은 대근육(겉근육)의 부하를 덜어 줄 수 있으므로 중심근육의 지지가 부실하더라도 그것을 보완할 수 있다. 중심근육과 볼기근의 근력이 모두 양호하면 아랫몸(하체)의 운동 능력이 향상된다.

벤치 프레스

웨이트 리프팅에서 발생하는 부상의 36퍼센트는 어깨관절(견관절)과 관련이 있으며, 어깨 안정성이 부실한 탓이다. 웨이트가 몸에서 멀어질수록 어깨 안정성이 더 높아야 한다. 필라테스 동작을 통해 어깨 소근육과 중심근육의 안정성을 높이면 이 약점을 해결할 수 있다. 또한 국소 지지를 강화함으로써 어깨관절에 더 많은 부하를 실을 수 있다.

마음 챙김

필라테스 동작은 매우 정확한 테크닉 지시를 따른다. 이것을 내적 집중(internal focus)이라고 하며, 이를 통해 신체 부위에서 이루어지는 움직임에 마음을 집중하게 된다. 외적 집중(external focus)은 움직임의 최종 결과를 의식하는 것이다. 연구에 따르면 웨이트 리프팅을 하는 사람이 내적 집중 방법을 이용하면 근육 활동이 더 활발해지고 움직임 패턴이 향상된다. 내적 집중은 마음과 몸의 더 강한 연결을 만들어 내시 신체 인식을 향상한다. 그래서 필라테스는 웨이트 리프팅에서 움직임 문제를 교정하는 데 이용할 수 있다.

근력 운동에 필라테스를 추가하는 방법

- 근력 운동을 할 수 있게 몸을 준비시키는 준비 운동으로 실시할 수 있다.
- 반복적인 근육 수축 이후에 몸의 가동성을 높이는 정리 운동으로 실시할 수 있다.
- 온몸(전신) 근육 자극을 위한 근력 운동 세션을 마치고 나서 실시할 수 있다. 특정 부위 분할 운동을 할 때에도 가능하다.
- 하나의 신체 부위, 이를테면 등을 더 단련하기 위해 어깨 안정성을 높이는 필라테스 동작을 실시할 수 있다.
- 분할 운동을 하면서 자세 인식과 저강도 근육 활성을 유지하기 위해 온몸 근력 강화 세션으로 실시할 수 있다.

준비 운동

반복 횟수: 동작당 6~8회
서킷 수: 1~2

1. 캣 카우 46쪽

2. 스레드 더 니들 인 어덕터 스트레칭 175쪽

3. 힙 트위스트(레그스 온 매트) 107쪽

4. 클램 116쪽

5. 숄더 브리지(힙 어덕션) 86쪽

6. 푸시 업 158쪽

정리 운동

반복 횟수: 동작당 6~8회
서킷 수: 1~2

1. 소 166쪽

2. 스파인 트위스트 168쪽

3. 힙 트위스트(레그스 온 매트) 107쪽

4. 베이직 숄더 브리지(30초까지 유지, 골반 밑에 소프트볼) 86쪽

5. 스탠딩 암 오프닝 173쪽

6. 스탠딩 머메이드 177쪽

온몸(전신) 운동 계획 1

반복 횟수: 동작당 8~10회
서킷 수: 3~4

1. 헌드레드 52쪽

2. 원 레그 스트레칭 60쪽

3. 숄더 브리지 84쪽

4. 클램 116쪽

5. 레그 리프트 앤드 로어 117쪽

6. 사이드 벤드(하프 사이드 벤드 위드 클램) 112쪽

7. 더블 레그 킥 76쪽

8. 푸시 업 158쪽

온몸(전신) 운동 계획 2

반복 횟수: 동작당 8~10회
서킷 수: 3~4

1. 헌드레드 52쪽

2. 힙 트위스트 104쪽

3. 더블 레그 스트레칭 64쪽

4. 크리스 크로스 155쪽

5. 사이드 킥 100쪽

6. 클램 116쪽

7. 소 166쪽

8. 레그 풀 프런트 140쪽

온몸(전신) 운동 계획 3

반복 횟수: 동작당 8~10회
서킷 수: 3~4

1. 애브도미널 컬 48쪽

2. 힙 트위스트(싱글 레그) 106쪽

3. 레그 리프트 앤드 로어 117쪽

4. 브레스트스트로크 154쪽

5. 사이드 벤드 110쪽

6. 티저 136쪽

7. 숄더 브리지(힙 어덕션) 86쪽

8. 레그 풀 백 리프트 146쪽

사무직 근로자를 위한 필라테스

디지털 혁명과 재택 근무 확대로 인해 과거 어느 때보다 좌식 생활이 늘어났다. 오랜 시간 정적인 자세를 계속 유지하면 몸의 형태가 틀어져서 통증, 근육 굳음(강직), 척주 디스크 문제 등이 나타날 수 있다. 이것은 일상 생활은 물론이고 정신 건강에도 악영향을 미칠 수 있다.

15%
허리 근육 굳음의 15퍼센트는 오랫동안 앉아 있어서 발생한다.

앉아 있으면 **무슨 일이 일어날까?**

우리의 몸은 움직이도록 설계되어 있다. 그래서 책상 앞에 오랜 시간 앉아 있어야 할 때 취하는 자세들은 대부분 부적절하다. 필라테스는 근력을 강화하고 온몸(전신)의 자세와 가동성을 회복시킬 수 있다.

우리는 몸이 유지하기 어려울 정도로 너무 오랜 시간 같은 자세로 앉아 있는 경우가 있고, 지나치게 부하가 실리는 근육은 시간 경과에 따라 빨리 피로해진다. 그러면 자세가 구부정해질 수 있고, 또한 더 '편안한' 자세에 적응이 될 수도 있다. 하지만 장기적으로 그 편안한 자세는 추가 부하를 견딜 수 있게 설계되지 않은 다른 근육에 과도긴장을 유발할 수 있다. 이로 인해 근육통을 비롯한 각종 통증과 장애 같은 증상이 생길 수 있고, 건강에 더 해로운 자세에 적응하게 될 수도 있다. 악순환이 형성되는 것이다.

필라테스 동작은 가동성을 높여 가슴, 어깨관절(견관절), 엉덩관절(고관절)을 폄으로써 근육 굳음을 완화하고 어깨뼈(견갑골) 부위 근육과 중심근육(코어근육), 볼기근(둔근)을 강화한다. 오랫동안 앉아 있으면 볼기근이 비활성 상태에 놓여 약해진다. 근육의 근력과 작동 효율을 유지하려면 규칙적으로 긴장시켜야 한다. 볼기근은 걷기나 달리기 같은 기초 활동에서 엉덩관절의 움직임을 일으키는

주요 근육이므로 볼기근 약화는 엉덩관절 통증을 유발할 수 있다.

적절한 필라테스 루틴을 실행하면 근육 활성화, 근력과 지구력의 심화를 촉진해 몸을 올바른 자세로 유지할 수 있고 신체의 불편감을 최소화할 수 있다. 운동은 몸의 에너지 수준을 높이며, 필라테스를 통해 마음과 몸의 연결이 형성되면 기분에 긍정적인 영향을 미칠 수 있다. 주간 운동 일정에 짧은 필라테스 루틴을 넣어 보거나 책상 앞에서 몇 가지 필라테스 동작을 실시하기만 해 봐도 많은 신체적, 정신적 이로움이 있을 것이고, 또한 책상 앞에 앉는 자세도 개선될 것이다.

부위별 증상
자세 증후군(postural syndrome, 오른쪽 그림 참고)은 가슴, 엉덩이, 몸 앞부분의 근육이 단단하게 굳고 몸 뒷부분의 근육이 늘어나 등 윗부분과 척주의 근육, 볼기근이 약화되는 증상이다.

필라테스의 이점

필라테스 수련을 하면 앉아서 일하는 몸에 생기는 문제의 악순환이 끊어진다.

가동성이 높아진다.
정적 자세에서 벗어난다.
자세 근육이 강화된다.
신체 정렬이 회복된다.
에너지가 증가한다.
기분이 좋아진다.

책상 앞에서의 자세 팁

앉는 순간부터 반드시 해낼 결심을 한다.

- 척주가 지지되고 길게 늘어나도록 **등을 의자 등받이에 바짝 대고 앉는다.**
- 둥글게 만 수건이나 지지대를 허리 잘록한 부분에 대 자연스러운 척주굽이를 지지한다.
- **양발을 펴서 바닥을 디뎌** 몸무게가 양쪽에 고르게 분산되도록 한다.
- **골반을 중립으로 해** 몸무게를 양쪽 궁둥뼈결절(좌골결절)에 고르게 분산시킨다.

- 가로막(횡격막)이 골반바닥과 **평행하도록 한다(늑골골반중립적충구조).**
- **팔꿉관절(주관절)을** 90도로 굽혀 **책상 위에 올리고** 손목관절(수관절)을 중립으로 한다.
- 양어깨를 이완시킨 채 **가슴을 들어 올리고** 양쪽 빗장뼈(쇄골)를 넓게 벌린다.
- 30분마다 책상 앞에서 벗어나 **움직이는 휴식을 취하고** 자세를 가다듬는다.

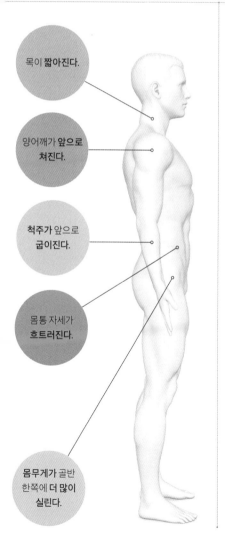

목이 짧아진다.

양어깨가 앞으로 처진다.

척주가 앞으로 굽이진다.

몸통 자세가 흐트러진다.

몸무게가 골반 한쪽에 더 많이 실린다.

책상 앞에서의 운동 계획

필라테스는 자세에 긍정적인 영향을 미칠 수 있다. 머리와 골반의 정렬, 엉덩관절 각도, 척주의 수직 정렬, 등뼈(흉추)의 척주뒤굽음증(척주후만증), 허리뼈(요추)의 척주앞굽음증(척주전만증)을 개선할 수 있다. 체위성 기능 장애에 관한 설명은 31쪽에 나와 있다.

다음의 간단한 운동 계획을 이용해, 앉는 자세를 하루 내내 새로 고쳐볼 수 있다. 프로그램을 1일 2회 실시하는 것을 목표로 하면 된다. 각각의 동작을 6~8회 반복해야 한다. 시간이 부족하다면 루틴을 1회만 따라 할 수도 있다. 시간이 넉넉하다면, 또는 더 긴 세션을 실시해야 자신의 자세에 효과가 있을 것 같으면, 2~3 서킷의 동작을 수련할 수도 있다.

좌식 생활자를 위한 필라테스 루틴

책상 앞 좌업 근로에서 벗어나 6가지 동작으로 이루어진 간단한 루틴으로 휴식을 취할 수 있다. 최소한 1 서킷은 실시해야 한다.

반복 횟수: 동작당 6~8회
서킷 수: 1~3

---
1. 펠빅 틸트(의자) 47쪽
---
2. 롤 업(의자) 124쪽
---
3. 시저스(싱글 레그 리프트) 80쪽
---
4. 암 오프닝(스탠딩 암 오프닝) 173쪽
---
5. 숄더 브리지(힙 어덕션) 86쪽
---
5. 머메이드(1단계) 176쪽
---
6. 덤 웨이터 46쪽

일에 집중하다 보면 움직이는 것과 스트레칭을 잊어버리기 십상이다.

매트 필라테스 운동 계획

다음의 매트 필라테스 운동 계획은 앉은 자세에서 몸통 안정성과 지구력을 향상하기 위해 설계됐다. 또한 뒤빗슬링(후사슬링) 중심의 동작들을 한데 모아 목에서 발목까지 몸 뒷부분의 근육을 대상으로 한다.

다음 동작들은 몸을 앞으로 굽히는 근육의 뭉침을 해소하고 몸 뒷부분의 근육을 강화함으로써 몸을 똑바로 드는 데 도움이 된다. 각 세션을 가동성 중심 동작으로 마무리함으로써 척주가 잘 움직이도록 하고 정적인 앉은 자세에서의 굳음(강직)을 최소화한다. 각각의 프로그램을 실행하기 전에 준비 운동을 해야 한다.

초심자용 프로그램으로 시작해 순서대로 진행하면 된다. 초심자용 3가지 프로그램을 쉽게 할 수 있을 때까지 매주 반복한다. 그러고 나서 중급자용 프로그램으로 넘어가고, 마지막으로 숙련자용 프로그램을 진행한다.

각각의 프로그램에는 추천하는 반복 횟수와 서킷 수가 제시되어 있지만, 전체를 할 시간이 없으면 해당 프로그램에서 몇 가지 동작만 골라서 할 수도 있다. 또한 운동 시간을 정해 동작들을 실시할 수도 있다. 이것을 프로그램에 적용하는 방법은 오른쪽 글상자에 나와 있다. 동작들 간의 휴식과 세트 사이의 회복 시간은 근육 피로를 예방하는 데 매우 중요하다.

초심자용 프로그램

각 동작의 길이는 30초이고, 동작 사이에 15초간 휴식을 취하며, 세트 사이에 30~60초간 회복 시간을 가진다.

중급자용 프로그램

각 동작의 길이는 45초이고, 동작 사이에 15초간 휴식을 취하며, 세트 사이에 30~45초간 회복 시간을 가진다.

숙련자용 프로그램

각 동작의 길이는 60초이고, 동작 사이에 휴식이 없으며, 세트 사이에 30~45초간 회복 시간을 가진다.

초심자용 프로그램 1

반복 횟수: 동작당 8~10회
서킷 수: 1

1. 덤 웨이터 46쪽
2. 헌드레드(싱글 테이블 톱) 54쪽
3. 시저스(싱글 레그 리프트) 80쪽
4. 원 레그 스트레칭(비기너 레벨) 62쪽
5. 숄더 브리지(베이직) 86쪽
6. 스위밍(헤드 다운) 90쪽
7. 스파인 트위스트(모디파이드) 169쪽
8. 암 오프닝(스탠딩 암 오프닝) 173쪽

초심자용 프로그램 2

반복 횟수: 동작당 8~10회
서킷 수: 1

1. 덤 웨이터 46쪽
2. 헌드레드(싱글 테이블 톱) 54쪽
3. 시저스(싱글 레그 리프트) 80쪽
4. 힙 트위스트(레그스 온 매트) 107쪽
5. 클램 116쪽
6. 더블 레그 킥 76쪽
7. 스완 다이브(어퍼 보디 온리) 72쪽
8. 머메이드(스탠딩) 177쪽

초심자용 프로그램 3

반복 횟수: 동작당 8~10회
서킷 수: 1

1. 롤 업(의자) 124쪽
2. 헌드레드(싱글 테이블 톱) 54쪽
3. 시저스(싱글 레그 리프트) 80쪽
4. 숄더 브리지(베이직) 86쪽
5. 스위밍(헤드 다운) 90쪽
6. 레그 풀 백(리버스 테이블 톱) 146쪽
7. 스완 다이브(어퍼 보디 온리) 72쪽
8. 코브라 170쪽

중급자용 프로그램 1

반복 횟수: 동작당 8~10회
서킷 수: 2

1. 롤 업 (매트) 124쪽

2. 헌드레드 (더블 테이블 톱) 54쪽

3. 시저스 (리시프로컬 레그) 80쪽

4. 원 레그 스트레칭 (더블 테이블 톱) 63쪽

5. 숄더 브리지 (힙 어덕션) 86쪽

6. 스위밍 (포 포인트 닐링) 91쪽

7. 브레스트스트로크 154쪽

8. 암 오프닝 172쪽

중급자용 프로그램 2

반복 횟수: 동작당 8~10회
서킷 수: 2

1. 더블 레그 스트레칭 (프레퍼레이션) 66쪽

2. 헌드레드 (더블 테이블 톱) 54쪽

3. 시저스 (리시프로컬 레그) 80쪽

4. 원 레그 스트레칭 (더블 테이블 톱) 63쪽

5. 클램 116쪽

6. 더블 레그 킥 76쪽

7. 브레스트스트로크 154쪽

8. 머메이드 (스탠딩) 177쪽

중급자용 프로그램 3

반복 횟수: 동작당 8~10회
서킷 수: 2

1. 롤 업 (매트) 124쪽

2. 헌드레드 (더블 테이블 톱) 54쪽

3. 시저스 (리시프로컬 레그) 80쪽

4. 숄더 브리지 (니 레이즈) 87쪽

5. 스위밍 (포 포인트 닐링) 91쪽

6. 레그 풀 백 (레그 풀 백 리프트) 146쪽

7. 스완 다이브 (어퍼 보디 앤드 암) 72쪽

8. 코브라 170쪽

숙련자용 프로그램 1

반복 횟수: 동작당 8~10회
서킷 수: 2~3

1. 더블 레그 스트레칭 (싱글 레그 코디네이션) 67쪽

2. 헌드레드 (더블 테이블 톱) 54쪽

3. 시저스 (리시프로컬 레그 익스텐디드) 81쪽

4. 원 레그 스트레칭 (더블 테이블 톱) 63쪽

5. 숄더 브리지 (니 레이즈) 87쪽

6. 스위밍 88쪽

7. 브레스트스트로크 154쪽

8. 스파인 트위스트 168쪽

숙련자용 프로그램 2

반복 횟수: 동작당 8~10회
서킷 수: 2~3

1. 더블 레그 스트레칭 (싱글 레그 코디네이션) 66쪽

2. 헌드레드 (더블 테이블 톱 앤드 애브도미널 컬) 55쪽

3. 시저스 (리시프로컬 레그 익스텐디드) 80쪽

4. 원 레그 스트레칭 60쪽

5. 사이드 킥 100쪽

6. 더블 레그 킥 76쪽

7. 브레스트스트로크 154쪽

8. 스레드 더 니들 174쪽

숙련자용 프로그램 3

반복 횟수: 동작당 8~10회
서킷 수: 2~3

1. 더블 레그 스트레칭 64쪽

2. 헌드레드 (더블 테이블 톱 앤드 애브도미널 컬) 55쪽

3. 시저스 (리시프로컬 레그 익스텐디드) 81쪽

4. 숄더 브리지 (레그 익스텐션) 87쪽

5. 스위밍 88쪽

6. 레그 풀 백 (싱글 레그 슬라이드) 147쪽

7. 스완 다이브 (프레퍼레이션) 73쪽

8. 코브라 170쪽

여성 건강을 위한 필라테스

임신과 산후기와 폐경은 모두 몸에 심대한 신체적, 내분비적, 심리적 영향을 미치는 일생일대의 사건이다. 이러한 주요 단계 각각에는 거기에 수반되는 변화를 수용하고 처리하기 위한 특별한 조율이 필요하다. 필라테스는 비충격성, 중심근육(코어근육)과 골반바닥(골반저) 근육에 초점을 맞추는 점, 적응하기 쉬운 점 덕분에 각각의 단계에 잘 들어맞는 운동법이다.

임신

임신은 수정부터 몸 안에서 변화를 일으켜 대부분의 신체 계통에 영향을 미친다. 건강한 임신을 위해 규칙적으로 운동하면 엄마와 태아 모두에게 도움이 된다.

태아가 자람에 따라 몸무게 중심이 지지 기반 없는 앞쪽으로 이동해 허리뼈(요추)의 척주앞굽음증(척주전만증) 심화 같은 신체 자세 조정이 일어날 수 있다(31쪽 참고). 그러면 배 근육 앞부분과 볼기근(둔근) 뒷부분이 약해진다. 호르몬 릴랙신(relaxin)은 이르면 임신 8주째부터 인대를 이완시켜 골반을 불안정하게 만들고 관절 가동성을 증가시킨다. 몸무게가 늘어나면서 골반과 관절에 과부하가 실릴 수 있다.

필라테스가 어떻게 도움이 될까?

필라테스는 임신 중에 실시해도 안전한 운동법이다. 연구에 따르면, 필라테스는 허리뼈와 골반의 통증을 완화한다. 그것은 필라테스를 통해 중심근육의 안정성과 근력을 향상하고 척추를 지지해 체위성 기능 장애를 교정할 수 있기 때문이다. 골반바닥과 허리통증(요통)과 호흡성 기능 장애 사이에는 직접적인 관련이 있으며, 필라테스 동작은 기본 테크닉으로 이러한 문제 각각을 해결할 수 있다.

이완
마음과 몸의 연결을 통해 이완을 촉진하고 불안을 완화한다.

등 윗부분 근력
등 윗부분 근육과 어깨 근육을 강화한다. 임신으로 인한 등뼈(흉추) 굽음(강직)을 완화한다.

호흡 조절
부드러운 호흡법을 익힘으로써 평온해지고 이완되며, 분만 때 이 호흡법을 이용할 수 있다.

허리와 엉덩이 근력
허리와 볼기의 근육을 강화해 척주앞굽음증이 심화된 허리뼈와 약화된 볼기를 지지한다.

임신 중 필라테스의 이점

중심근육과 골반바닥 근육의 근력
중심근육과 골반바닥 근육의 긴장을 촉진해 배 근육과 골반을 지지한다.

198

임신 중 필라테스 주의 사항

저혈압	롤 다운 동작을 비롯한 여러 자세로 또는 빠르게 전환해서는 안 된다.
인대 이완	관절을 과도하게 펴서는 안 된다.
누운 자세	임신 16주부터는 누운 자세 동작을 취해서는 안 되며, 2분 이상 해서도 안 된다.
복부 부하	임신 16주부터는 더블 테이블 톱 동작들을 해서는 안 되며, 애브도미널 컬 동작들과 함께 해서도 안 된다.
엎드린 자세	그냥 엎드리지 말고 무릎 꿇고 엎드려야 한다.
거꾸로 서는 자세	잭 나이프(134쪽 참고) 같은 거꾸로 서는 자세를 취해서는 안 된다.

다리이음뼈(골반이음구조) 통증 팁

골반과 궁둥이 부위의 모든 통증으로 분류된다. 통증으로 인한 불편감을 없애려면,
• 양무릎 사이에 베개나 공을 끼운다.
• 양다리를 엉덩관절(고관절) 너비보다 넓게 벌리지 않는다.
• 엉덩관절을 안쪽, 가쪽으로 돌리지 않는다.
• 숄더 브리지나 스쿼트 자세를 금한다.
• 등척성 수축 중심의 동작을 실시한다. 움직이지 않고 저항에 맞서 밀어낸다.

허리통증(요통) 팁

임신 중 어느 시기든 생길 수 있지만 태아의 몸무게가 증가해 엄마의 자세 변화가 심해지는 임신 후기에 더 자주 발생한다.
• 허리를 항상 지지해야 한다.
• 가동성 중심 동작(펠빅 틸트, 캣 카우)을 이용한다.
• 모로 누워 동작을 취해 허리 부하를 던다.
• 중심근육과 골반바닥 근육의 수축력이 양호해야 한다.

골반바닥 근육 강화 동작

• 가급적 일찍 시작하고, 임신 기간 내내와 산후에 1일 3회 실시한다.
• 꼬리뼈(미추)를 뒤로 내리고, 몸을 30퍼센트 정도 들어 올리는 최적의 큐를 따른다.
• 2가지 다른 스타일로 실시한다. 하나는 빠른 수축으로 10회 반복하고, 다른 하나는 느린 수축으로 10회 반복하면서 10초간 자세를 유지한다.

임신 초기 운동 계획

 반복 횟수: 동작당 10~12회
서킷 수: 2~3

1. 숄더 브리지(힙 어덕션) 86쪽
2. 시저스(리시프로컬 레그) 80쪽
3. 애브도미널 컬 48쪽
4. 클램 116쪽
5. 암 오프닝 172쪽
6. 스위밍(헤드 다운) 90쪽
7. 스완 다이브(어퍼 보디 온리) 72쪽

임신 중기 운동 계획

 반복 횟수: 동작당 10~12회
서킷 수: 2~3

1. 캣 카우 46쪽
2. 시저스(싱글 레그 리프트: 쿠션에 기대 윗몸을 비스듬히) 80쪽
3. 원 레그 스트레칭(싱글 레그 리프트: 쿠션에 기대 윗몸을 비스듬히) 62쪽
4. 힙 트위스트(레그스 온 매트) 107쪽
5. 레그 리프트 앤드 로어 117쪽
6. 사이드 킥(와이드 니 플렉스드) 102쪽
7. 스레드 더 니들 174쪽

임신 후기 운동 계획

 반복 횟수: 동작당 8~10회
서킷 수: 2~3 몸에 주의를 기울여서, 필요하면 수를 줄이거나 속도를 늦춘다.

1. 덤 웨이터 46쪽
2. 헌드레드(싱글 레그: 의자) 54쪽
3. 시저스(싱글 레그 리프트: 의자) 80쪽
4. 사이드 킥(와이드 니 플렉스드) 102쪽
5. 스위밍(포 포인트 닐링) 91쪽
6. 스탠딩 암 오프닝 173쪽

산후기

출산 후의 단계를 의미한다. 이 시기의 여성은 감정 변화를 겪는 와중에 아기를 돌보느라 생기는
신체 자세 변화와 병증이 나타나기도 한다. 필라테스는 이러한 문제를 곧바로 또는 시간을 두고 천천히
해결할 수 있다.

배곧은근분리

배곧은근분리(복직근분리)는 배 근육에
수직으로 자연스럽게 나타나는 분리
현상이다. 임신 후기의 모든 여성에게서
나타난다. 좌우 배곧은근을 잇는 결합조직인
백선이 늘어나기 때문이다. 배곧은근분리
증상 가운데 50퍼센트가량은 분만 후 8주
이내에 저절로 회복된다. 하지만 일부의 경우
그대로 유지되어 배 근육을 약화시킬 수
있다. 배곧은근은 몸통과 골반바닥(골반저)을
지지하고 기침, 재채기, 웃음, 용변에
관여한다. 따라서 근육 약화는 이러한
기능에 장애를 일으킬 수 있다.

필라테스 동작에서는 배 근육을
제대로 긴장시키는 법을 가르치며, 이러한
동작은 근육을 적응시키고 배곧은근분리
증상을 해결하는 좋은 방법 중 하나다.
배곧은근분리 증상을 해결하는 필라테스
프로그램은 중심근육(코어근육)과 골반바닥
근육만 단련하는 동작으로 시작해서
배빗근(복사근)과 배곧은근을 단련하는
동작으로 넘어가야 하며, 끝으로 일상
활동을 모방한 기능적 움직임을 실시해야
한다.

배곧은근분리 증상이 있는 경우
중심근육이 개선되기 전까지 피해야 할
동작으로는 양다리를 동시에 들어 올리는
배빗근 단련 동작과 풀 싯 업(윗몸 일으키기)이
있다.

골반바닥 기능 장애

골반바닥 기능 장애는 임신 중에 골반 내
압력이 증가해 아래쪽이 눌리면서 일어날 수
있으며, 자연분만(질분만)으로 인한 손상이나
과체중아 출산, 다태아 분민의 결과로도
생길 수 있다. 산모의 최대 75퍼센트가
골반바닥 기능 장애를 겪는다. 장애로 인한
문제는 자연분만과 제왕절개 모두에서
발생한다.

골반바닥 기능 장애에는 요실금,
대변실금, 골반장기탈출, 성교통 같은
다양한 질환이 있다. 또한 허리통증(요통),
배곧은근분리 증상과도 관련이 있으며 정신
건강에도 영향을 미칠 수 있다.

여성의 25~40퍼센트가량은 자신의
골반바닥 근육을 인식하지 못해 그것을
단련하는 법도 모른다. 이 근육을 단련하는
운동을 임신 중에 실시하면 요실금 위험을
50퍼센트, 산후에 실시하면 35퍼센트 정도
줄일 수 있다.

스쿼트, 런지, 데드리프트 같은 동작으로
이 근육을 활성화하고 일상 활동에서도
단련하는 것이 중요하다. 각각의 동작을
실시한 후에는 근육을 완전히 이완시켜야
한다. 3~6개월 동안 매일 3회씩 실시하면
된다.

정상 대 배곧은근분리

정상 배 근육은 배곧은근과 백선이 붙어 있다. 배곧은근분리 증상이 있는
배 근육은 백선이 늘어나 배 근육이 벌어져 있다.

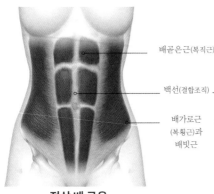

배곧은근(복직근)

백선(결합조직)

배가로근
(복횡근)과
배빗근

정상 배 근육

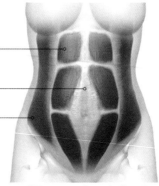

배곧은근분리 증상 배 근육

산후 필라테스 주의 사항

● 자연분만이든 제왕절개든 산후에
  필라테스 동작 때문에 통증이 생겨서는 안
  된다. 통증 심화, 분만 후 출혈, 요실금, 질
  안의 무겁고 처지는 느낌이 있다면 의학적
  조언을 구해야 한다.

● 풀 싯 업, 풀 플랭크, 양다리 올리기나
  내리기 동작으로 배 근육에 과부하가
  걸려서는 안 된다.

● 골반바닥이 내리눌려서는 안 된다.
  애브도미널 컬 동작으로 증상이 악화될
  수도 있다.

● 피로와 체력 수준에 주의를 기울이고
  무리해서는 안 된다.

산후 6~12주차 운동 계획

반복 횟수: 동작당 5~10회
서킷 수: 1~3

1. 헌드레드(싱글 테이블 톱) 54쪽

2. 원 레그 스트레칭(비기너 레벨) 62쪽

3. 시저스(싱글 레그 리프트) 80쪽

4. 숄더 브리지(베이직) 86쪽

5. 힙 트위스트(레그스 온 매트) 107쪽

6. 캣 카우 46쪽

7. 덤 웨이터 46쪽

산후 12~18주차 운동 계획

반복 횟수: 동작당 8~10회
서킷 수: 2~3

1. 헌드레드(더블 테이블 톱) 54쪽

2. 숄더 브리지(니 레이즈) 87쪽

3. 애브도미널 컬 48쪽

4. 원 레그 스트레칭(더블 테이블 톱) 63쪽

5. 클램 116쪽

6. 사이드 벤드(하프 사이드 벤드) 112쪽

7. 스위밍(포 포인트 닐링) 91쪽

산후 18~24주차 운동 계획

반복 횟수: 동작당 10~12회
서킷 수: 3~4

1. 숄더 브리지 84쪽

2. 원 레그 스트레칭 60쪽

3. 더블 레그 스트레칭(싱글 레그 코디네이션) 67쪽

4. 사이드 킥 100쪽

5. 브레스트스트로크 154쪽

6. 레그 풀 프런트(호버 투 하이 플랭크) 143쪽

7. 스파인 트위스트 168쪽

폐경

폐경(완경)은 월경 주기가 자연스럽게 끝나는 것으로, 마지막 월경이 끝나고 나서 12개월 후에 일어난다. 필라테스는 폐경기 여성의 근력, 신체 기능, 삶의 질을 크게 개선하는 것으로 밝혀진 연구 결과가 있다.

폐경기 증상은 성호르몬인 에스트로겐의 감소와 난소 기능의 정지로 나타난다. 폐경은 45세와 55세 사이에 일어나지만 20대에 조기 폐경이 나타날 수도 있다. 폐경은 여성의 최대 90퍼센트가 도움을 구할 정도로 심각한 변화를 일으킬 수 있다. 뼈엉성증(골다공증), 근육량과 근력의 감소, 골반바닥 근육 위축, 균형 감각 문제, 우울, 불안 등을 야기할 수 있는 폐경 증상을 완화하려면 근력 운동이 필요하다.

필라테스가 어떻게 도움이 될까?

주당 2~3회 수업으로 8~12주 만에 허리와 근력, 뼈 온전성을 개선해 폐경 증상에 도움이 될 수 있다. 폐경 1년 전부터 폐경 후 최대 5년까지 뼈 소실이 가속화되므로 뼈대계통의 건강을 장기적으로 관리하려면 지속적인 운동이 매우 중요하다. 동작들은 중심근육과 골반바닥 근육의 연결성에 초점을 맞춰야 하며, 양무릎 사이에 소프트볼을 끼워 이용하면 이 연결을 강화할 수 있다.

폐경기에 도움이 되는 일반적인 운동 계획

반복 횟수: 동작당 8~10회
서킷 수: 2~3

1. 헌드레드(더블 테이블 톱 앤드 애브도미널 컬) 55쪽

2. 원 레그 스트레칭 60쪽

3. 원 레그 서클 96쪽

4. 클램 116쪽

5. 레그 풀 프런트 140쪽

6. 푸시 업 158, 160, 161쪽

7. 머메이드 176쪽

허리통증을 위한
필라테스

허리통증(요통)은 세계적으로 장애의 가장 큰 원인이며 필라테스는 이러한 유형의 통증을 치료하는 것으로 잘 알려져 있다. 무엇보다 필라테스는 중심근육(코어근육)을 강화하고 척주를 안정시킨다. 중심근육과 척주는 허리통증에서 벗어나는 데 핵심적인 역할을 한다. 허리통증으로 고통받는 사람들은 필라테스의 효과를 뒷받침하는 근거를 어디서든 쉽게 찾아볼 수 있다.

> 허리통증은 재발률이 높지만 국소적 척주 안정화 운동으로 그 비율을 낮출 수 있다.

허리통증

허리통증은 통증 원인을 알 수 없어 대부분 비특이적이다. 병증의 분류는 역학적 허리통증의 위치와 분석을 바탕으로 한다.

연구에 따르면, 성인의 최대 80퍼센트가 허리통증을 겪는다고 한다. 발생률은 열악한 환경적·사회적·경제적 요인이나 심리적 문제, 또는 허리통증 병력이 있는 근로 연령군에서 높다. 허리는 우리 몸의 중심이라서 늘 역학적 스트레스에 시달린다.

역학적 허리통증

급성 허리통증은 수주 내에 치유될 수 있다. 허리통증이 있는 사람 중 2~3퍼센트는 만성 허리통증으로 진행된다. 더 큰 문제는 그들 중 60~85퍼센트는 대체로 첫 발병 후 1년 이내에 통증이 재발한다는 것이다.

이 높은 재발률은 펀자비의 안정성 모델(34쪽 참고)로 설명할 수 있다. 이 이론에서는 척주 분절에 대한 제어력 상실이 척추사이원반(추간판)과 신경의 부상, 근육 약화 등의 결과로 이어져 통증 메커니즘을 유발할 수 있다고 설명한다.

국소적 척주 안정화 근육인 뭇갈래근(다열근)과 배가로근(복횡근)은 둘 다 분절 수준에서 척주 운동을 제어하며, 허리통증과 관련이 있다. 근육섬유의 구성, 단면적, 피로 민감도 같은 뭇갈래근의 상태 변화는 급성 허리통증 발병 후 빠르면 24시간 내에 일어날 수 있다.

만성 허리통증이 있으면 팔이나 다리를 움직일 때 배가로근의 활성화가 지연된다. 건강한 상태에서는 중추신경계통이 팔 뻗기 같은 움직임을 미리 준비해 필요한 근육 수축을 일으킨다.

통증에 대한 두려움은 허리통증을 악화시킨다. 이를 통해 생리적 변화에 대한 심리적 연관성을 알 수 있으며, 그러한 통증 재발을 설명할 수 있다. 소근육(속근육)의 안정성이 떨어지면 이에 대한 보상으로 대근육(겉근육)이 긴장하는 것처럼, 운동 조절에 변화가 생기면 척주 움직임이 제한된다. 장기적으로 이것은 소근육의 지지 기능에 대한 자극과 수요를 감소시킨다. 따라서 척주 지지가 지속적으로 약화되므로 허리통증의 빈도가 증가하게 된다.

필라테스가 어떻게 도움이 될까?

연구에 따르면, 필라테스 프로그램을 규칙적으로 8주간 실시하면 척추 안정화 근육의 운동 조절 능력을 향상할 수 있다. 필라테스를 하면 뭇갈래근과 배가로근을 비롯한 중심근육을 국소적으로 활성화하는 법을 익힐 수 있다. 이러한 근육 공동(동시) 수축은 국소 척추 근육의 긴장을 높이고, 신경계통이 움직임을 예상해 운동 조절 능력을 향상하려고 이용하는 피드포워드 메커니즘(feedforward mechanism)을 작동시킨다.

또한 허리통증 완화를 위한 필라테스 프로그램에서 통증, 장애, 가동성, 근력, 근지구력과 관련된 긍정적인 결과가 나오기도 했다. 대근육과 소근육 모두의 지구력이 향상되었고, 더 쉽게 근육 활성화가 이루어졌다.

척추 가동성은 필라테스의 필수 요소다. 대근육 활성화로 척추가 뻣뻣해지면, 필라테스로 척추의 움직임과 전반적인 기능을 회복할 수 있다.

일상 활동을 위한 팁

매일의 작은 변화로 허리를 건강하게 유지하고 부상 위험을 줄일 수 있다.

- 30~60분마다 **일어서서** 걸어야 한다.
- **앉는 자세**를 최적의 자세로 바로잡아야 한다(195쪽 참고).
- 들어 올리는 동작을 할 때는 **짐(부하)을 몸 가까이에** 위치시켜야 한다.
- **몸을 과도하게 비틀거나** 길게 뻗지 않는다.
- **스트레칭으로** 관절 가동성을 유지한다.
- **기본적인 중심근육** 긴장 운동을 실시한다.

허리통증 완화를 위한 **운동**

필라테스를 처음 하거나 통증이 심해지면 초심자용 프로그램으로 시작해야 한다.
증상이 완화되고 근력이 향상되면 초중급과 중숙련자용 프로그램으로 넘어가면 된다.

초급

반복 횟수: 동작당 5~8회
서킷 수: 1

1. 펠빅 틸트 47쪽
2. 오버헤드 암 서클 47쪽
3. 원 레그 스트레칭(비기너 레벨) 62쪽
4. 시저스(싱글 레그 리프트) 80쪽
5. 클램 116쪽
6. 숄더 브리지(베이직) 86쪽
7. 캣 카우 46쪽
8. 셸 스트레칭 47쪽

초중급

반복 횟수: 동작당 8~10회
서킷 수: 1~2

1. 헌드레드(싱글 테이블 톱) 54쪽
2. 원 레그 스트레칭(싱글 레그 옵션) 62쪽
3. 시저스(리시프로컬 레그) 80쪽
4. 클램 116쪽
5. 레그 리프트 앤드 로어 117쪽
6. 힙 트위스트 104쪽
7. 머메이드 176쪽
8. 스파인 트위스트 168쪽

중상급

반복 횟수: 동작당 10회
서킷 수: 2

1. 헌드레드(더블 테이블 톱 앤드 애브도미널 컬) 55쪽
2. 시저스(리시프로컬 레그) 80쪽
3. 애브도미널 컬 48쪽
4. 원 레그 스트레칭(싱글 레그 옵션) 62쪽
5. 힙 트위스트(레그스 온 매트) 107쪽
6. 숄더 브리지(베이직) 86쪽
7. 스위밍(포 포인트 닐링) 91쪽
8. 머메이드 176쪽

목통증과 **두통**을 위한 필라테스

목통증(경통)은 장애를 유발하는 흔한 질환으로, 통증과 목 가동 범위 제한이 특징이다. 목통증은 나쁜 자세, 그리고 불안, 우울 같은 감정과 관련이 있다. 두통은 목 자세가 나빠도 발생할 수 있다.

목통증

성인의 최대 70퍼센트가 살다가 목통증을 겪으며, 그중 75퍼센트는 5년 이내에 재발한다. 이러한 통계로 볼 때 목통증의 원인에 대한 더 깊은 이해가 필요하다.

급성 목통증은 며칠이나 몇 주 내에 저절로 나을 수 있지만, 환자 가운데 10퍼센트 정도는 만성이 되어 수년간 지속될 수 있다. 급성 목통증은 대체로 목뼈(경추) 손상이나 운동 부상 같은 외상의 결과다. 만성 목통증은 일반적으로 체위성 기능 장애와 그로 인한 근육 불균형, 그리고 주변 구조물에 가해지는 스트레스와 관련 있다. 이것은 주로 내려다보느라 고개를 숙인 채 오랫동안 앉은 자세를 취해야 하는 스크린 타임(화면 이용 시간)과 기술 사용의 증가로 더 만연하고 있다.

목통증을 일으킬 수 있는 자세

목통증은 거북목 증후군(forward head posture, FHP) 자세에서 진단되는 경우가 많다. 이러한 머리와 목 자세는 근육불균형 병증인 상부교차 증후군(upper-crossed syndrome, UCS)이 될 수 있다. 깊은 목뼈(경추) 굽힘근이 약해지면 머리가 앞으로 내밀어지고 어깨올림근이 뭉치면 목뼈 척주앞굽음증(척주전만증. 목뼈가 안쪽으로 굽음)이 심해진다. 중간과 아래 등세모근, 앞톱니근이 약해지고 위 등세모근이

뭉치면 어깨뼈(견갑골)의 올림(거상), 내밈(돌출), 벌림(외전)이 일어나고 등뼈(흉추) 척주뒤굽음증(척주후만증. 척주의 바깥쪽 굽음)이 심해질 수 있다. 가슴 근육이 뭉치면 어깨뼈 내밈이 너 빅 와된디. 이것은 어깨관절(견관절)의 안정성을 떨어뜨릴 수 있으며, 결과적으로 위 등세모근과 어깨올림근 같은 근육이 어깨관절을 안정시키려 더 많이 긴장된다.

책상 앞에 앉아 있는 것 같은 기능적 자세를 오랫동안 지속하면 중력에 의한 자극이 최소화될 수밖에 없어 시간이 지남에 따라 목뼈 안정화 근육이 약해지고 위축된다. 그러면 목뼈 가동 근육이 더 활성화되어 목뼈 안정화를 보조한다. 이 근육이 과다 수축하면 근육 뭉침이 일어나 목뼈 가동 범위가 제한된다. 선 자세에서의 거북목 증후군은 중심근육 제어력 결여나 등뼈 척주뒤굽음증과 더 관련이 있다. 이러한 자세 변화와 근육 불균형은 증상이 나타나기 전에 일어나며, 기능이 손상되고 나서 통증이 시작되므로 그제야 환자가 자신의 문제를 파악한다. 이 단계에서는 목의 기능을 정상으로 회복시키기 위해 원래대로

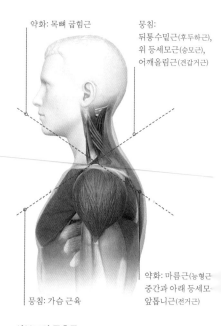

약화: 목뼈 굽힘근

뭉침:
뒤통수밑근(후두하근),
위 등세모근(승모근),
어깨올림근(견갑거근)

뭉침: 가슴 근육

약화: 마름근(능형근
중간과 아래 등세모근
앞톱니근(전거근)

상부교차 증후군
근육 불균형을 나타내는 2개의 사선이 있는데, 하나는 근육 약화를, 다른 하나는 근육 뭉침을 의미한다.

되돌려야 할 것이 많을 수 있다.

통증과 호흡

목통증은 호흡 역학적 변화와 관련이 있을 수 있다. 호흡 중에 목뼈와 등뼈가 안정되어 있어야 가슴우리(흉곽)의 움직임과 가로막(횡격막)의 기능이 효율적으로 이루어질 수 있다. 앉거나 서 있으면 호흡 근육이 더 활성화된다. 목 자세 변화 등으로 호흡 근육이 과도하게 활성화되면 목 근육과 위 등세모근에 의해 가슴우리 윗부분이 들어 올려져 가로막 기능에 영향을 미치고 근육 과활성을 악화시킬 수 있다.

경추성 두통

편두통과 달리 이러한 두통은 목 윗부분의 기능 장애와, 목통증이 함께 생길 수 있는 자세 변화에 의해 발생한다. 증상이 머리 또는 얼굴에서 나타날 수 있다.

경추성 두통은 위쪽 목뼈 3개의 기능 장애로 발생한다. 이것은 목뼈 윗부분에 자세 변화를 감지하는 수용체가 집중되어 있기 때문이다. 또한 신경이 이 부위와 주변 구조물, 즉 관절과 척추사이원반(추간판), 인대, 그리고 통증 신호를 중추신경계통에 전달하는 근육 등에 분포하기 때문이다.

목 질환이나 근육 피로가 있거나 안정성이 떨어져도 이 부위의 민감도가 높아질 수 있다.

이런 두통은 전체 두통의 1~4퍼센트를 차지하며, 30세와 44세 사이에 흔하다. 남성과 여성의 발병률은 같고, 목 움직임과 자세에 의해 악화된다.

필라테스가 어떻게 도움이 될까?

필라테스를 하면 근육 불균형을 교정하고 가동성을 회복하고 전반적인 자세를 개선해 목통증과 두통에 긍정적인 영향을 미칠 수 있다.

스완 다이브 응용 동작(72쪽 참고) 같은 필라테스 동작은 깊은 목뼈 굽힘근의 근력을 향상할 수 있다. 브레스트스트로크(154쪽 참고)와 스위밍(88쪽 참고)은 어깨 근육을 강화해 거북목 증후군을 교정할 수 있다. 필라테스의 전신 접근 방식에는 중심근육 강화와 자세 개선이 포함되며, 12주간 주당 3회씩 필라테스를 하면 목통증 환자의 통증, 근력, 신체 기능, 삶의 질에 도움이 된다는 연구 결과가 있다.

아울러 필라테스 호흡은 가로막(횡격막) 호흡과 갈비호흡(36쪽 참고)을 이용해 목통증 때문에 과활성을 띠는 위 등세모근과 어깨올림근의 부하를 덜어 주어 근육 불균형 개선에 도움이 될 수 있다.

운동 프로그램

다음 운동 프로그램은 특별히 목통증과 두통을 완화하기 위한 것이며, 모든 수준의 수련자에게 적합하다.

프로그램 1

반복 횟수: 동작당 6~8회
서킷 수: 1~2

1. 오버헤드 암 서클 47쪽

2. 헌드레드(싱글 테이블 톱) 54쪽

3. 시저스(싱글 레그 리프트) 80쪽

4. 암 오프닝 172쪽

5. 스완 다이브(어퍼 보디 온리) 72쪽

6. 브레스트스트로크 154쪽

7. 덤 웨이터 46쪽

프로그램 2

반복 횟수: 동작당 6~8회
서킷 수: 1~2

1. 스파인 트위스트(모디파이드) 169쪽

2. 헌드레드(싱글 테이블 톱) 54쪽

3. 오버헤드 암 서클 47쪽

4. 원 레그 스트레칭(비기너 레벨) 62쪽

5. 클램 116쪽

6. 스위밍(헤드 다운) 90쪽

7. 셸 스트레칭 47쪽

척주옆굽음증을 위한
필라테스

척주옆굽음증(척주측만증)은 척주가 옆으로 굽이진 것을 의미한다. 이 증상을 일컫는 의학 용어 스콜리오시스(scoliosis)는 '휜', '굽은'을 의미하는 그리스 어에서 유래했다. 필라테스는 척주옆굽음증의 효과적인 치료법이며, 척주굽이(만곡)와 그로 인한 통증에 영향을 미칠 수 있다.

척주옆굽음증을 치료하는 방법

정상 척주는 머리 밑부터 골반까지 정중면에 놓여 있다. 정상적인 척주굽이는 앞과 뒤로 굽어 있다. 반면에 척주옆굽음증 척주는 한쪽 또는 양쪽 옆으로 굽어 있으며, 굽이가 10도 이상이면 병증으로 진단된다. C형 척주는 한쪽으로 굽어 있으며, 척주와 몸이 한쪽은 짧아지고 반대쪽은 길어진다. S형 척주는 C형보다 흔하고 척주가 양쪽 옆으로 2개의 굽이를 띤다.

경도부터 중등도까지는 (굽이가 35도 이하) 운동으로 교정될 수 있다. 굽이의 정도와 방향을 확인해야 교정 운동 계획을 세울 수 있다. 몸통이 길어진 쪽(볼록 굽이)에는

근육의 지지력을 높일 근력 강화 운동이 필요하다. 반면 짧아진 쪽(오목 굽이)에는 길게 늘여줄 스트레칭가 가동성 중심 운동이 필요하다. S형 굽이 치료는 이보다 복잡하다.

위쪽 굽이와 아래쪽 굽이를 한꺼번에 치료할 수도 있지만, 여러 운동을 조합하는 것이 가장 효과적일 수 있다.

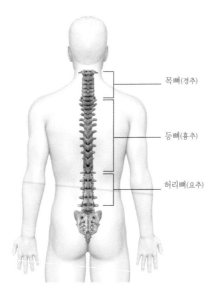

정상 척주
척주가 가쪽 치우침 (편위) 없이 머리뼈(두개골) 뒤통수(후두)부터 골반까지 수직으로 달린다.

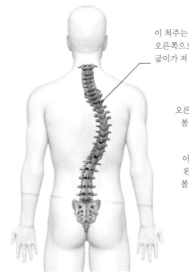

C형 척주
이 척주는 오른쪽으로 볼록 굽이, 왼쪽으로 오목 굽이가 져 있다. 이 상태에서는 오른쪽 근육을 강화하고 왼쪽 근육을 늘여야 한다.

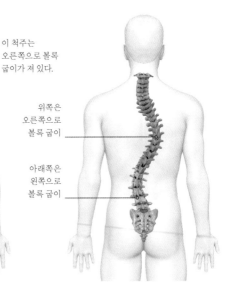

이 척주는 오른쪽으로 볼록 굽이가 져 있다.

위쪽은 오른쪽으로 볼록 굽이

아래쪽은 왼쪽으로 볼록 굽이

S형 척주
위쪽 굽이는 오른쪽 근육을 강화하고 왼쪽 근육을 늘여야 한다. 아래쪽 굽이는 왼쪽 근육을 강화하고 오른쪽 근육을 늘여야 한다.

목뼈(경추)

등뼈(흉추)

허리뼈(요추)

필라테스가 어떻게 **도움이** 될까?

척주옆굽음증은 전 세계 인구의 최대 12퍼센트가 겪고 있으며, 그중 80퍼센트는 특발성(원인 불명)이다. 이 질환은 진행성이고, 척주 정렬과 몸통 가동성, 체형과 정신 건강, 삶의 질에 악영향을 미친다. 몸의 비대칭과 근육 불균형으로 통증이 생길 수도 있다.

필라테스 동작은 척주옆굽음증의 진행을 늦추고 척주굽이를 최대 32퍼센트까지 줄일 수 있다. 척주 변형 완화는 필라테스 치료 프로그램의 주된 효과다. 이 프로그램에서는 척주를 안정시키는 중심근육(코어근육) 안정화 동작과, 눌린 쪽 근육을 늘이고 늘어난 쪽 근육을 강화하는 일련의 운동을 함께 실시한다. 그러면 근육 균형이 회복되고 전반적인 자세가 개선된다. 이렇게 복합적인 개선이 이루어지면 통증 수준이 낮아지는 것으로 밝혀졌다.

자세 교정은 체형에 긍정적인 영향을 미치고, 통증을 완화하고, 신체 기능을 향상함으로써 척주옆굽음증이 있는 사람의 삶의 질을 크게 개선할 수 있다.

척주옆굽음증 완화

일상에서 간단한 팁을 실천하면 척주 증상을 최소화하고 통증 발생을 예방할 수 있다.

- 척주가 옆으로 굽이질 자세를 취하지 않는다.
- 척주를 지지해 똑바로 세워서 앉고, 몸의 균형을 잡기 위해 필요하면 쿠션을 이용한다.
- 자주 움직이고 자세를 빈번하게 바꾼다. 그렇게 해야 한다고 생각하는 것보다 더 자주 해야 한다.
- 종일 규칙적으로 스트레칭 동작을 실시한다. 1주일에 2번은 평소보다 긴 스트레칭 세션을 실시한다.

- 자신이 문제를 잘 해결하고 있고, 증상 완화를 위한 다양한 운동 선택지가 있다고 긍정적으로 생각한다.

필라테스 호흡의 효과

척주굽이는 신체 정렬을 변화시켜서 가슴과 가슴안(흉강)을 압박할 수 있다. 이것은 폐활량과 움직임을 제한하고 호흡에 영향을 미칠 수 있다. 가쪽호흡(36쪽 참고)은 몸통을 길게 늘이고 가슴우리(흉곽)를 확장해 위축된 근육을 편다. 또한 이완을 촉진해 고통스럽고 불안한 증상에 도움이 될 수 있다.

척주옆굽음증을 위한 스트레칭

 반복 횟수: 동작당 5~8회 또는 10초간 자세 유지로 1회

1. 머메이드 176쪽

2. 캣 카우 46쪽

3. 셸 스트레칭 47쪽

4. 스레드 더 니들 174쪽

5. 암 오프닝 172쪽

6. 힙 트위스트(레그스 온 매트) 107쪽

척주옆굽음증을 위한 근력 강화 세션 1: 초심자

 반복 횟수: 동작당 5~10회 **서킷 수:** 1~2

1. 원 레그 스트레칭(비기너 레벨) 62쪽

2. 숄더 브리지(베이직) 86쪽

3. 사이드 벤드(하프 사이드 벤드) 112쪽

4. 레그 리프트 앤드 로어 117쪽

5. 코브라(편안한 높이까지만) 170쪽

6. 레그 풀 프런트(호버) 142쪽

척주옆굽음증을 위한 근력 강화 세션 2: 중급자

 반복 횟수: 동작당 6~10회 **서킷 수:** 2~3

1. 원 레그 스트레칭(싱글 레그 옵션) 62쪽

2. 원 레그 서클(원 레그 익스텐디드) 98쪽

3. 사이드 벤드(와이드 엘보 투 니) 113쪽

4. 사이드 킥 100쪽

5. 스위밍(포 포인트 닐링) 91쪽

6. 레그 풀 프런트(호버 투 하이 플랭크) 143쪽

과다가동성을 위한
필라테스

과다가동성은 관절 가동 범위가 정상 한계를 넘어서는 **결합조직 질환이다.** 아무 이유없이 다양한 관절에서 통증이 나타날 수 있으며, 증상을 완화하려면 특정한 근력 강화 동작과 제어력 향상 동작이 필요하다.

과다가동성에 대하여

관절과다가동성은 광범위한 스펙트럼에 걸쳐 나타날 수 있다. 이 질환의 특정한 진단 요소와 증상이 있지만, 아무런 증상이 나타나지 않을 수도 있다.

과다가동성은 인구의 최대 13퍼센트까지 발병하지만, 과소진단 때문에 사실은 발병률이 더 높을 수 있다. 특별한 원인 없이 증상이 다양하거나 나타나지 않기도 해 진단이 늦어질 수 있다.

관련 요인
과다가동성은 몸 전체를 하나로 엮는 '접착제' 역할을 하는 결합조직인 콜라겐이 약해지거나 결함이 생겨 일어난다. 그래서 콜라겐의 지지력이 약해지면 관절 고유감각(움직임을 감지하는 신체 능력)과

전반적인 신체 인식이 떨어진다.
이러한 콜라겐 구성(생성) 기능 장애는 유전적으로 대물림되며, 남성보다 여성에게 3배 더 많이 발생하고, 아프리카와 아시아 민족에서 월등히 많이 나타난다. 어린이와 청소년의 발병률이 높으며, 나이 들면서 관절 가동성이 떨어지고 근육이 뻣뻣해지면 병증이 완화된다.

과다가동성의 증상
반복적인 관절 외상은 통증 문턱값(역치)을 낮추고 급성 통증과 만성 통증을 모두 유발할

수 있다. 관절 과도이완(느슨해짐)은 최악의 경우 탈구를 일으킬 수 있고 움직임에 대한 두려움도 유발할 수 있다.
힘줄(건)이 느슨해지면 힘을 전달해 근력을 일으키는 효율이 떨어지므로 뼈대근육(골격근)이 근육탕피 근력이 감수할 수 있다. 이것은 배 근육과 골반바닥(골반저) 근육에도 해당되며, 근육뼈대계통(근골격계) 부상과 요실금의 위험이 증가한다.

과다가동성 증상의 범주
과다가동성 증상의 범주와 중증도는 다인성이며 사람마다 다르다. 필라테스 처방은 각자의 증상에 맞게 조정되어야 한다.

무증상	국소 관절/부위 과다가동성	여러관절(다관절) 과다가동성	만성 여러관절 과다가동성
● 아무 증상 없음 ● 모든 기능 정상	● 1곳의 관절통 ● 관절 이완 증상 있음	● 광범위한 통증 ● 관절 이완 증상 있음 ● 통각과민 ● 근육뼈대계통 부상	● 3개월 이상의 지속통 ● 불안 ● 우울 ● 만성 피로

필라테스가 어떻게 **도움이** 될까?

과다가동성 완화를 위한 운동 프로그램은 대부분 근육 안정성과 제어력에 초점을 맞춘다. 일반적인 근력 강화 프로그램은 과다가동성 환자의 근력과 지구력 결핍을 고려하지 않는 경우가 많다.

예를 들어 국소적으로 관절을 지탱하는 지근(수축 속도가 느린 근육섬유)은 다른 근육섬유보다 훨씬 빠르게 위축(퇴화)되므로, 동작 반복 횟수가 커야 근육 내 변화를 일으킬 수 있다. 이런 경우 필라테스 수련자는 처음에 높은 반복 횟수를 소화해내지 못하므로 국소적 안정화 동작들로 단계적으로 접근해야 한다. 필라테스 프로그램은 이런 식으로 운영된다.

필라테스에서 '사슬'은 신체 부위를 연결하는 일련의 관절을 의미한다. 푸시 업 같은 닫힌 사슬 운동은 관절을 보호하면서

기능성을 높인다. 이어서 원 레그 서클 같은 열린 사슬 운동을 진행하면 근력을 더 강화하는 효과를 거둘 수 있다. 8주 프로그램에서 확인된 바에 따르면, 다리(하지) 근력과 무릎 정렬이 크게 개선됐고, 과다가동성 환자의 통증이 감소하고 삶의 질이 향상됐다.

과다가동성 필라테스 프로그램은 기본적인 등척성 근육 활성화로 시작해야 하며, 근육 활성화와 제어 동작, 몸통과 척주 제어 동작, 온몸(전신) 근력 동작을 포함해야 한다.

근육 활성화와 안정화

반복 횟수: 동작당 6~10회
서킷 수: 1

----

1. 원 레그 스트레칭(저항 밴드) 63쪽

----

2. 숄더 브리지(힙 어덕션) 86쪽

----

3. 힙 트위스트(싱글 레그: 양무릎에 저항 밴드) 106쪽

----

4. 원 레그 서클(저항 밴드) 99쪽

----

5. 호버(양손목 그리고/또는 양무릎에 저항 밴드) 142쪽

----

6. 스위밍(포 포인트 닐링) 91쪽

----

7. 사이드 벤드(하프 사이드 벤드) 112쪽

몸통과 척주 제어

반복 횟수: 동작당 6~10회
서킷 수: 1

----

1. 스파인 트위스트 168쪽

----

2. 스레드 더 니들(핸드 비하인드 헤드) 175쪽

----

3. 머메이드(저항 밴드를 깔고 앉아 당겨서 옆으로 넘기기) 176쪽

----

4. 롤 업(저항 밴드) 125쪽

----

5. 애브도미널 컬 48쪽

----

6. 스파인 스트레칭 164쪽

----

7. 암 오프닝(스탠딩 암 오프닝: 저항 밴드) 173쪽

근력 강화 프로그램 1

반복 횟수: 동작당 8~10회
서킷 수: 2~3

----

1. 헌드레드(싱글 테이블 톱) 54쪽

----

2. 클램(양무릎에 저항 밴드) 116쪽

----

3. 원 레그 스트레칭(저항 밴드) 63쪽

----

4. 힙 트위스트(싱글 레그: 양무릎에 저항 밴드) 106쪽

----

5. 숄더 브리지(힙 어덕션) 86쪽

----

6. 애브도미널 컬 48쪽

----

7. 사이드 벤드(하프 사이드 벤드) 112쪽

근력 강화 프로그램 2

반복 횟수: 동작당 8~10회
서킷 수: 2~3

----

1. 덤 웨이터(양손에 저항 밴드) 46쪽

----

2. 헌드레드(싱글 테이블 톱) 54쪽

----

3. 원 레그 스트레칭(저항 밴드) 63쪽

----

4. 숄더 브리지(와이드 힙 어덕션) 86쪽

----

5. 애브도미널 컬 48쪽

----

6. 스파인 스트레칭 164쪽

----

7. 스위밍(포 포인트 닐링) 91쪽

뼈엉성증을 위한
필라테스

뼈엉성증(골다공증)은 뼈 무기질 밀도가 감소해 발생하는 **전신 뼈대(골격) 질환이다.** 뼈의 구조와 강도가 약해지고 골절 위험이 높아진다. 저항 운동을 하면 뼈 소실을 늦출 수 있고 근력을 강화해 뼈대계통에 대한 지지력을 높일 수 있다.

> 필라테스는 뼈엉성증으로 생기는 통증을 크게 줄일 수 있다. 규칙적으로 수련해야 효과를 극대화할 수 있다.

뼈엉성증의 **원인은 무엇인가?**

뼈 소실은 대체로 첫 골절이나 후속 골절이 발생하기 전까지 진단되지 않는다. 그래서 뼈엉성증을 침묵의 질병이라고 한다. 골절이 증가할수록 사망률이 높아지므로 중재가 반드시 필요하다.

뼈엉성증은 세계적으로 2억 명 이상에게 발생하는 것으로 추정되며, 연간 골절 빈도는 890만 건에 달한다. 가장 흔한 골절 부위는 골반과 척주이며, 여성의 뼈엉성증 발생률이 남성의 4배가 넘는다. 이것은 주로 폐경기에 뼈 건강에 필수적인 성호르몬 에스트로겐이 감소하기 때문이며, 폐경 후 5년 이내에 뼈밀도가 2~3퍼센트 감소할 수 있다. 50세 이상 여성 가운데 40퍼센트는 뼈엉성증 때문에 골절을 겪는다. 여성은 남성보다 뼈가 가볍고 얇은 데다 근육량도 적기 때문에 뼈엉성증에 더 취약할 수밖에 없다.

뼈 소실과 골절
30세부터 뼈 재형성률이 낮아지기 시작한다. 그래서 요즘은 일찍부터 규칙적인 고강도 저항 운동으로 뼈밀도(골밀도)를 높이는 방안이 적극 권장되고 있다. 외부 저항으로 근육과 뼈에 부하를 실으면 근력 발생이 증가하고 뼈에 부착된 구조물을 통해 뼈에 스트레스가 가해진다. 이것은 뼈모세포(골모세포. 뼈를 형성하는 세포)의 활동을 자극해 뼈 재형성을 일으킴으로써

뼈를 튼튼하게 한다.

또한 고강도 저항 운동은 뼈 소실을 최소화하고 뼈 강도를 유지하거나 개선하기 위한 뼈엉성증 치료용 운동으로도 권장되고 있다. 그런데 이런 운동이 뼈엉성증 환자에게 골절 위험을 초래할 수도 있으므로, 개인의 체력 수준과 골절 이력, 뼈엉성증 중증도에 기초해 운동 강도를 신중하게 처방해야 한다.

연구에 따르면, 뼈엉성증은 허리뼈(요추) 폄근과 다리(하지) 근육의 약화와 관련 있다. 따라서 운동 프로그램을 실행하기 전에 이러한 근육을 먼저 단련해야 한다.

뼈엉성증 운동 지침

뼈엉성증 가이드라인에서는 3가지 유형의 운동을 뼈엉성증 치료법으로 권장한다. 뼈와 근육을 모두 강화하는 근력 운동, 낙상과 골절 위험을 줄이기 위한 균형 운동, 등허리 근력 향상과 척추 통증 개선을 위한 자세 운동. 필라테스는 3가지 범주 모두에서 권장되며, 낙상과 골절 위험이 높은 사람이나 뼈엉성증 환자에게 효과적인 치료법이 될 수 있다.

운동 전반

운동은 점진적으로 실시해야 하며, 개인의 운동 능력에 맞게 조정해야 한다. 척추를 보호하려면 앞으로 굽히는 동작 중심의 운동은 피하고 엉덩관절(고관절) 굽힘 운동으로 대신해야 한다. 척추뼈 골절이나 다발성 골절이 있는 사람은 중간 정도보다 작은 충격이 가해지는 운동을 해야 한다.

근력 운동

뼈 강도를 높이려면 몸무게를 실어 하루 평균 50회가량 충격(자극)을 가하는 운동을 거의 매일 해야 한다. 달리기, 조깅, 춤, 라켓 운동, 노르딕 워킹을 해볼 수 있다. 운동 능력이 부족하거나 골절을 겪었으면 충격의 강도를 낮춰야 한다. 근력을 강화하기 위해서는 1주일에 2~3일씩 8~12회 반복으로 3세트까지 저항 운동을 하면 된다. 웨이트 리프팅, 정원 가꾸기, DIY, 계단 오르기를 할 수도 있다.

균형 운동

균형 감각을 향상하려면 1주일에 2~3일씩 필라테스, 요가, 태극권, 댄스 같은 운동을 하면 된다.

자세 운동

1주일에 2~3일씩 직립 자세를 개선하는 자세 운동을 병행할 수 있다. 필라테스, 수영, 요가를 비롯한 허리 강화 운동을 매일 하면 된다.

필라테스가 어떻게 도움이 될까?

필라테스 동작들은 근력을 강화해 뼈에 힘을 가함으로써 뼈 성장을 촉진한다. 또한 신체 자세에 집중해 몸무게가 실리는 자세에 맞게 동작을 변경할 수 있으므로 뼈에 더 많은 자극을 줄 수 있다.

또한 필라테스는 뼈엉성증 환자의 골절 위험을 줄이기 위해 동작을 변경할 수도 있다. 이를테면 앞뒤 굽힘, 척추 가쪽굽힘, 엉덩관절 모음(내전) 같은 움직임을 피할 수 있다. 필라테스는 뼈엉성증 치료 지침에 제시된 3가지 부문(근력, 균형, 자세) 모두에서 권장되는 운동 유형이다. 이러한 매트 필라테스 프로그램은 기초 수준이므로, 더 큰 효과를 거두려면 서서 하는 동작들로 넘어가야 한다.

초급

반복 횟수: 동작당 10회
서킷 수: 1~2

1. 헌드레드(싱글 테이블 톱) 54쪽

2. 원 레그 스트레칭(비기너 레벨) 62쪽

3. 숄더 브리지(베이직. 척추를 굽히지 않고 엉덩이를 들어 올림) 86쪽

4. 클램 116쪽

5. 스완 다이브(어퍼 보디 온리) 72쪽

6. 스위밍(헤드 다운) 90쪽

7. 레그 풀 프런트(호버) 142쪽

초중급

반복 횟수: 동작당 10~12회
서킷 수: 2~3

1. 헌드레드(싱글 테이블 톱) 54쪽

2. 원 레그 스트레칭(저항 밴드) 63쪽

3. 숄더 브리지(힙 어덕션) 86쪽

4. 클램(무릎에 저항 밴드) 116쪽

5. 레그 리프트 앤드 로어 117쪽

6. 스위밍(포 포인트 닐링) 91쪽

7. 스완 다이브(어퍼 보디 앤드 암) 72쪽

중상급

반복 횟수: 동작당 10~12회
서킷 수: 3

1. 원 레그 스트레칭(더블 테이블 톱) 63쪽

2. 더블 레그 스트레칭(싱글 레그 코디네이션) 67쪽

3. 숄더 브리지(힙 어덕션: 척추를 굽히지 않고 엉덩이를 들어 올림) 86쪽

4. 사이드 킥 100쪽

5. 레그 풀 프런트(호버 투 하이 플랭크) 143쪽

6. 푸시 업(롤다운 제외) 158쪽

7. 브레스트스트로크 154쪽

관절염을 위한 필라테스

관절염은 통증, 부기(종창), 굳음(강직)을 특징으로 하는 **관절 질환이다.** 관절염에는 다양한 유형이 있으며, 증상은 경증부터 중증까지 다양하게 나타날 수 있다.

관절염의 **증상**

관절통은 관절 내 통증을 의미하지만, 관절염 유형마다 증상과 병리가 다르다. 여기에서는 가장 흔한 2가지 유형인 뼈관절염과 류마티스관절염을 살펴본다.

뼈관절염(골관절염, 24쪽 참고)은 관절의 부드러운 연골이 퇴화해 발생한다. 연골이 점차 닳아 관절 표면이 노출되면 뼈 사이의 마찰로 통증이 생길 수 있다. 초기에는 주로 관절 자체에만 병증이 나타나며, 주증상으로는 관절통과 관절 가동 범위 감소가 있다. 근육, 힘줄(건), 인대 같은 물렁조직(연부조직)도 약화되어 고유감각(움직임을 감지하는 신체 능력)에 악영향을 미칠 수 있다.

뼈관절염은 나이가 들수록 많이 발생하며, 여성의 발병률이 더 높다. 여성의 47퍼센트, 남성의 40퍼센트가 일정 시기에 뼈관절염을 겪는다. 뼈관절염 위험 요인으로는 비만, 저체중(칼슘 섭취량을 줄이는 과정에서), 관절 외상, 넙다리네갈래근(대퇴사두근) 근력 감소 등이 있다.

뼈관절염 치료의 목표는 통증을 줄이고 관절 기능을 개선하는 것이다. 연구에 따르면, 8주간 규칙적으로 필라테스 동작을 실시한 결과 통증과 신체 기능이 크게 개선되고 자세, 중심근육(코어근육) 안정성, 근지구력이 향상되는 효과가 있었다.

류마티스관절염은 면역계통이 윤활막을 공격하고 염증 물질을 분비해 관절 구조를 파괴하는 만성 자가면역 질환이다. 여러 관절을 공격하는 경우가 많으며 몸 안에서 대칭적으로 발생할 수 있다. 주증상은 관절통과 염증이고, 피로와 우울 같은 증상도 나타나며, 이러한 병증이 건강한 사람보다 5배나 많이 발현된다.

환경적 요인은 유전적 요인과 더불어 류마티스관절염의 주된 원인이다. 면역계통이 스트레스와 각종 자극을 비롯한 환경적 요인에 반응해 염증성 연쇄반응을 촉발할 수 있다.

류마티스관절염의 주요 치료법으로는 약물 치료와 더불어, 관절 가동 범위를 적절히 늘리고 근력을 강화하는 운동이 있다. 8주간 1주일에 3번씩 필라테스 동작을 실시하면 환자의 삶의 질이 개선되는 것으로 나타났다.

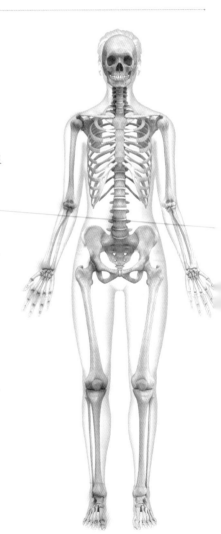

관절염이 나타나는 부위
위의 그림 왼쪽(인체의 오른쪽)에 관절염이 생기기 쉬운 관절들이 보인다. 뼈관절염은 하나 또는 여러 관절에서 발생할 수 있고, 류마티스관절염은 대체로 여러 관절에서 나타난다.

필라테스가 어떻게 도움이 될까?

필라테스를 관절염 치료에 이용하면 신체적으로나 심리적으로나 크나큰 효과를 얻을 수 있다.

필라테스는 선택할 수 있는 동작이 다양하고 증상에 맞게 쉽게 변경할 수 있다는 점에서 다른 유형의 운동과 같거나 더 나은 면이 있다.

- **근력을 강화한다.** 근력이 늘면 관절을 보호할 수 있고 아픈 관절로 전달되는 힘을 줄일 수 있다. 또한 관절의 역학적 상태를 개선할 수 있고, 통증과 병변으로 인한 몸의 치우침(편위)을 최소화할 수 있다.
- **관절에 부담을 주지 않는다.** 관절에 통증과 염증이 있으면 관절염 환자의 신체 활동 수준이 떨어질 수 있다. 필라테스는 몸무게를 싣지 않아 관절의 부하를 덜면서 근육을 강화함으로써 관절을 보호할 수 있다.
- **자세와 중심근육 안정성을 향상한다.** 필라테스는 몸의 균형과 정렬을 모두 개선해 관절을 보호할 수 있다.
- **유연성을 향상한다.** 필라테스는 온몸의 가동성을 높이며, 다양한 필라테스 동작에 스트레칭이 들어 있다.
- **삶의 질을 개선한다.** 필라테스는 관절염 환자의 우울과 피로를 완화할 수 있다.

경증

반복 횟수: 동작당 8~10회
서킷 수: 2

1. 헌드레드(싱글 테이블 톱) 54쪽
2. 원 레그 스트레칭(싱글 레그 옵션) 62쪽
3. 더블 레그 스트레칭 64쪽
4. 숄더 브리지(베이직) 86쪽
5. 원 레그 서클(레그 벤트) 98쪽
6. 사이드 킥(와이드 니 플렉스드) 102쪽
7. 스위밍(헤드 다운) 90쪽
8. 머메이드 176쪽

경증부터 중등도 증상까지

반복 횟수: 동작당 8~10회
서킷 수: 2

1. 헌드레드(싱글 테이블 톱) 54쪽
2. 원 레그 스트레칭(저항 밴드) 63쪽
3. 시저스(싱글 레그 리프트) 80쪽
4. 힙 트위스트(레그스 온 매트) 107쪽
5. 클램 116쪽
6. 숄더 브리지(베이직) 86쪽
7. 캣 카우 46쪽
8. 암 오프닝 172쪽

중등도 증상부터 중증까지

반복 횟수: 동작당 6~8회
서킷 수: 1~2

1. 펠빅 틸트 47쪽
2. 헌드레드(싱글 테이블 톱) 54쪽
3. 오버헤드 암 서클 47쪽
4. 원 레그 스트레칭(비기너 레벨) 62쪽
5. 암 오프닝 172쪽
6. 힙 트위스트(레그스 온 매트) 106쪽
7. 셸 스트레칭 47쪽
8. 가쪽호흡 37쪽

의자를 이용하는 필라테스

바닥에 앉을 필요 없이 의자를 이용하는 동작들이므로 관절에 더 편하다.

반복 횟수: 동작당 6~8회
서킷 수: 1~2

1. 펠빅 틸트 47쪽
2. 덤 웨이터 46쪽
3. 롤 업(의자) 124쪽
4. 오버헤드 암 서클 47쪽
5. 모디파이드 스파인 트위스트 169쪽
6. 머메이드 176쪽
7. 암 오프닝(스탠딩 암 오프닝) 173쪽

찾아보기

참고 문헌

8-9 필라테스의 역사와 원리
J. Robbins and L. V. H. Robbins, *Pilates' Return to Life Through Contrology*, Revised Edition for the 21st Century, 2012.

10-11 필라테스 연구의 발전
N. Bogduk et al., "Anatomy and biomechanics of the psoas major", *Clinical Biomechanics*, 7(1992).
A. Keifer et al., "Synergy of the human spine in neutral postures", *European Spine Journal*, 7(1998).
G. T. Allison et al., "Transversus abdominis and core stability: has the pendulum swung?", *British Journal of Sports Medicine*, 42(2008).
J. Robbins and L. V. H. Robbins, *Pilates' Return to Life Through Contrology*, Revised Edition for the 21st Century, 2012.

14-15 근육 해부학
Haff G. G. and N. T. Triplett, *Essentials of Strength Training and Conditioning*, Fourth Edition, Human Kinetics, 2016.

16-17 소근육과 대근육의 이해
Haff G. G. and N.T. Triplett, *Essentials of Strength Training and Conditioning*, Fourth Edition, Human Kinetics, 2016.
P. W. Hodges and G. L. Moseley, "Pain and motor control of the lumbopelvic region: effect and possible mechanisms", *Journal of Electromyography and Kinesiology*, 13(2003).
G. T. Allison et al., "Feedforward responses of transversus abdominis are directionally specific and act symmetrically: Implications for core stability theories", *Journal of Orthopaedic Sports Physical Therapy*, 38(2008).
P. W. Hodges and C. A. Richardson. "Contraction of the abdominal muscles associated with movement of the lower limb", *Physical Therapy*, 77(1997).

18-19 근육 슬링의 이해
Brown S. and McGill S. M., "Transmission of muscularly generated force and stiffness between layers of the rat abdominal wall", *Spine*, 15; 34,(2009), E70-5. doi: 10.1097/BRS.0b013e31818bd6b1.
A. L. Pool-Goudzwaard et al., "Insufficient lumbopelvic stability: a clinical, anatomical and biomechanical approach to 'a-specific' low back pain", *Manual Therapy*, 3(1998).
T. L. W. Myers, D. Maizels, P. Wilson, and G. Chambers, *Anatomy Trains: Myofascial Meridians for Manual and Movement Therapists*, Second Edition. Edinburgh: Elsevier Health Sciences, 2008.
A. Vleeming et al., "The posterior layer of the thoraco-mubar fascia", *Spine*, 20(1995).

20-21 근육의 작동 원리
Haff G. G. and N. T. Triplett, *Essentials of Strength Training and Conditioning*, Fourth Edition, Human Kinetics, 2016.

22-23 뼈대계통
K. L. Moore and A. M. R. Agur, *Essential Clinical Anatomy*, Second Edition. Lippincott Williams & Wilkins, 2002.

24-25 뼈와 관절
K. L. Moore and A. M. R. Agur, *Essential Clinical Anatomy*, Second Edition. Lippincott Williams & Wilkins, 2002.
N. Saleem et al., "Effect of Pilates-based exercises on symptomatic knee osteoarthritis: A Randomized Controlled Trial", *Journal of Pakistan Medical Association*, 72(2022).

26-27 중심근육
R. R. Sapsford et al., "Co-activation of the abdominal and pelvic floor muscles during voluntary exercises", *Neurology and Urodynamics*, 20(2000).
K. L. Moore and A. M .R. Agur, *Essential Clinical Anatomy*, Second Edition. Lippincott Williams & Wilkins, 2002.
J. Borghuis et al., "The importance of sensory-motor control in providing core stability: implications for measurement and training". *Sports Medicine*, 38(2008).

28-29 중립 척주의 해부학
Middleditch A. and Oliver J., *Functional Anatomy of the Spine*, Second Edition, pp.1–3, Elsevier Butterworth Heinemann, 2005.
N. Bogduk et al. "Anatomy and biomechanics of the psoas major", Clinical Biomechanics, 7(1992).
R. R. Sapsford et al., "Co-activation of the abdominal and pelvic floor muscles during voluntary exercises", *Neurology and Urodynamics*, 20(2001).
H. Schmidt et al., "How do we stand? Variations during repeated standing phases of asymptomatic subjects and low back pain patients", *Journal of Biomechanics*, 70(2018).
C.E. Gooyers et al., "Characterizing the combined effects of force, repetition and posture on injury pathways and micro-structural damage in isolated functional spinal units from sub-acute -failure magnitudes of cyclic compressive loading", *Clinical Biomechanics*, 30(2015).

30-31 자세의 이해
Kendall F. P et al. *Muscle Testing and Function*, 4th Edition. Williams and Wilkins, Baltimore, p.71.
F. Carini et al., "Posture and Posturology, anatomical and physiological profiles: overview and current state of art" *Acta Biomed*, 88(2017).
A. Middleditch and J. Oliver, *Functional Anatomy of the Spine*, 2nd Edition. Elsevier Butterworth Heinemann, 2005(p.328).
Y. Kwon et al., "The effect of sitting posture on the loads at cervico-thoracic and lumbosacral joints", *Technology and Health Care*, 26(2018).
A. R. Kett et al., "The effect of sitting posture and postural activity on low back muscle stiffness", *Biomechanics*, 1, pp.214–224,(2021).

32-33 역학적 통증의 특성
S. Raja et al., "The revised International Association for the study of pain definition of pain: concept, challenges and compromises", *Pain*, 161(2020).
R. B. Fillingim, "Sex, gender, and pain", *Current Review of Pain*, 4(2000).
K. Talbot et al., "The sensory and affective components of pain: are they differentially modifiable dimensions or inseparable aspects of a unitary experience? A systematic review", *British Journal of Anaesthesia*, 123(2019).
J. A. Hides et al., "Evidence of lumbar multifidus muscle wasting ipsilateral to symptoms in patients with acute/subacute low back pain", *Spine*, 19(1994).

34-35 필라테스와 통증 완화
J. A. Hides et al., "Evidence of lumbar multifidus muscle wasting ipsilateral to symptoms in patients with acute/subacute low back pain", *Spine*, 20(1994).
M. M. Panjabi, "The stabilizing system of the spine Part I, Function, Dysfunction, Adaptation, and Enhancement", *Journal of Spinal Disorders*, 5(1992).
M. M. Panjabi. "The Stabilizing System of the Spine, Part II, Neutral Zone and Instability Hypothesis", 5(1992).
D. C. Cherkin et al., "Effect of mindfulness-based stress reduction vs cognitive behavioral therapy or usual care on back pain and functional limitations in adults with chronic low back pain", *Journal of American Medical Association*, 315(2016).
P. O'Sullivan, "Lumbar segmental instability: A clinical perspective and

specific stability exercise management", *Journal of Manual Therapy*, 1(2000).

36-37 호흡법
G.T. Allison et al., "Transversus abdominis and core stability: has the pendulum swung?", *British Journal of Sports Medicine*, 42(2008).
Lung strength: S Prakash et al., "Athletes, yogis and individuals with sedentary lifestyles; do their lung functions differ?" *Indian Journal of Physiology and Pharmacology*, 51(2007).
J. Robbins and L. V. H. Robbins, *Pilates' Return to Life Through Contrology*, Revised Edition for the 21st Century, 2012.

38-39 장 건강
J. Robbins and L. V. H. Robbins, *Pilates' Return to Life Through Contrology*, Revised Edition for the 21st Century, 2012.
A. Dalton et al, "Exercise influence on the microbiome-gut-brain axis", Gut Microbes, 10(2019).

40-41 스트레스와 불안 해소를 위한 필라테스와 마음 챙김
K. M. Fleming et al. "The effects of pilates on mental health outcomes: a meta-analysis of controlled trials", *Complementary Therapies in Medicine*, 37(2018).
J. J. Steventon et al., "Hippocampal blood flow is increased after 20 minutes of moderate-intensity exercise", *Cerebral Cortex*, 21(2020).
S. G. Patil et al., "Effect of yoga on short term heart rate variability measure as a stress index in subjunior cyclists: a pilot study", *Indian Journal of Physiology and Pharmacology*, 57(2013).
S. Brand et al. "Influence of mindfulness practice on cortisol and sleep in long-term and short-term mediators", *Neuropsychobiology*, 65(2012).
L. Andrés-Rodríguez et al., "Immune-inflammatory pathways and clinical changes in fibromyalgia patients treated with mindfulness-based stress reduction(MBSR): A randomized, controlled trial: Brain Behavior and Immunity", 80(2019).
P. H. Ponte Márquez et al., "Benefits of mindfulness meditation in reducing blood pressure and stress in patients with arterial hypertension", *Journal of Human Hypertension*, 33(2019).
J. Rocha et al., "Acute effect of a single session of Pilates on blood pressure and cardiac autonomic control in middle-aged adults with hypertension", *The Journal of Strength and Conditioning Research*, 34(2019).

48-49 애브도미널 컬/ 오블리크 컬
R. Agur, *Essential Clinical Anatomy*, Second Edition. Lippincott Willians & Wilkins, 2002.
M. Sinaki and B.A. Mikkelsen, "Postmenopausal spinal osteoporosis: flexion versus extension exercises", *Archives of Physical Medicine and Rehabilitation*, 65(1984).

52, 56, 60, 64, 68, 70, 74, 76, 78, 82, 84, 88, 92, 100, 104, 106, 108, 110, 115, 123, 126, 128, 130, 132, 135, 136, 140, 144, 148, 152, 156, 158, 164, 166, 168, 170쪽에 소개된 고전 필라테스 동작
J. Robbins and L. V. H. Robbins, *Pilates' Return to Life Through Contrology*, Revised Edition for the 21st Century, 2012.

68-69 로커 위드 오픈 레그
M. F. Mottola et al., "Is supine exercise associated with adverse maternal and fetal outcomes? A systematic review", *British Journal of Sports Medicine*, 53(2019).

84-85 숄더 브리지
M. F. Mottola et al., "Is supine exercise associated with adverse maternal and fetal outcomes? A systematic review", *British Journal of Sports Medicine*, 53(2019).
M. Sinaki and B.A. Mikkelsen, "Postmenopausal spinal osteoporosis: flexion versus extension exercises", *Archives of Physical Medicine and Rehabilitation*, 65(1984).

188-189 달리기를 위한 필라테스
A. Laws et al., "The effect of clinical Pilates on functional movement in recreational runners", *International Journal of Sports Medicine*, 38(2017).
A. Hreljac, "Impact and overuse injuries in running", American College of Sports Medicine. DOI: 10.1249/01.MSS.0000126803.66636.DD, 845–849(2004).
R. W. Willy et al., "Gluteal muscle activation during running in females with and without patellofemoral pain syndrome", *Clinical Biomechanics*, 26(2011).
Aleisha F.K., "Exploring the role of the lateral gluteal muscles in running: implications for training", *Strength and Conditioning Journal*, 42(2020).
K.J. Homan et al., "The influence of hip strength on gluteal activity and lower extremity kinematics", *Journal of Electromyography and Kinesiology*, 23(2013).
J. L. N. Alexander et al., "Infographic running myth: static stretching reduces injury risk in runners", *British Journal of Sports Medicine*, 54(2020).

190-191 수영을 위한 필라테스
J. Karpinski et al., "The effects of a 6-week core exercises on swimming performance of national level swimmers", *PLOS ONE*, 15(8): e0227394. https://doi.org/10.1371/journal.pone.0227394.
F. Wanivenhaus et al., "Epidemiology of injuries and prevention strategies in competitive swimmers", *Sports Health*, 4(2012).
J. Evershed et al., "Musculoskeletal screening to detect asymmetry in swimming", *Physical Therapy in Sport*, 15(2013).
D. Salo et al., "Complete Conditioning for Swimming", *Human Kinetics*, 2008; pp.87–110; 197–225.
Karpiński J. and Gołaś A., *Pływacki atlas ćwiczeń na lądzie*, Zając A, Karpiński R, editors. Kraków: AKNET-Press;(2018).

192-193 근력 운동을 위한 필라테스
J. Vance et al., "EMG as a function of the performer's focus of attention", *Journal of Motor Behavior*, 36(2004).
M. J. Kolber et al., "The influence of hip muscle impairments on squat performance", *Strength and Conditioning Journal*, 39(2017).
M. A. Alabbad et al., "Incidence and prevalence of weight lifting injuries: An update", *Saudi Journal of Sports Medicine*, 16(2016).

194-195 사무직 근로자를 위한 필라테스
Kett et al., "The effect of sitting posture and postural activity on low back muscle stiffness", *Biomechanics*, 1, 214–224,(2021).
F. Hanna et al., "The relationship between sedentary behaviour, back pain, and psychosocial correlates among University employees", Front Public Health, 7(2019).

198-199 여성 건강을 위한 필라테스
M. H. Davenport et al., "Exercise for the prevention and treatment of low back, pelvic girdle and lumbopelvic pain during pregnancy: a systematic review and meta-analysis", *British Journal of Sports Medicine*, 53,(2019)
J. Keeler et al. "Diastasis recti abdominis", *Journal of Womens' Health Physical Therapy*, 36(2012).
T.M. Spitznagle et al., "Prevalence of diastasi recti abdominis in a urogynecological patient population", *International Urogynecology Journal and Pelvic Floor Dysfunction*, 18(2007).
D. G. Lee, "Stability, continence and breathing: the roles of fascia following pregnancy delivery", *Journal of Bodywork Movement Therapy*, 12(2008).
D. G. Lee, "New perspectives from the integrated systems model for treating women with pelvic girdle pain, urinary incontinence, pelvic organ prolapse and/or diastasis rectus abdominis", *Journal of Association of Chartered Physiotherapists in Womens Health*, 114(2014).
T. Goom et al., "Return to running postnatal – guidelines for medical, health and fitness professionals managing this population", https://absolute.physio/wp-content/uploads/2019/09/returning-to-running-postnatal-guidelines.pdf. (2019).

K. Crotty et al., "Investigation of optimal cues to instruction for pelvic floor muscle contraction: a pilot study using 2D ultrasound imaging in pre-menopausal, nulliparous, continent women", *Neurology andl Urodynamics*, 30(2011).

J. Borghuis et al., "The importance of sensory-motor control in providing core stability: implications for measurement and training", *Sports Medicine*, 38(2008).

M. F. Mottola et al., "Is supine exercise associated with adverse maternal and fetal outcomes? A systematic review", *British Journal of Sports Medicine*, 53(2019).

H. Lee et al., "Effects of 8-week Pilates Exercise program on menopausal symptoms and lumbar strength and flexibility in postmenopausal women", *Journal of Exercise Rehabilitation*, 12(2016).

M. Bergamin et al., "Effects of a Pilates Exercise program on muscle strength, postural control and body composition: results from a pilot study in a group of post-menopausal women", *National Library of Medicine*,(2015).

N. Santoro, "Perimenopause: From research to practice", *Journal of Women's Health*, 25(2016).

M. R. Apkarian, "Blood pressure characteristics and responses during resistance exercise", *Strength and Conditioning Journal*, 43(2021).

N. Santoro, "Menopausal symptoms and their management", *Journal of Endocrinology and Metabolism Clinics of North America*, 44(2015).

G. A. Greendale et al., "Bone mineral density loss in relation to the final menstrual period in a multiethnic cohort: results from the study of women's health across the nation(SWAN)", *The Journal of Bone and Mineral Research*, 27(2012).

202-203 허리통증을 위한 필라테스

J. Hartvigsen et al., "What low back pain is and why we need to pay attention", *The Lancet*, 001(2018).

J. A. Hides et al., "Long-term effects of specific stabilizing exercises for first-episode low back pain", *Spine*, 26(2001).

P.W. Hodges and G.L. Moseley, "Pain and motor control of the lumbopelvic region: effect and possible mechanisms", *Journal of Electromyography and Kinesiology*, 13(2003).

G. L. Moseley et al., "Attention demand, anxiety and acute pain cause differential effects on postural activation of the abdominal muscles in humans", *Society for Neuroscience Abstracts*, 2001.

P. M. Machado et al., "Effectiveness of the Pilates Method for individual with nonspecific low back pain: clinical and electromyographic aspects", *Motriz Rio Claro*, 23(2017).

204-205 목통증과 두통을 위한 필라테스

R. Fejer et al., "The prevalence of neck pain in the world population: a systematic critical review of the literature", *European Spine Journal*, 15(2006).

L. J. Carroll et al., "Course and prognostic factors for neck pain in the general population: results of the Bone and Joint Decade 2000–2010 Task Force on Neck Pain and Its Associated Disorders", *Journal of Manipulative Physiological Therapeutics*, 39(2009).

A. Middleditch and J. Oliver, *Functional Anatomy of the Spine*, 2nd Edition. Elsevier Butterworth Heinemann, 2005(p.328).

Lee et al., "Clinical effectiveness of a Pilates treatment for forward head posture", *Journal of Physical Therapy Science*, 28(2016).

A. Binder, "Neck Pain", *BMJ Clinical Evidence*,1103(2008).

A. Legrand et al., "Respiratory effects of the scalene and sternomastoid muscles in humans", *Journal of Applied Physiology*, 94(2003).

Cemin N. F. et al., "Effects of the Pilates Method on neck pain: a systematic review", *Fisioterapia et Movimento*, 30(2017).

206-207 척주옆굽음증을 위한 필라테스

W. J. Brooks et al., "Reversal of childhood idiopathic scoliosis in an adult, without surgery: a case report and literature review", *Scoliosis*, 15(2009).

T. Kotwicki et al., "Methodology of evaluation of morphology of the spine and the trunk in idiopathic scoliosis and other spinal deformities – 6th SOSORT consensus paper", *Scoliosis*, 4(2009).

Y. Gou et al., "The effect of Pilates Exercise training for scoliosis on improving spinal deformity and quality of life", *Medicine*, 13(2020).

S. Rrecaj-Malaj et al., "Outcome of 24 weeks of combined Schroth and pilates exercises on Cobb angle, angle of trunk rotation, chest expansion, flexibility and quality of life in adolescents with scoliosis", *Medical Science Monitor Basic Research*, 26(2020).

S. Otman et al., "The efficacy of Schroths 2-dimensional exercise therapy in the treatment of adolescent idiopathic scoliosis in Turkey", *Saudi Medical Journal*, 26(2005).

W. R. Weiss et al., "Incidence of curvature progression in idiopathic scoliosis patients treated with scoliosis in-patient rehabilitation(SIR): an age-and sex-matched controlled study", *Pediatric Rehabilitation*, 6(2003).

208-209 과다가동성을 위한 필라테스

J. V. Simmonds et al., "Hypermobility and hypermobility syndrome", *Manual Therapy*, 12(2007).

M.R. Simpson, "Benign joint hypermobility syndrome evaluation, diagnosis, and management", *Journal of Osteopathic Medicine*, 106(2006).

B. Kumar et al., "Joint hypermobility syndrome: recognizing a commonly overlooked cause of chronic pain", *The American Journal of Medicine*, 130(2017).

A. Hakim et al., "Joint hypermobility", *Best Practice and Research Clinical Rheumatology*, 17(2003).

A. J. Hakim et al., "The genetic epidemiology of joint hypermobility: a population study of female twins", *Arthritis and Rheumatology*, 50(2004).

L. C. Decoster et al., "Prevalence and features of joint hypermobility among adolescent athletes", *Archives of Pediatric Adolescent Medicine*, 151(1997).

210-211 뼈엉성증을 위한 필라테스

S. Epstein, "Update of Current Therapeutic Options For The Treatment of Postmenopausal Osteoporosis", *Clinical Therapeutics*, 28(2006).

J. E. South-Paul, "Osteoporosis: Part II. Nonpharmacologic and pharmacologic treatment", *American Family Physician*, 63(2001).

E. J. Chaconas et al., "Exercise interventions for the individual with osteoporosis", *Strength and Conditioning Journal*, 35(2013).

K. Brooke-Wavell et al., "Strong, steady and straight: UK consensus on physical activity and exercise for osteoporosis", *British Journal of Sports Medicine*, doi:10.1136/bjsports-2021-104634(2022).

212-213 관절염을 위한 필라테스

J. Braga et al., "Biological causes of depression in systemic lupus erythematosus", *Acta Reumatol Port*, 39(2014).

R. S. Hegarty et al., "Feel the fatigue and be active anyway: physical activity on high-fatigue days protects adults with arthritis from decrements in same-day positive mood", *Arthritis Care and Research*, 67(2015).

S. B. Yentür et al., "Comparison of the Effectiveness of Pilates Exercises, aerobic exercises, and pilates with aerobic exercises in patients with rheumatoid arthritis", *Irish Journal of Medical Science*, 190(2021).

N. Saleem et al., "Effect of Pilates based exercises on symptomatic knee osteoarthritis: a randomized controlled trial", *Journal of Pakistan Medical Association*, 71(2022).

저자에 대하여

트레이시 워드 Tracy Ward 필라테스 강사이자 필라테스 코스 지도자, 물리 치료사, 작가. 생물의학 최우수 학사 학위, 물리 치료학 석사 학위, 정형외과 의사 자격증을 취득했으며, 매킨지 연구소에서 진단 및 치료 분야 대학원 과정을 수료했다. APPI 공인 필라테스 교육가이자 필라테스 여성 건강 전문가로, 아동 청소년 필라테스 교육 자격증을 보유하고 있다. 치료용 요가 교육가이기도 하다. 2016년 호주 물리 치료 및 필라테스 연구소(APPI) 산하 헬스 그룹 필라테스 교육팀의 일원이 되어 자신의 교수법을 연마하고 다른 전문가들과 지식을 공유했다. 현재 업계를 선도하는 「APPI 필라테스 TV」에 출연하고 있으며, 필라테스 코스 제작진의 일원이기도 하다.

2020년 자신의 첫 전자책인 「산후 필라테스 가이드」를 출간했다. 책에는 출산 후 안전하게 다시 운동하기 위한 근거 중심의 안내가 담겨 있으며, 중심근육(코어근육)을 회복하고 근력을 최적화하고 산후 기분을 개선하는 6주 계획도 들어 있다. 직접 개설한 회원제 주문형 필라테스 플랫폼 애니타임 스튜디오(Anytime Studio)에서는 다양한 강의와 더불어 교육 자료가 포함된 전문적인 6주 프로그램을 제공한다.

트레이시는 필라테스와 신체 움직임, 재활에 열정을 쏟고 있으며, 물리 치료사로서의 임상 업무와 필라테스 모두에서 근거 중심의 진료를 하고 있다. 스코틀랜드 애버딘에서 유명한 필라테스 사업체 프레실리 센터드(Freshly Centered)를 운영하며 사립 병원에서 근육뼈대계통 선임 물리 치료사로도 일하고 있다. 또한 다양한 스포츠 의학 간행물에 정기적으로 글을 기고하고 인기 있는 유튜브 채널도 운영하고 있다.

www.freshlycentered.com, 인스타그램, 유튜브, 페이스북에서도 만날 수 있다.(@freshlycentered)

옮긴이 권기호 서울 대학교 수의학과를 졸업하고 ㈜사이언스북스의 편집장을 지냈다. 『스트레칭의 과학』, 『근력 운동의 과학』, 『요가의 과학』, 『포토 아크, 새』, 『포토 아크』, 『생명의 편지』, 『나는 어떻게 만들어졌을까?』, 『인체 완전판』(공역), 『현대 과학의 여섯 가지 쟁점』(공역) 등을 번역했다.

감사의 말

트레이시 워드 무엇보다 DK 출판사 담당 팀 전체에 감사하며, 이 출간 여정에 나를 믿고 초대한 알래스테어(Alastair), 나를 계속 이끌며 이 책이 멋지게 마무리될 때까지 편집하고 디자인한 수전(Susan)과 에이미(Amy), 훌륭한 일러스트를 그린 아란(Arran)에게 특별히 고마움을 전합니다. 글렌(Glenn), 엘리사(Elisa), 그리고 다른 APPI 팀원들에게도 감사합니다. APPI와 함께하면서 내 일의 방향을 다시 잡고 끊임없는 영감을 받아 왔으며 한결같은 격려와 배려 덕분에 나날이 새로워지고 있습니다. 팀의 일원이 된 것에 언제나 감사드립니다. 이 출간 프로젝트를 시작하는 데 큰 도움을 준 제니퍼 달링턴(Jennifer Darlington)과 앤야 헤이스(Anya Hayes), 새러 로한(Sara Rohan), 참고 자료 관련 작업에 도움을 준 새러 체임버스(Sarah Chambers)에게도 끝없는 감사를 전합니다.

중요한 시간에 잠들어 주고 정말 무엇이든 가능하다는 것을 보여 준 나의 아이들 에이든(Aiden)과 앤야(Anya)에게 고마울 뿐입니다. "얘들아, 언제나 사랑해." 나에게 다른 아이디어가 떠올랐을 때 그것을 들어주고 우리의 요새 같은 둥지를 지켜주고 내가 계속 나아가도록 끊임없이 격려해 준 남편 마크(Mark)에게도 감사를 표합니다. 나를 항상 응원해 주는 어머니와 돌아가신 아버지, "자랑스러운 자식이 될게요."

끝으로 내 모든 필라테스 고객과 수강생에게 감사드립니다. 여러분이 없었다면 이 모든 것이 불가능했을 것입니다. 끊임없는 성원에 감사하며, 무엇보다 여러분은 필라테스의 효과를 나만큼이나 열정적으로 몸소 보여 주고 있습니다.

돌링 킨더슬리(DK) 찾아보기를 담당한 메리 로리머(Marie Lorimer)와 교정을 맡은 캐시 스티어(Kathy Steer)에게 고마움을 전합니다.

사이언스북스
SCIENCE BOOKS

필라테스의 과학

1판 1쇄 찍음 2024년 12월 1일
1판 1쇄 펴냄 2024년 12월 31일

지은이 트레이시 워드
옮긴이 권기호
펴낸이 박상준
펴낸곳 (주)사이언스북스
출판등록 1997. 3. 24.(제16-1444호)

(우)06027 서울특별시 강남구 도산대로1길 62
대표전화 515-2000 팩시밀리 515-2007
편집부 517-4263 팩시밀리 514-2329
www.sciencebooks.co.kr

한국어판 ⓒ (주)사이언스북스, 2024.
Printed in China.

ISBN 979-11-94087-00-7 14510
ISBN 979-11-90403-38-2 (세트)

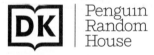

SCIENCE OF PILATES:
Understand the Anatomy and Physiology to Perfect Your Practice

Text Copyright © Tracy Ward 2022
Copyright © Dorling Kindersley Limited 2022
A Penguin Random House Company
All rights reserved.

Korean translation edition is published by arrangement with
Dorling Kindersley Limited.
Korean Translation Copyright © ScienceBooks 2024

이 책의 한국어판 저작권은 Dorling Kindersley Limited와 독점 계약한
(주)사이언스북스에 있습니다.

저작권법에 의해 한국 내에서 보호를 받는 저작물이므로
무단 전재와 무단 복제를 금합니다.

www.dk.com

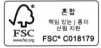

이 책은 지속 가능한 미래를 위한 DK의 작은 발걸음의 일환으로 Forest
Stewardship Council ® 인증을 받은 종이로 제작했습니다. 자세한 내용은
다음을 참조하십시오. www.dk.com/uk/information/sustainability